우리가 아픈 이유

지은이 | **조경현**

저자약력

1998–2000 미국 일리노이주립대 (어바나–샴페인) 의대 생화학과 박사후 연구원
2000–2001 미국 클리블랜드클리닉 재단 러너연구소 전임연구원
2001–2005 한국생명공학연구원 선임연구원
2005–현재 영남대학교 생명공학부 조교수, 부교수, 정교수
2011–현재 영남대학교 단백질센서연구소 소장
2013–현재 BK21+ 혈청바이오메디칼 사업팀장

연구실적

– 최근 5년간 SCI논문 70여 편, 국내외 특허출원/등록 40여건,
해외기술이전 1건, 국내기술이전 4건

수상내역

한국분자세포생물학회 우수상(2015. 8)
한국지질동맥경화학회 Best presentation award(2014. 9)
한국과학기술단체총연합회 제22회 한국과학기술우수논문상(2012. 7)
생화학분자생물학회 동천신진과학자상(2012. 6)
생화학분자생물학회 학술지 공로상–EMM, BMB reports(2012. 5)
영남대학교 우수연구상(2012.05)
2011 글로벌 보건산업 기술 유공자 보건복지부 장관 표창(2011. 9)
한국과학창의재단 우수상(2010. 6)
마르퀴즈 후즈후 세계인명사전 등재(2010)
영국 IBC 선정 세계 100대 헬스프로페셔널 선정(2009. 5)
마르퀴즈 후즈후 세계인명사전 등재(2009)
경상북도 과학기술대상 (신진과학기술인부문) 수상(2008. 10)

우리가 아픈 이유

초판발행 2015년 10월 12일
지은이 조경현 / **펴낸곳** 영남대학교출판부 / **펴낸이** 노석균
출판등록 1975년 9월 5일 경산 제16–1호
주소 경북 경산시 대학로 280 / **홈페이지** book.yu.ac.kr
전화 053) 810 –1801~3 / **FAX** 053) 810 – 4722
ISBN 978–89–7581–511–9 03510

우리가 아픈 이유

조경현 지음

영남대학교출판부

머리말

사람들은 질병에 걸리고 나서야, 특히 본인이나 가족이 생사의 갈림길에 서게 되어야만 건강의 중요성을 깨닫는다. 사람들은 건강하게 살려고 하지만 평소에는 건강의 소중함을 모르고 건강지식도 무시한 채 살다가 몸이 아픈 뒤에야 건강에 대한 지식을 얻을려고 한다. 그때부터 건강 상식에 관한 책도 사고 인터넷 지식도 검색하고 공부하려고 하지만 이미 늦은 경우가 많다. 특히 생명공학을 공부한 학생들이나 생명공학과 관련 졸업생들도 질병에 관한 지식은 일반인과 크게 다르지 않은 경우를 자주 보게 된다.

"우리가 아픈 이유"의 저술은 질병의 원인과 예방, 치료 방법을 일반인들이 상식적으로 이해할 수 있게 전달하자는 것이 목적이다. 사람의 질병에 관한 것이지만, '질병의 이해'라고 제목을 달면 너무 식상해 보여 고민하다가, '사람'을 '우리'로, '질병'을 '아픈'으로 '원인'을 '이유'로 바꾸어 "우리가 아픈 이유"가 탄생하게 되었다.

이 책은 근본적인 질병의 원인에 대한 지식을 쌓게 하여 예방과 치료에 도움이 되는 정보를 제공하고자 집필하였다. 질병에 대한 다양한 용어 설명에서부터 면역과 염증 등 질병 유발에 관한 근본 원인을 쉽게 이해하는 것에서 출발한다. 이들 용어를 이해함으로써 병원에서

의사들과의 대화에서 막힘이 없도록 하고자 한다. 이 책을 다 읽은 후 건강에 대한 상식뿐만 아니라 전문적인 지식까지 습득하게 되어, 병원에서 의사들의 질병 진단과 예후에 관한 설명을 쉽게 이해하고 소통할 수 있다면 좋겠다. 다양한 인간 질병을 카테고리 별로 정리하여 자신의 건강관리뿐만 아니라 육아 상식, 노인들의 건강 유지에 도움이 되고자 하였다.

아무쪼록 이 책이 일반인들의 건강유지에 관한 지식을 제공하여 독자들이 건강과 미용 증진에 도움이 되기를 바란다. 이 책의 내용에 관한 질문은 이메일(chok@yu.ac.kr) 혹은 트위터(kcho6877@)를 통해서도 가능하다.

2015년 9월 영남대 단백질센서 연구소에서

지은이 조경현

차례

제15장 외피시스템(피부) 질병

제1장

질병의 정의

제1장

질병의 정의

1. 질병이란?

이 책은 사람의 질병에 걸리는 이유와 종류, 예방법 등에 대해 다룬다. 사람은 왜 아픈가? 질병이란 무엇인가? 이제 질병 관련 용어와 질병의 정의, 표명, 진단방법, 위험인자 등에 대해 알아보자. 질병疾病은 한마디로 몸과 마음이 아픈 것이다. 왜 아플까? 질병은 건강의 반대어이다. 건강은 무엇인가? 건강은 몸과 마음의 신진대사가 잘 유지되는 것이다. 인체는 건강을 유지하는 능력이 있고 이것을 항상성homeostasis이라고 부른다. 항상성이란 우리 몸의 여러 유지 조건들, 체액의 적정한 pH, 적정 체온, 혈액조성들의 평형 등을 의미한다. 예를 들면 사람의 혈액은 조성과 성분이 엄격히 통제되는데, 그 중에서도 혈액의 pH는 7.2를 기준으로 엄격히 조절된다.

그런데 여기까지의 질병은 매우 객관적인 정의이고, 고통은 고려되어 있지 않다. 남이 아프다고 하면 우리는 안됐다는 생각은 하지만, 본인이 아프기 전에는 그 환자의 고통은 잘 실감나지 않는다. 그러나 사실 질병에는 본인이 느끼는 육체적, 정신적 고통 혹은 아픔이 따르므로, 주관적인 개념으로도 받아들인다.

그런데 영어에도 질병을 뜻하는 단어에 객관성과 주관성이 있다. 영어에는 sickness와 illness가 있다. 둘 다 질병으로 번역될 수 있지만 sickness는 객관적인 개념의 아픈 상태를 의미하는데 비해, illness는 질병과 함께 오는 그 병이 주는 고통을 강조하는 의미한다.

질병과 관련된 용어

질병을 연구하는 학문에는 여러 가지가 있지만, 기초의학에서 대표적인 것은 해부학과 병리학일 것이다. 이들 두 학문에서 흔히 사용하는 질병의 정의와 용어는 뜻밖에 아는 사람이 많지 않은데, 의사들이 흔히 쓰는 용어이므로 이번에 기본적인 것만은 정확히 아는 것이 좋겠다. 예후, 급성, 만성, 종말, 합병증, 후유증 등이 있다.

1. 예후豫後: 질병의 진행과 결과를 미리 아는 것이다.
2. 급성急性: 질병의 진행이 매우 빠른 것이다. 며칠, 몇 주내에 발병 혹은 감염된다. 감기나 홍역 등
3. 만성慢性: 천천히 일어나는 질병으로 주로 노화와 함께 일어난다. 당뇨, 암, 관절염 등
4. 완화(緩和, Remission): 병의 증상이 일시적으로 좋아 지거나 진행이 멈춤, 차도를 보이는 현상
5. 악화(惡化, exacerbation): 병의 증상이 더욱 나빠짐
6. 재발Relapse: 나았다고 생각 했던 질병 증상이 다시 나타남. 몇 주 혹은 몇 달 이후에도 재발할 수 있음.
7. 합병증complication: 1차적으로 발생한 질병에 의해 동반 발생하는 새로운 2차 질병. 면역력이 약해졌을 경우 더욱 쉽게 발병하는데, 두 질환 간에는 서로 인과관계가 없을 경우가 많다.

8. 후유증Sequela : 특정 병을 앓고 난 뒤에도 그 원인에 의해 남아 있는 병적인 증상. 뇌졸중에서의 수족마비, 뇌염에서의 정신적, 신체적 장애 등.

9. 사망률Mortality : 주어진 시간 내에 일정 집단에서 발생한 사망자의 비율. 일반적으로 1000명당 사망자의 수로 표시한다.

10. Morbidity : 질병에 의해 불구 혹은 시력 상실에 이르는 비율

11. 유병율Prevalence : 주어진 시간 내에서 특정인구 집단에서의 환자 수

12. 발병율incidence : 주어진 시간 내에 특정 인구에서의 새로운 환자 수

13. 역학(疫學, Epidemiology) : 질병 특히 전염병의 발생, 전염, 분포, 통제를 연구하는 학문

2. 질병의 표명

질병에 걸린 것을 객관적으로 알 수 있는 증상이나 주관적으로 느끼는 통증이나 불편함 등을 통틀어 질병의 표명이라고 부른다. 즉, 질병이 밖으로 표시되는 것인데, 질병의 표명에는 싸인, 증상, 증후군의 세 가지가 있다.

- 싸인sign은 객관적인 측정결과로 나타는 질병의 증거들인데, 열, 체온 변화, 맥박의 변화, 혈액 pH 변화 , 식은땀, 창백함 등이다.
- 증상symptom은 환자가 느끼는 주관적 현상으로 통증, 어지러움, 가려움 등 주로 수치화하기 어려운 것들이다.
- 증후군syndrome은 사인과 증상이 조합되어 동시 발생하는 경우이다. 주로 특정 질병을 나타내는 병명으로 바로 쓰이는 경우도 많다. 면역결핍증후군, 다운증후군 등이다.

싸인 (sign)	• 신체 검진으로 나타나는 객관 증거. 비정상 맥박, 호흡, 열, 땀, 창백함.
증상 (symptom)	• 환자가 느끼는 주관적 현상. 통증, 어지러움, 가려움.
증후군 (syndrome)	• 사인과 증상의 조합, 동시 발생. 면역결핍증후군, 다운증후군 등

질병의 확진 방법

질병을 확진하는 방법에는 진단, 실험분석, 생검 크게 세 가지가 있다.

1. 진단 : 과학적 임상적 방법으로 어떤 질병이 진행 중 인지를 결정하는 과정인데, 신체검사 사인, 증상 분석 등이다. 환자의 병력, 가족력, 실험분석 결과, 특정 진단 테스트 등을 사용한다.
2. 실험분석 : 혈액분석, 소변 분석, 심전도 분석, 방사능 진단 분석, CT, MRI, 초음파 등이다.
3. 생검 : 질병이 있는 조직을 일부 떼어내어 절제하여 세포변화를 관찰한다. 간 조직생검, 위장조직 근육 생검 등이 있다.

질병의 원인

질병의 원인을 찾기 위해 연구하는 학문을 병인학Etiology이라고 하고, 질병을 일으키는 원인을 병인pathogen이라고 한다. 병인이 만들어지는 과정이나 현상을 pathogenesis 라고 한다. 재미있는 것은 질병의 원인을 모를 때의 질병을 특발성idiopathic OO 증이라고 하는데, 모른다를 '원인미상' 혹은 'unknown' 이라고 하지 않고 특별히 발생했다는 의미에서 特發性이라고 한다. 예를 들면 특발성 폐섬유화증idiopathic pulmonary fibrosis, 특발성 척추측만증, 특발성 혈뇨증 등이 있다. 어떤 질병이든지 알 수 없는 원인에 의해 일어날 때 특발성이란 단어를 사용한다.

질병의 위험인자

사람이 병에 걸리기 쉬운 인자가 있는데, 환경, 화학적, 생리적, 심리적, 유전적 소인들이 위험인자가 되지만 이들이 모든 사람에게 평등하게 적용되지는 않는다. 예를 들면 관상동맥질환의 위험인자는 높은 혈청 리피드(콜레스테롤, 중성지방), 운동부족, 비만, 고혈압, 당뇨, 흡연, 가족력 등 다양하지만, 이들이 모든 사람에게 모든 시기에 공평하게 작용하지는 않는다.

그래서 모든 위험인자가 발병원인은 아니다.

3. 질병의 치료

질병의 치료라는 말은 증상의 제거를 의미하며, 원인을 제거한다는 것이다. 크게 약물치료, 수술치료, 시술치료, 심리치료, 정신치료 등이 있다. 치료를 위해서는 질병의 본질, 환자의 특성, 환자와 의사의 목적에 따라서 치료는 다양하게 진행되고 완료될 수 있다. 또한 모든 질병이 모두 치료될 수 있는 것도 아니며 발병원인을 모를 때도 있으므로 어떤 치료는 원인을 제거하지 않고, 통증의 경감 혹은 증상에 따른 대처 치료에만 치중하기도 한다.

- 약물치료 : 약제를 먹거나 바르거나 주사하여 치료한다.
- 수술치료 : 피부나 점막, 기타의 조직을 의료 기구를 사용하여 자르거나 째거나, 제거하는 등의 조작을 가하여 병을 고치는 일. 크게 피를 내는 관혈적 수술과 피를 내지 않는 무혈적 수술이 있다.
- 시술치료 : 수술만큼 환부를 절제하거나 봉합하지는 않으나 의료 기구를 체내에 삽입하여 치료 후에는 제거하는 방법들이다. 예를 들면 막힌 관상동맥혈관을 넓히기 위해 풍선으로 혈관 내에 그물망을 삽입하는 방법을 스텐트 시술이라고 한다. 또 치아 교정을 위해 잇몸과 아래 끼우는 것도 시술의 일종이다.
- 심리치료 : 지각활동을 통해 전인적 발달을 도모하여, 자신에 대한 신뢰감을 고취시키고, 인지 및 언어발달을 촉진시키며, 타인과의 관계 형성 및 사회성을 발달시키기 위한 치료법.

  2~13세 미만의 발달지체 · 미세 뇌기능장애 · 학습행동장애 아동이 주요 대상
- 정신치료 : 두뇌의 인지, 사고, 판단 장애 및 성격장애를 학습과 통찰 요법 혹은 약물 공급 등으로 치료, 위의 모든 치료를 동시에 진행할 수 도 있다.

4. 질병의 통계

사람들은 누구나 죽음을 두려워하고, 건강하게 오래 살기 위해 많은 노력을 한다. 그런데 지구상에서 현재 가장 많은 사망자를 내는 질병을 정확히 아는 사람은 드물다. 먼저 2004년과 2008년의 WHO 통계를 살펴보면 설사를 제외하고는 바이러스나 세균에 의한 감염에 의한 사망자 수는 감소하고 있음을 알 수 있다.

WHO 최근 통계 : 세계 주요 감염 질병 사망자 수

질병	사망자 수(2004년 기준)	사망자 수(2008년 기준)
호흡기 하단 감염	3.9 백만	3.5 백만
HIV/AIDS	2.8 백만	1.8 백만
설사	1.8 백만	2.5 백만
결핵	1.6 백만	1.3 백만
말라리아	1.2 백만	0.5 백만
홍역	0.6 백만	0.2 백만

2008년 현재 전 세계 사망자 수에서 가장 큰 비중을 차지하는 질병은 심장질환(12.8%)과 뇌혈관질환(10.8%)으로 합하면 23.6%에 달한다. 거의 사망원인의 1/4에 해당하는 무서운 질병이다.

그 뒤를 이어서 호흡기 감염과 폐질환이고 설사와 에이즈, 결핵 등의 감염성 질환이다. 뜻밖에 교통사고가 사망원인 10위(2% 정도)에 해당한다.

그런데 후진국의 경우는 어떨까? 후진국에서는 1, 2, 3위가 호흡기 감염, 설사, 에이즈 등의 각종 감염질환이다. 아마 비위생적인 생활환경과 보건 지식의 부족이 그 원인이라는 추측이 가능하다. 그럼에도 심혈관 질환이 4위에 뇌혈관질환이 6위에 해당한다. 이외의 사망원인도 결핵과 신생아 감염 등의 고질적인 비위생적 환경 문제와, 분만 시의 질식 등 의료진의 도움을 받지 못하는 열악한 분만 환경 때문인 것으로 추측된다.

재미있는 것은 2008년에 사망한 남녀노소 사람들의 대표를 무작위로 1,000명 뽑는다면, 159명이 선진국에서, 677명이 중진국에서, 163

명이 후진국에서 나온다는 것이다. 왜 중진국에서 이토록 많은 사망자가 나오는 것일까? 지구상인구에서 차지하는 인구비율이 높아서인가? 아니면 먹고 살기위한 스트레스는 심한데, 의료수준은 그만큼 높지 않아서인가?

The top 10 Causes of death(2008년 기준 WHO 통계) – 후진국

후진국(Low-income countries)	Deaths in millions	% of deaths
호흡기 하단 감염(Lower respiratory infections)	1.05	11.3%
설사(Diarrhoeal diseases)	0.76	8.2%
에이즈(HIV/AIDS)	0.72	7.8%
허혈성 심장 질환(Ischaemic heart disease)	0.57	6.1%
말라리아(Malaria)	0.48	5.2%
중풍/뇌혈관 질환 (Stroke and other cerebrovascular disease)	0.45	4.9%
결핵(Tuberculosis)	0.40	4.3%
조산과 미숙아 출산 (Prematurity and low birth weight)	0.30	3.2%
분만시 질식/출산 외상 (Birth asphyxia and birth trauma)	0.27	2.9%
신생아 감염(Neonatal infections)	0.24	2.6%

그렇다면 중진국의 사망원인은 어떨까? 심혈관질환과 뇌혈관질환이 1, 2위를 다투고 있으며 두 질환을 합하면 26.5% 의 사망원인을 차지한다. 경제사정이 나아지면서 감염성 질환에 의한 사망은 줄고 심뇌혈관 질환에 의한 사망은 급증함을 의미한다. 주목할 만한 것은 후

진국과 달리 교통사고 사망이 증가한다는 것이다. 급속한 산업화로 차량은 늘지만, 교통질서의 통제나 시민의식은 아직 성숙되지 않아서일 것이라고 추측해 본다. 후진국처럼 결핵 사망자도 여전히 있지만 당뇨에 의한 사망자도 증가함을 보여준다. 아직 불결한 위생 환경에 의한 전염병도 있지만 점점 선진국형 질병이 늘어나고 있음을 보여준다.

The top 10 Causes of death (2008년 기준 WHO 통계) – 중진국

중진국 (Midle–income countries)	Deaths in millions	% of deaths
허혈성 심장 질환 (Ischaemic heart disease)	5.27	13.7%
중풍/뇌혈관 질환 (Stroke and other cerebrovascular disease)	4.91	12.8%
만성 폐쇄성 폐질환 (Chronic obstuctive pulmonary disease)	2.79	7.2%
호흡기 하단 감염 (Lower respiratory infections)	2.07	5.4%
설사 (Diarrhoeal diseases)	1.68	4.4%
에이즈 (HIV/AIDS)	1.03	2.7%
교통사고 (Road traffic accidents)	0.94	2.4%
결핵 (Tuberculosis)	0.93	2.4%
당뇨 (Diabetes mellitus)	0.87	2.3%
고혈압성 심장질환 (Hypertensive heart disease)	0.83	2.2%

선진국형 질병 사망자 패턴은 매우 특이하게도 심장 혈관 질환 사망자는 15.6%로 최대화가 되지만, 뇌혈관질환 사망자 수는 오히려 감소하여 8.7%가 된다. 물론 두 질환 모두 부동의 1, 2위를 다투고 있고, 두 질환사망자수를 합하면 24.3%로 거의 1/4에 육박하여 중진국과

비슷한 양상을 보이고 있다. 그러나 중풍, 뇌혈관 질환 사망자수가 감소하였다는 것은 그만큼 환자에 대한 관리 교육이나 응급처치나 수술방법 등이 발달하여 생존율을 높일 수 있었음을 의미한다. 그런데 심혈관질환 사망자는 왜 더 늘어났을까? 선진국의 의료시스템과 의학적 기술로도 늘어나는 관상동맥질환자의 치료에 역부족함이 있음을 시사한다. 중풍, 뇌혈관질환이 줄어든 만큼, 늘어난 것이 알츠하이머, 치매이다. 이 질병은 후진국과 중진국에서는 10위내에 들지 못했던 질병인데 선진국에서는 사망원인 4위를 달리고 있다. 고령화에 의한 사회적 현상을 잘 보여주는 대목이다. 또한 대장암, 직장암, 유방암의 사망자 수가 10위안에 들어오는 특징을 보이는데, 이는 미국 유럽 등의 서구형 식생활 패턴과 밀접한 관계를 보이는 것으로 해석된다. 선진국에서는 호흡기 하단 감염이외에는 감염성 전염병에 의한 사망원인은 보이지 않는다. 후진국과 비교해 보면 매우 다른 질병의 분포이다.

특히 선진국에서는 인구의 고령화와 함께, 뇌졸중과 치매와 같은 퇴행성 노인성 질병이 크게 증가하는데, 여기에는 현대사회의 또 다른 질병인 심리적 스트레스가 크게 작용하고 있다. 노인들의 심리 스트레스는 불안감과 걱정이 복합적으로 작용하고 여기에 외로움과 우울증이 가세하면 불안장애, 공황장애등으로 발전할 수 있다. 노인들에게는 범 불안장애가 가장 흔한 심리스트레스이며 학교에 간 자녀가 미끄러질지를 걱정하는 사소한 생활 근심부터 불안감이 커지면 가슴이 두근거리고 숨이 막히는 듯한 신체증상이 나타나기도 한다. 이런 심리적 스트레스를 방치하면 뇌졸중 혈관성 치매에 걸릴 위험이 커진다.

2014년 현재, 우리나라는 경제적으로 중진국을 지나 선진국의 대열에 합류하고 있다. 현재 선진국에서 어떤 질병으로 어려움을 겪고 있는지를 안다면, 가까운 미래의 국민 건강대책을 위해 무엇을 조심해야 할지를 알게 될 것이다. 심뇌혈관질환과 인지장애, 치매, 당뇨, 대장암, 직장암, 유방암이다. 이들을 증가시키는 공통요인은 무엇인가? 고 탄수화물, 고지방식사 그리고 염증이 아닐까 한다.

The top 10 Causes of death (2008년 기준 WHO 통계) – 선진국

선진국 (High-income countries)	Deaths in millions	% of deaths
허혈성 심장 질환 (Ischaemic heart disease)	1.42	15.6%
중풍/뇌혈관 질환 (Stroke and other cerebrovascular disease)	0.79	8.7%
기관지암/폐암 (Trachea, bronchus, lung cancers)	0.54	5.9%
알츠하이머/치매 (Alzheimer and other dementias)	0.37	4.1%
호흡기 하단 감염 (Lower respiratory infections)	0.35	3.8%
만성 폐쇄성 폐질환 (Chronic obstuctive pulmonary disease)	0.32	3.5%
대장암, 직장암 (Colon and rectum cancers)	0.30	3.3%
당뇨 (Diabetes mellitus)	0.24	2.6%
고혈압성 심장질환 (Hypertensive heart disease)	0.21	2.3%
유방암 (Breast cancer)	0.17	1.9%

The top 10 Causes of death (2008년 기준 WHO 통계) – 전세계

전세계 (World)	Deaths in millions	% of deaths
허혈성 심장 질환 (Ischaemic heart disease)	7.25	12.8%
중풍/뇌혈관 질환 (Stroke and other cerebrovascular disease)	6.15	10.8%

전세계 (World)	Deaths in millions	% of deaths
호흡기 하단 감염 (Lower respiratory infections)	3.46	6.1%
만성 폐쇄성 폐질환 (Chronic obstuctive pulmonary disease)	3.28	5.8%
설사 (Diarrhoeal diseases)	2.46	4.3%
에이즈 (HIV/AIDS)	1.78	3.1%
기관지암/폐암 (Trachea, bronchus, lung cancers)	1.39	2.4%
결핵 (Tuberculosis)	1.34	2.4%
당뇨 (Diabetes mellitus)	1.26	2.2%
교통사고 (Road traffic accidents)	1.21	2.1%

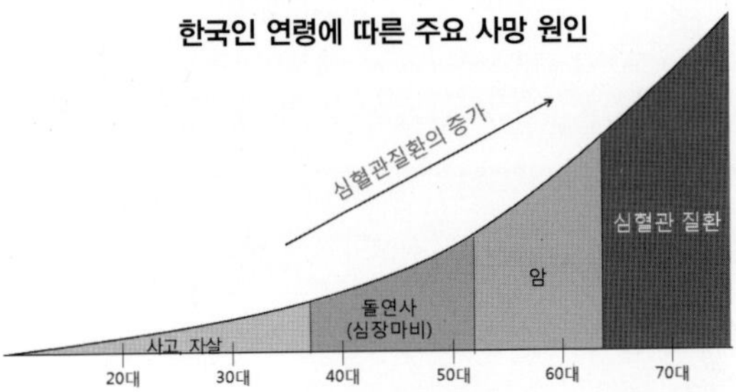

위의 그림에서 보면 30대 중반까지는 사고와 자살 등의 질병과 관련없는 사망원인이 많고 30대 중반 이후에서 50대중반까지 돌연사(심근경색, 심장마비)에 의한 죽음이 많다. 이는 예측할 수 없는 갑작스런 죽음으로 당뇨와 고지혈증, 염증이 수반된 복합적인 급성질병이다. 4,50대에 돌연사위험을 넘기면 60대 초반까지 암의 위험이 증가하는데, 60대 중반이후에 암의 위험이 줄어들면, 다시 심혈관질환의 위험이 급증한다. 따라서 건강한 100세 장수를 위해서는 연령대에 따라 질병의 발생위험을 파악하는 것이 중요하다. 좋은 예로 삼성그룹의 이건희 회장

은 50대에 폐암을 앓고 수술로 완치하였지만 70대에 심근경색으로 쓰러져 무의식 상태에서 병원의 치료를 받았다. 따라서 건강한 100세 장수를 위해서는 늙을수록 심혈관질환의 위험을 낮추는 것이 중요하다.

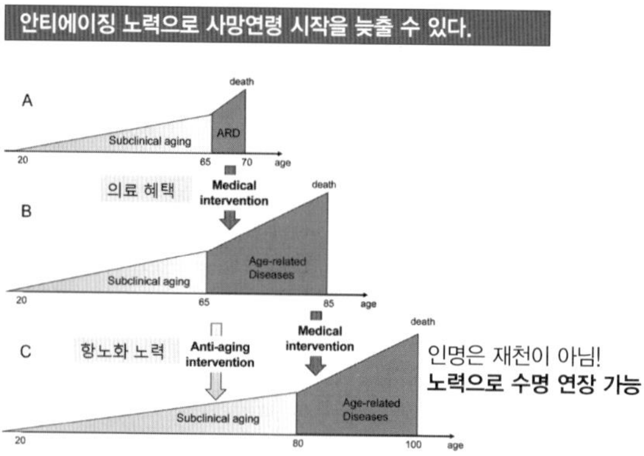

쉬어가기

누가 가장 많은 현금을 가지고 있을까? (단위:10억 불)

1.국가별

1등 일본 1202.9, 2등 미국 47.6, 3등 호주 42.5, 4등 요르단 13, 5등 네덜란드 11.7

2. 회사별

1등 애플 158.8, 2등 마이크로소프트(MICROSOFT) 83.9, 3등 구글(GOOGLE) 58.7, 4등 베리존 54.1, 5등 화이자 48.8, 6등 시스코(CISCO)47.1, 7등 콸컴 QUAL COMN) 31.6, 8등 존슨앤존슨(JOHNSON & JOHNSON) 29.2, 9등 머크 (MERCK) 27.3, 10등 인텔(INTEL) 26.3

나라별로 본다면 예상대로 일본이 가장 많은 달러를 가지고 있어서 1조 2천 20억 불을 가지고 있고 미국이 476억 불을 가지고 있다. 뜻밖에 호주가 425억 불을 가져서 3위를 차지하였다. 신흥경제대국 2위라는 중국은 순위가 아직 없다.

회사별로 본다면 스마트폰과 맥킨토시로 유명한 애플이 가장 많은 현금을 가지고 있는데 1588억 불을 가지고 있다. 이는 스마트폰과 맥킨토시의 오래된 독보적인 매출로 해석된다. 2위는 소프트웨어업체인 마이크로소프트가 839억 불이고 3위는 인터넷 업체인 구글이 587억 불, 4위는 미국 통신업체인 베리존이고 5위는 미국 다국적 제약회사인 화이자가 488억 불을 보유하고 있다. 이상의 자료에서 본다면 신기하게도 1등부터 5등까지 혹은, 10등까지의 기업은 모두 미국의 기반을 둔 기업인데 왜 나라별로는 일본이 1등이고 미국이 2등일까? 그리고 왜 내놀만한 기업이 없는 호주가 3등일까?

1등부터 10등까지의 기업들은 본다면 컴퓨터와 소프트웨어, 통신업체가 1,2,3,4등이고 제약회사가 5,8,9등을 차지하고 있다. 전통적인 제조업인 기계와 자동차, 섬유업체 등은 여기에 포함되어 있지 않다. 따라서 고부가가치가 높은 산업은 BT와 IT그리고 NT(BINT)임을 잘 보여주고 있다. 미국은 1등부터 10등까지 기업을 모두 보유한 나라이며 전통적으로 고부가가치가 높은 산업 즉, BINT가 발달하여 현금이 많은 기업을 보유하게 된 것이다. 따라서 우리나라도 잘 살게 되려면 고부가가치 산업인 BINT사업을 육성해야 하고, 우수한 인재들이 BT,IT,NT에 공부를 많이 할 수 있어야 한다. 특히 BT는 제약회사, 화장품회사, 식품회사 등으로 사업을 확장할 수 있으므로 후진국 형 산업인 농업의 한계를 극복할 수 있다. 특히 우리나라처럼 국토가 좁고 산이 많고 토양이 척박한 나라에선 고부가가치산업, BT산업, 제약산업, 화장품 산업에 더욱 집중하여 외화를 벌어야 한다. 따라서 우리가 아픈 이유를 아는 것이 매우 중요하다.

제2장

면역과 임파계

제2장

면역과 임파계

1. 면역이란?

감염원, 외부세포, 비정상적 자기 세포 등에 대해 자신을 보호하는 능력인데, 면역 능력은 감염에 의해 자연적으로 획득되기도 하며 백신 등에 의해 인위적으로 얻기도 한다. 사람을 비롯한 고등동물은 두 가지의 면역능력을 가지고 있는데, 비 특이적 혹은 특이적 면역이다.

- 비 특이적(선천적) 면역은 태어날 때부터 가지는 면역 능력으로 외부의 침입을 인식할 수 있는 능력이다.
- 특이적 면역은(후천적)이며 외부물질에 노출되면서 생기는 면역이다.

주로 감염에 의해 후천적 면역이 형성되기 위한 과정 중에 염증(炎症, inflammation)이 있다. 한자 炎 그대로 하면 '뜨겁고 화끈거리는' 증세를 의미한다. 영어로도 inflam-은 '불을 지르다'는 의미이다. 외부의 감염원이 우리 몸을 공격하는 것을 방어하기 위해 면역체계가 싸우는 과정에서 일어나는 통증인데 열나고, 콧물이 나고, 붓는 일이 많으므로 사람들이 대체로 싫어한다. 그러나 면역과 염증이 없다면 우리 몸은 시시각각 일어나는 외부의 공격에 대해 무방비로 노출되고 너무나 허무하게 죽음을 맞이할 수 있다.

염증의 원인과 자극

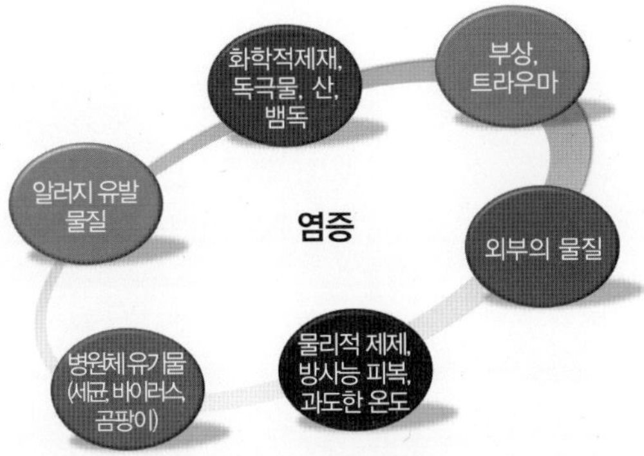

면역과 염증 : 염증의 원인

우리가 태어날 때부터 가지고 있는 비특이적 면역에는 물리화학장벽, 식균작용, 자연 살해 세포, 인터페론, 열, 염증, 호중구, 백혈구 증가 등이 있다. 자세히 알아보자.

A. 비특이적 면역의 종류

1. 물리화학 장벽

   외부의 이물질, 바이러스, 세균이 들어오지 못하도록 막아주는 기능으로 피부, 점막, 호흡기의 섬모 등이 이에 해당한다. 피부는 제1차 방어벽이며, 피부에서는 화학물질이 분비되어 외부 침입자를 파괴하는데, 눈물, 침, 땀, 오일 등이 해당한다. 사람 얼굴의 pH는 5.2-5.8, 대부분의 피부는 pH 4.9-7.4 약산성을 유지하여 세균의 감염을 막고, 아래 그림과 같이 각질층이 0.5 마이크로미터 정도의 두께로 최외각에 존재하여 외부의 물리적, 화학적 공격으로부터 보호한다.

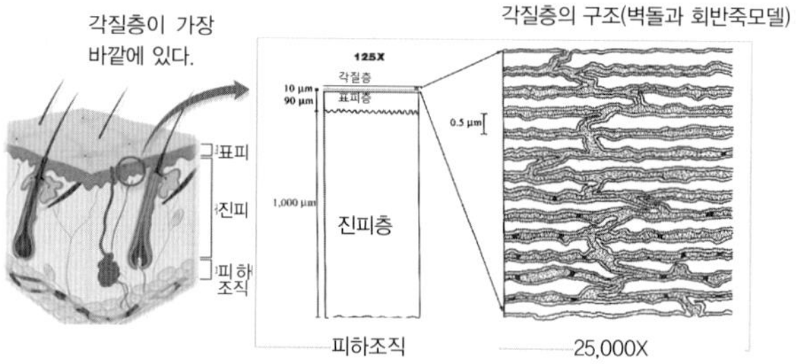

따라서 피부를 중성이나 알칼리성으로 만들기 위해 과도한 비누나 바디 워시를 사용하는 것은 오히려 세균의 증식을 늘릴 수 있고, 한국인이 좋아하는 철저한 때 밀기로 각질층이 부족하면 오히려 피부방어력이 약해진다.

2. 식균작용

식세포작용 혹은 탐식작용phagocytosis 이라고도 부르며 백혈구가 외부 물질을 마구 먹어치워 외부 물질 세균을 파괴하는 것이다. 매우 비 특이적으로 탐식하므로 자기세포를 먹어치우는 경우(자가탐식)도 있어 자가면역 질환의 원인이 되기도 하고 탐식의 기억이 저장되지 않으므로 반복적으로 계속 탐식한다. 이때 백혈구가 활성산소를 분비하여 살균효과를 보이기도 한다.

3. 자연살해세포

백혈구의 한 종류로서, 비정상적 세포막을 가진 세포를 인식하여 공격하는데 세포막을 파괴한다. 왜냐하면 바이러스 등에 감염된 세포는 세포막이 변형되므로 이를 조기에 찾아내어 원천적으로 차단한다.

4. 열

염증이 일어날 때 가장 흔한 부산물로 나타나는데, 몸이 자신을 방어중이라는 신호이다. 백혈구가 외부 침입자들을 먹어 치울 때 체온을 올리는 물질들을 방출하고, 증가된 열은 세균의 증식을 막고 탐식을 촉진한다. 따라서 열이 나는 것은 면역에 도움이 되므로 늘 떨어뜨리려고 애쓸 필요는 없지만, 아주 면밀히 체온을 모니터링 하는 것이 필요하다.

5. 인터페론

면역 체계를 촉진하는 몇 가지의 물질들을 통칭하는데 면역체계를 증강하여 감염과 암을 치료한다. 독감 바이러스에 걸린 세포에서 최초로 발견되었는데, 바이러스의 증식을 방해interfere하는 기능을 한다는 의미에서 명칭이 유래되었다.

6. 염증

외상이나 손상에 의한 외부 물질의 침입으로 유발되는 방어 반응인데, 사인Sign은 환부가 붉어지고, 열이 나고 고통스러운 것이다. 혈류 증가 현상 때문에 열과 반점을 수반한다. 증가된 혈류로 백혈구가 더 많이 손상 부위에 도달하여 호중구로 전환된다.

★ 호중구 : 손상된 부위에서 세포 찌꺼기를 먹어 치워 신속한 재생을 유도하는 백혈구 세포. 손상된 조직에서는 히스타민을 분비하여 혈관이 확장되므로, 모세관의 통과성이 향상되므로 호중구가 혈액에서 조직으로 더 빨리 이동하도록 촉진됨.

• 흉터가 생기는 이유 : 외상에 의해 염증이 유발되면 피부가 찢어지는 등의 조직의 손상을 가져오는데, 이때 상처가 낫는 방법에는 두 가지가 있다. 재생과 섬유화이다.

1. 재생regeneration : 동일한 세포가 다시 재생
2. 섬유화fibrosuis : 콜라겐을 생성하는 세포fibroblast가 손상된 조직 대신에 형성되면서, 치유되는 과정동안 콜라겐 섬유의 메시워크meshwork로 가득 차게 되는데, 이것이 흉터가 된다.

B. 특이적 면역 specific imuunity

특이적 면역은 임파계로 인체에 연결되어 있고, 임파계가 없으면 심혈관계는 정상 작동할 수 없으며, 인체의 방어기능도 마비된다. 임파계(혹은 림프액)란 무엇인가? 심혈관 시스템에서 혈관은 강한 압력이 작용되는 곳이며 혈관은 물샐틈없는 구조가 아니다. 따라서 혈관에서 혈액이 새어나와 주변 근처 조직에 남는 현상이 매일 생긴다. 건강한 사람의 경우 이들 액체의 대부분은 재흡수 되는데, 하루에 3L 정도의 액체가 조직에 남는 경우가 있다, 이 액체를 림프액이라고 부른다. 림프액은 심혈관시스템으로 다시 돌아가야 하는데, 그렇지 못할 경우 심혈관계에는 혈액이 모자라게 되고, 조직에 남는 경우 붓거나 부종을 일으킨다. 림프절 혹은 임파절에서는 임파구를 생산하는데 이는 백혈구의 한 형태이며 세균, 바이러스, 외부 물질을 먹어 치운다. 따라서 임파구가 특이적 면역에서 중요한 역할을 한다. 특이적 면역은 외부물질을 구별하는 능력에 기인하는데 외부물질은 항원이 되

어 면역반응을 자극한다.

항원 : 면역 체계를 자극하여 염증을 일으키는 특이적 면역의 원인 물질. 단백질부터 세균, 미생물에 이르는 등 다양하다.

아래와 같이 두 가지의 임파구가 면역반응을 자극하는데 이들은 각각 세포매개면역과 체액성 면역을 담당 한다.

⇒ T-임파구 : 흉선, 가슴샘thymus gland에서 생산

⇒ B-임파구 : 체액성humoral면역에 관여, 면역단백질 항체로 전환 생산.

면역 : 세포매개면역과 체액성 면역

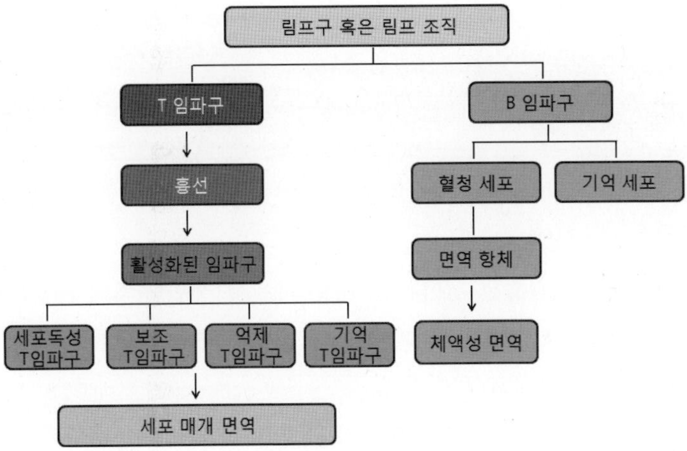

C. 면역단백질

면역글로불린 면역단백질을 항체라고도 부르는데 항원과 결합하는 특이적 인식능력이 있어서 면역체계가 항체가 결합된 항원을 쉽

게 파괴하도록 한다. 항원의 종류에는 아래 표와 같이 크게 5종류가 있다.

면역글로불린의 종류

Type	기능	위치
IgG	• 제1차 자극, 2차 면역 자극에 의해 형성 • 독소, 세균, 바이러스를 중화	• 혈액 혈청 • 모체의 자궁을 넘어 태아에게 전달
IgM	신생아를 보호	• 혈액순환계에서 B-임파구에 붙어 이동 • 면역 반응에 의해 첫번째로 증가하는 항체
IgA	점막 표면의 보호	• 분비 점막 • 초유(early breast milk)
IgE	앨러지 유발	• 혈청에 미량 존재 • 마스트세포에 붙어서 혈청세포에 의해 자극받아 분비
IgD	B-임파구의 자극	B-임파구에 부착

D. 앨러지 : 과민 면역

면역은 반드시 필요한 것이지만, 너무 과민할 경우 조직에 손상을 주고 고통과 질병의 원인이 되기도 한다. 과잉면역에 의해 자가 손상이 일어나며 IgE 가 주로 관여한다.

앨러지 유발물질이 들어오면, IgE와 결합하고, 세포가 손상되어 히스타민이 혈관 확장을 촉진한다. 그후 조직 내로 유입이 유발되며 조직은 붓고, 부종 유발된다. 자세한 앨러지 반응증폭은 아래와 같다. 앨러지 반응이 코에서 일어나면 축농증이나 고초열 유발되고 만약 이런 일들이 피부 근처에서 일어나면 가려움증, 두드러기 등을 유발. 항히스타민제가 증상 완화에 도움이 된다.

앨러지의 반응 순서

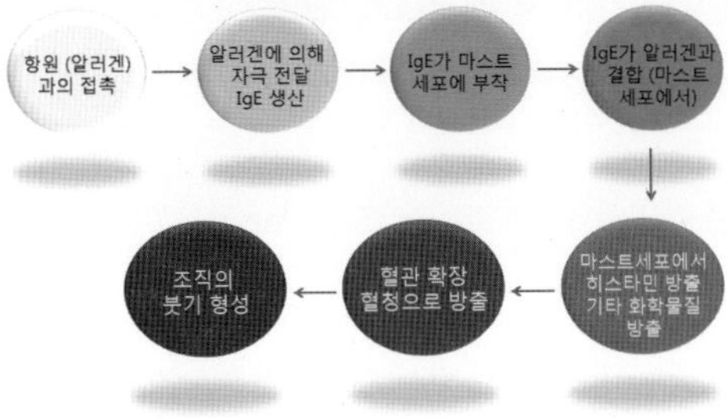

E. 과민성 쇼크

앨러지 반응에 의해 히스타민의 방출로 혈관이 더 확장되고 혈장 누수가 빨라져 혈압이 하강하게 된다. 이때 정맥혈이 심장으로 되돌아오는 능력이 손상되고 심장 박동이 부적절해져 리듬을 잃어버리게 되고, 혈액 순환 능력이 현저히 감소하게 된다.

과민반응(과민성 쇼크)의 종류

Type	메커니즘	효과
I	마스트세포에 IgE가 과도하게 결합	염증, IgE의 과도분비
II	IgM 혹은 IgG가 외부세포의 파괴를 유발	세포용해(분해)
III	면역복합체가 조직이나 혈관에 박힘	염증, 세포조직 파괴
IV	T-임파구의 민감 자극으로 사이토카인 분비	염증과 세포, 조직손상

F. 자가면역 질환

면역반응은 자신과 남을 구별하는 능력에 기인하는 반응인데, 이것이 상실되면 자가면역질환으로 발전한다. 이렇게 적과 아군을 구별 하지 못하는 자가면역 질병에는 자신의 조직이나 단백질을 적으로 인식하는 자가항체autoantibodies가 생산되는데, 매우 다양한 종류가 있으나, 이 책에서는 가장 흔한 질환들인 경피증강피증, 쇼우그렌 증후군, 루푸스를 다룬다.

① 경피증(강피증, 硬皮症)

피부가 딱딱해진다는 의미인데, 그리스어로 sclero는 '굳어진다'는 의미이고 derma는 피부를 나타낸다. 딱딱해짐이 전신에 걸쳐 나타날 수 있고, 특히 연결조직에 심하게 나타난다. 흉터처럼 섬유화가 일어나는 것이 특징인데, 여자가 남자보다 발병률이 4배정도 높다.

아직 정확한 원인은 모르지만, 자가면역에 의한 과민 반응으로 콜라겐의 합성이 비정상적으로 과도해지는 것과 연관 있는 것으로 알려져 있다.

전개 유형에 따라, 아래 그림처럼 국소형과 전신형으로 나눌 수 있다. 국소형은 다시 반상과 선형으로 나누어지는데 계란모양의 반점 형태로 경화가 진행되는 것과 길쭉한 선형으로 몇 가닥씩 진행되는 형태가 있다. 처음에는 붉은 점의 형태로 피부에 나타나지만 시간이 지나면서 단단하고 선명해진다.

전신형 강피증은 피부 이외에도 혈관과 주요 장기에 퍼지는 특징이 있으며 소화기, 호흡기, 신장 기능의 장애를 일으켜 치료 없이 장기간 방치할 경우 목숨을 잃을 수도 있다. 전신형은 다시 제한형과 확산형으로 나누어지는데, 제한형은 손가락, 다리, 목, 얼굴 등에만 제한적으로 나타나고, 확산형은 신체 여러 부위와 장기로 확산되는 것이다. 아직 근본적인 치료 방법은 개발되어 있지 않으므로, 증상을 완화시키는 약물들을 사용한다.

예방법은 자가면역이 일어나지 않도록 과도한 면역반응 유발 원인을 자제하고, 꾸준한 운동으로 몸의 유연성과 혈액순환을 증가시키는 것과 흡연으로 인해 혈관수축이 되지 않도록 금연하는 것이다.

강피증의 전개 : 작은 혈관의 기능, 구조이상, 피부와 내부 장기의 섬유화
면역체계 과도 자극 활성화, 자가면역을 특성으로 한다.

성인의 발병이 어린이보다 높고 여자가 남자보다 높다.

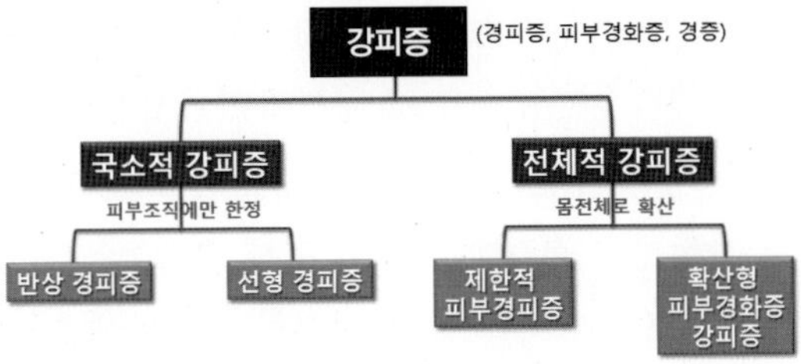

② 루푸스

몇 해 전 행복전도사로 알려진 최윤희씨가 루푸스로 인한 고통을 참지 못하고 자살했다고 하여 세간에 알려지게 된 루푸스의 정식 명칭은 전신 홍반성 낭창systemic lupus erythematosis이다. 만성적인 염증성 질환이므로 전신에 걸쳐 장기나 조직에 발생할 수 있고, 환자의 90% 이상이 여자이다. 특히 15-45세의 가임기 여자에게서 빈발한다. 자기의 DNA나 RNA에 대한 자가 항체가 형성되어 세포와 장기를 공격하여 손상을 일으키므로 모든 부위에서 크고 작은 고통을 주는데, 주된 동반증상으로는 관절염, 미열, 뺨과 코에 주로 나타나는 나비 발진butterfly rash, 피로감, 햇빛 광민감성, 탈모, 레이노 현상(Raynaud's phenomenon, 차가운 곳에서 수족이 하얗게 파랗게 변하는 현상) 등이 있다.

※ 레이노증후군은 손 · 발의 가느다란 말초동맥이 지나치게 수축해서 나타나는 증상. 레이노증후군의 10~30%는 류마티스 관절염 · 전신경화증 · 동맥경화증 · 갑상선기능항진증 · 간염 · 신경성질환 등과 동반된다.

라틴어로 Lupus는 늑대라는 뜻인데, 늑대에 물린 얼굴 상처 같다는 의미로 lupus라는 병명이 유래하였다고 한다.

루푸스 환자의 주의사항

일정 시간 이상의 햇빛을 피하고, 피로를 풀어야 하며, 좋은 식단 유지로 충분한 영양 섭취, 정기적인 운동을 해야 한다, 통증 심한 관절에 습기를 공급, 담배연기 피하고, 체온 유지고열 방지 해야 한다. 비 스테로이드성 항면역제, corticosteroid 항말라리아제관절염, 면역억제제 등이 도움된다. 루푸스는 만성 질환으로 증상의 호전과 악화를 반복하게 된다. 이 과정에서 적절한 치료를 위해 증상을 경감시키고, 신장, 폐, 심장 등의 주요 장기의 손상을 방지하는 것이 중요하다.

루푸스 환자는 특히 혈액이 잘 응고되어 혈전이 생기는 경향이 있는데 이러한 증상 중 항인지질항체 증후군이라는 것이 있다. 항인지질항체가 존재하는 경우 정맥이나 동맥의 혈전증과 함께 태아 사산의 위험도가 증가하므로 주의해야 한다.

루푸스 여성 환자는 대개 질환이 악화되지 않은 상태에서 임신이 가능하다. 그러나 드물게 임신 중에 적극적인 약물치료를 해야 하거나 루푸스가 악화되어 조기 분만해야 하는 경우가 발생할 수 있다. 또한 루푸스 환자의 혈전 형성 경향은 젊은 나이에도 관상동맥질환을 일으킬 수 있고, 이로 인해 협심증이나 심근경색이 발생할 가능성이 높아지므로 혈관 질환의 관리를 해야 한다.

전신성 루푸스Systemic lupus erythematosus, SLE

전세계적으로 가장 흔하지만 나라에 따라 발병률이 다르다. 가장 많이 발생하는 지역은 아프리카이며 흑인 여성들에게서 가장 흔한데 250명중에서 1명 꼴로 발생한다. 남자보다 여자에게서 9배 더 많이 발생하며, 20세와 40세 사이에서 가장 발병률이 높다.

발병원인:

1. 유전 : 유전적 소인으로 가족력이 있다.
2. 성호르몬 상태 : 폐경기 직전상태의 여자에게서 가장 많이 발병. 남자중에서 클라인펠터 증후군Klinefelter's syndrome 환자에게서 호발.
3. 면역학적 원인 : B cell의 활성화로 자가면역항체IgG의 증가. 면역복합체의 발생과 제거실패로 인한 T세포의 조절과 면역반응 손상. 비정상적인 cytokine의 생산(인터루킨IL-1, IL-2). TNF-알파 프로모터 SLE를 악화시키는 것으로 연관.

환경적 요인 : hydralazine, methyldopa isoniazid, D-penicilamine, minocycline 이들은 루푸스를 발생시킬 수 있다.

임상적 특징 : SLE는 매우 다양한 증상을 나타내며 피로, 열, 우울증, 피부반점, 가슴통증, 관절고통, 근육통, 신장질환, 심장통증, 신경계통증, 복통, 하복부통증 등이 수반된다.

전신성 루푸스(systemic lupus)의 일반특징

일반적 증상	열(50%), 우울증
피부 증상(75%)	광선과민증, 접형발진, 자반, 두드러기
가슴 증상(50%)	흉막염/유출, 억제성 폐질환, 결함(드문)
레이노 증후군 발생(20%)	
관절 증상(90%)	엉덩이의 무균성 괴사(드문), 작은 관절에서의 관절염
신경계 증상(60%)	발작, 편측마비, 운동실조, 말초신경병증, 뇌신경 병변, 정신병
심장 증상(25%)	심낭염, 심내막염, 대동맥판, 병변
복통 증상	
신장병 증상(30%)	사구체신염(모든종류)
근육병 증상(<5%)	

혈액 증상(75%)	빈혈(normochromic normocytic, haemolytic coombs positive) 백혈구 감소증/림프구 감소증 혈소판 감소증

③ 쇼우그린 증후군

만성 자가면역 염증 질환으로, 아직 발병 원인은 모르고 있다. 가장 흔한 증상은 건조한 입과 눈을 포함하며, 건조함이 다른 신체부위에도 퍼지는 것이다. 미국 인구 400만 명당 1명꼴로 발병하며, 미국 내 66만 명의 사람들이 쇼우그린 증후군을 가지고 있으며, 90%가 여성이며, 대부분 폐경기가 지난 사람들에게서 호발한다. 절반은 쇼우그린 증후군 단독 질병으로 진단되는 1차 쇼우그린 이지만, 나머지 절반은 관절염, 루푸스, 경피증과 같이 발병하는 2차 쇼우그린이다. 여성 호르몬의 변화, 폐경, 약물 부작용과 발병 원인이 연관 있고, 다발성 경화증, 루푸스, 관절염과도 증상이 비슷하여 오진되기도 한다. 첫 증상을 보이고 발병 후에 진단되는데 평균 6년이 걸릴 정도로 만성적인 진행을 보인다. 현재 치료 방법은 없지만, 건조함을 완화시키는 방법으로 증상을 경감시키고 있다. 항염증제(비 스테로이드, 코르티코스테로이드 등), 항말라리아제, 면역억제제 등을 사용한다. 쇼우그린 증후군 환자는 임파선암의 발병확율이 높으므로 주의해야 하고, 특히 허파, 신장, 임파선에 자가항체 공격으로 손상되면 폐렴, 신부전, 임파선 암이 야기될 수 있다.

G. 면역 결핍 : 에이즈

현대인에게 후천성 면역 결핍AIDS, acquired immunodeficiency syndrome이 가장 대표적인 면역 결핍증인데, 바이러스가 사람의 면역체계를 없애버리는 무서운 특징이 있다. 이렇게 무서운 질병인데도 막상 인류에게 알려진 것은 1980년대 초이다. 아직도 생생히 기억나는 것은 저자가 중학생 시절에 방송 뉴스 보도에서 에이즈는 인류의 타락함에 대한 징벌이라는 격한 표현과 이제 에이즈 때문에 인류가 멸망하지도 모른다는 과장되고 흥분한 기사들이다. 주로 성 파트너가 많은 남자 동성연애자들, 혹은 주사 바늘을 공유하는 마약중독자들이 보균자 혹은 환자라는 사실이 알려지면서 더욱 그런 기사가 많았는지도 모른다. 세간에는 더욱 무서운 소문이 퍼졌는데, "손만 잡아도 에이즈가 감염된다고 한다더라", "에이즈 환자를 공격한 모기에게 물려도 전염된다더라" 등의 잘못된 정보와 함께, "불치병이다", 혹은 "천벌이다" 등의 말이 많았다. 그러나 지금 생각해보면 과장되고, 막연한 공포였다. 그때가 서슬 퍼렇던 제5공화국 때라 언론에서는 더 무섭게 다루었는지도 모른다. 30여년이 지난 현재에는 과거만큼의 맹목적인 공포는 사라졌지만 아직도 잘못된 정보에 의한 편견은 일부 남아 있는 듯하다.

먼저 에이즈의 증상은 HIV 바이러스 감염 즉시 혹은 초기에는 대부분의 사람들이 별다른 사인이나 증상을 느끼지 못한다는 것이다. 소수의 사람들이 감염초기(감염된 지 며칠 후 혹은 몇 주 후)에 열, 두통, 피로감을 동반하며 임파관이 붓는 증상이 있는 경우가 있다. 그러나 곧 이런 증상들이 사라지는 무 증상기를 거치게 되는데 짧게는 몇 개월 길게는 10년 이상 갈수도 있다. 이 무 증상기에 바이러스가 온몸으로 퍼지게 되고, 바이러스의 증폭이 일어나, 면역을 담당하는 T 임파구를 마구 죽이지만 정작 환자 자신은 느끼지도 못하고, 알지 못하는 경우가 대부분이다. 하지만 이때 힘이 없고, 체중감소가 오며, 자주 열이 나고 식은땀이 흐르고, 자주 감염, 피부반점, 피부에서 각질이 잘 벗겨지고, 단기간 기억 상실건망증 이나, 입 · 성기 · 항문에 포진이 생기는 증상이 있을 수 있다.

마침내 면역체계가 붕괴되어 에이즈의 증상이 나타나면, 기침과 호흡이 짧아지고 음식을 삼키기 어려운 연하곤란 증상, 혼동과 기억 상실, 열, 시력상실, 메스꺼움, 복통, 체중감소, 극도의 피로와 목이 뻣뻣해 지는 증상을 보이다가 혼수상태에 빠지고, 사망에 이르게 된다.

HIV감염과 무증상기 그리고 AIDS 발병

	초기	무증상기	AIDS
HIV 검출	(+)	(+)	(+)
증상	• 열 • 두통 • 피로 • 림프선의 팽창	• 에너지가 없음 • 체중감소 • 잦은 열과 식은땀 • 잦은 곰팡이 감염, 상존 • 잦은 피부 발진 혹은 인설화 • 단기간 기억 상실 • 입, 성기, 항문의 헤르페스 바이러스 감염으로 시리고 따끔한 고통	• 하나 이상의 AIDS 증상, 질병 출현 • CD4 T-임파구 숫자가 200이하루 감소 • 경련, 쥐가 나면 통제가 어렵다 • 연하 곤란. 음식을 삼키기 어렵다 • 혼동과 기억 상실 • 심각하고 잦은 설사 • 열 • 시력 상실 • 메스꺼움 • 아랫배를 쥐어짜는 고통 • 구토 • 체중 감소 • 극도의 피로 • 심각한 두통 • 목의 뻣뻣함 • 혼수상태

2007년 말 현재 지구상에 HIV 감염자는 성인 3천만 명, 소아 250만 명이고 에이즈-연관 질병으로 210만 명이 사망하고 있다.

대한 에이즈예방협회의 자료에 따르면 우리나라에도 약 1만명 이내의 에이즈 확진 환자가 보고되어있으며, 연도별로 조금씩 증가함을 알 수 있다.

HIV감염 내국인 연도별 발생현황(1985~2011.12)(단위 : 명)

구분	계	'85~'95	'96	'97	'98	'99	'00	'01	'02	'03	'04	'05	'06	'07	'08	'09	'10	'11
계	**8,544**	**517**	**105**	**124**	**129**	**186**	**219**	**327**	**398**	**534**	**680**	**610**	**749**	**740**	**797**	**768**	**773**	**888**
남성	7,860	453	93	107	111	160	194	292	363	502	557	640	687	698	743	710	723	827
여성	684	64	12	17	18	26	25	35	35	32	53	40	62	42	54	58	50	61
전년대비 증가율(%)			−1.9	18.1	4.0	44.2	17.7	49.3	21.7	34.2	14.2	11.5	10.1	−1.2	7.7	−3.6	0.7	14.9

※ 확잔 보고년도 기준임. 본 통계는 향후 역학소자세 의해 수치가 변경될 수 있음.

이들 8,544명을 성별로 분석해보면 남자가 92%, 여자가 8%를 차지하여 남자가 압도적으로 많고, 연령대별로 분석해보면 20대, 30대, 40대가 차지하는 비율이 76.2 %로 가장 많음을 알 수 있다. 아무래도 성적활동이 가장 활발한 나이와 연관 있음을 시사한다.

HIV감염 연령대분포

구분	계		남자		여자	
	감염인 수	백분율(%)	감염인 수	백분율(%)	감염인 수	백분율(%)
총 합계	**8,544**	**100.00**	**7,860**	**100.0**	**684**	**100.0**
0~9	14	0.3	11	0.1	3	0.4
10~19	214	2.5	196	2.5	18	2.6
20~29	1,917	22.4	1,758	22.4	159	23.2

구분	계		남자		여자	
	감염인 수	백분율(%)	감염인 수	백분율(%)	감염인 수	백분율(%)
30~39	2,570	30.1	2,393	30.4	177	25.9
40~49	2,028	23.7	1,904	24.2	124	18.1
50~59	1,186	13.9	1,050	13.4	136	19.9
60 이상	615	7.2	548	7.0	67	9.8

※ 발견당시 연령임(만 연령).

그런데 이들 8,544명중에서 감염경로가 밝혀진 6964명의 자료를 분석해보면 아래 표와 같이 이성간의 접속 경우가 전체의 60% 차지할 정도로 가장 많고, 2위가 동성 간 접속의 경우이며(39.2%), 수혈/혈액제제의 경로로 26년 동안 46명이 감염되었다. 여기서 특이한 것은 국내 수혈을 통해 26년 동안 16명이 감염되었는데, 헌혈액들은 사전 검사를 통해 HIV 음성이었다는 것이다.

이것은 바이러스 검사 기술의 한계라기보다, 에이즈바이러스 감염 직후에 바이러스가 증폭, 형성되는 초기에 보균자가 헌혈하였다면 검출하기 어렵기 때문인 것으로 해석된다. 따라서 감염원에 노출되었다고 우려되거나, 가능성이 높다면 스스로 헌혈을 자제하는 것이 필요해 보인다. 왜냐하면 HIV는 감염 후에 환자에게서 검출 양성반응이 나올 때까지 증폭되는데 몇 주에서 몇 달의 시간이 필요하기 때문이다. 따라서 음성반응이 나오는 시기에 헌혈하면 그 피가 제 3자에게 수혈되어 바이러스의 증폭이 일어나 무고한 사람에게 가혹한 피해를 줄 수 있다.

2011년도에 신규로 발견된 888명 환자들 중에서 20대의 비중이 높아져 발병 연령대가 낮아지는 것을 시사하고 있다.

신규 HIV감염 내국인 성별 · 연령별 현황(2011.1~12)(단위 : 명)

구분	계		남자		여자	
	감염인 수	백분율(%)	감염인 수	백분율(%)	감염인 수	백분율(%)
총 합계	**888**	**100.0**	**827**	**100.0**	**61**	**100.0**
0~9	0	0.0	0	0.0	0	0.0
10~19	40	4.5	38	4.6	2	3.3
20~29	208	23.4	198	23.9	10	16.4
30~39	198	22.3	196	22.5	12	19.7
40~49	220	24.8	212	25.6	8	13.1
50~59	143	24.8	212	25.6	8	13.1
60 이상	79	8.9	71	8.6	8	13.1

※ 발견당시 연령임(만 연령).

또한 주목할 만한 것은 2011년도에는 이성 간 접속에 의한 감염은 58.2%로 감소하고, 동성 간 접속은 41.8% 로 늘었다는 것이다.

HIV발생 접촉분포

구분	계		남자		여자	
	감염인 수	백분율(%)	감염인 수	백분율(%)	감염인 수	백분율(%)
계	**552**	**100.0**	**481**	**100.0**	**412**	**100.0**
이성간 접속	304	58.2	263	54.7	41	100.0
동성간 접속	218	41.8	218	45.3	0	0

※ 백분율(%) : 총 888명 중 감염경로가 밝혀진 522명에 대한 백분율임(기타/무응답 등은 제외).

감염경로별 HIV 환자분포

구분	계		남자		여자	
	감염인 수	백분율(%)	감염인 수	백분율(%)	감염인 수	백분율(%)
계	**6,946**	**100.0**	**6,393**	**100.0**	**571**	**100.0**
이성간 접속	4,175	60.0	3,614	56.5	561	98.2
동성간 접속	2,732	39.2	2,732	43.7	0	0.0
수혈/혈액제제	46	0.7	40	0.6	6	1.1
(혈액제제)	(17)	(0.2)	(17)	(0.3)	(0)	(0.0)
(국내수혈*)	(16)	(0.2)	(11)	(0.2)	(5)	(0.6)
(국외수혈)	(13)	(0.2)	(12)	(0.2)	(1)	(0.2)
– 수직감염	7	0.1	3	0.0	4	0.7
마약사용자	4	0.0	4	0.1	0	0.0

※ 감염경로가 밝혀진 6,964명에 대한 통계임(기타, 무응답 등은 제외).
*국내수혈 : 헌혈액 모두 HIV선별검사에서 음성으로 나온 경우임.

H. 백신 주사

감염에 의한 전염병을 막는 가장 좋은 방법 중의 하나는, 면역 기능이 만들어지도록 하는 것이고, 그러기 위해서 항체가 만들어지도록 해야 하는데, 원래 없던 면역이므로 인공면역이라고 부른다.

인공적인 면역 형성에는 아래와 같이 능동면역과 수동 면역 두 가지 형태가 있다.

면역의 종류

능동면역	수동면역
· 개인의 몸에서 항체가 형성된다.	· 제공받은 항체에 의한 면역

능동면역	수동면역
· 항체 형성을 위해 백신(무력화된 세균 혹은 바이러스) 혹은 톡소이드(Toxoid, 화학적으로 변형된 toxin)를 주사 · 오래 지속되는 면역 (활성화되기 위해서는 시간이 필요하다.)	· 면역화된 말의 혈청 혹은 모유 속의 항테, 세포 · 짧게 지속되는 면역 (그러나 즉시 작용한다.)

① 능동 면역

장기적인 방어를 위해서는 능동면역의 형성이 필요하고, 그래서 백신주사, 예방 접종이 중요하다. 특히 신생아 때부터 연령대에 따라 다양한 예방접종 주사를 맞아야 하고, 1회 주사에 의해 항체형성이 되는 경우도 있지만 대부분 2, 3회의 추가 접종을 통해 항체의 생산을 증폭 boosing 시키는 과정과 시간이 필요하다.

② 수동면역

가장 확실하고 오래가는 면역은 예방 접종을 통해 항체가 형성되는 것이지만, 경우에 따라서는 당장 항원을 구할 수 없어서 예방접종을 하기 어렵거나, 항체가 형성되기까지의 시간을 기다릴 수 없거나, 너무 쇠약한 사람에게는 항원주사가 오히려 위험할 수 있으므로 예방접종은 위험하다. 이런 경우에는 이미 형성된 항체 혹은 혈청을 제공받아 면역 기능을 유지하는데, 수혈 즉시 면역기능을 갖게 할 수 있는 장점이 있다. 그러나 이것은 외부로부터 제공받는 면역이므로 오래가지 못하는 단점이 있다.

각종 예방주사의 일정표는 0세-6세, 7-18세 의 연령 기준으로 나누어지며, 국가에서 정한 필수예방접종(결핵, B형 간염, 디프테리아, 파상풍, 백일해, 소아마비, 홍역, 유행성이하선염, 수두, 일본뇌염, 인플루엔자, 장티푸스 등)과 기타예방접종(폐구균, 로타바이러스, 일본

뇌염, A형 간염, 인유두종바이러스)으로 나눌 수 있다.

I. 스트레스와 면역

스트레스를 일으키는 것에는 트라우마, 감염, 수술, 고통, 감정적인 기복 등이 있으며 면역기능의 손상에 중요하게 작용한다. 스트레스는 코티솔cortisol이라는 호르몬을 증가시키며, 코티솔은 백혈구로부터 분비되는 항체의 생산을 감소시키고, 다른 세포들의 불필요한 면역반응을 자극한다. 따라서 코티솔의 과다분비를 측정하여 정도와 강도를 알 수 있다. 또한 코티솔은 고혈압을 유발하는 호르몬으로 알려져 있다.

J. 노화와 면역

나이가 증가하며 노화되면 자가면역질환이 증가한다. 중년이 되면 흉선이 15%로 감소한다. T-임파구의 수는 감소하지 않지만, 수송 능력이 감소한다. 항원을 인식하는데 시간이 오래 걸리므로, 대식 세포가 세균 바이러스 암세포를 파괴하는 능력이 감소한다.

정리

면역은 외부로부터 자기를 방어하는 과정이다.

방어를 위해 염증반응이 필요하다.

흉터가 생기는 이유는 콜라겐의 메시워크(meshwork) 때문이다.

에이즈 환자는 HIV가 T-임파구를 공격하여 면역기능을 상실한다.

제3장

감염성질환

제3장

감염성질환

1. 감염성 질환의 종류

감염성 질환이란 다양한 감염원들(바이러스, 세균, 곰팡이, 원충류 등)에 의해 일어나고 전파되는 질병이며, 생명과학과 의학이 발달하지 못했던 과거에 창궐하였으나, 지금은 줄고 있는 추세이긴 하나 의료와 약품이 발달한 현재에도 여전히 감염질환은 존재하며 특히 후진국에서는 감염성 질환들이 사망원인의 1, 2, 3, 5, 6, 10위를 차지하고 있다.

사소한 질병 같은데도 감염성 질환의 무서움을 잘 보여주는 예가 독감이다. 특히 1918년-1919년에 창궐하였던 스페인 독감은 아직도 의학 교과서에서 그 참상을 설명할 정도로 전염병의 무서움을 잘 보여주고 있다. 당시에 전 세계에서 2-4천만 명이 스페인 독감 환자였으며, 미국 내에만 67만 5천명이 환자였다고 하는데, 사망확률이 2.5% 로 평균적인 독감 사망률이 0.1%인 것에 비해 매우 높았다. 그런데 지금도 풀리지 않는 미스터리는 보통의 독감은 노인이거나 만성질병을 갖고 있는 사람의 경우가 주된 사망자인데, 왜 스페인 독감은 20-40대의 젊고 건강했던 감염자들이 주로 사망하였는가 하는 것이다.

WHO 최근 통계 : 세계 주요 감염 질병 사망자 수

질병	사망자 수 (2004년 기준)	사망자 수 (2008년 기준)
호흡기 하단 감염	3.9 백만	3.5 백만
HIV/AIDS	2.8 백만	1.8 백만
설사	1.8 백만	2.5 백만
결핵	1.6 백만	1.3 백만
말라리아	1.2 백만	0.5 백만
홍역	0.6 백만	0.2 백만

감염성 질환과 빈부격차

2013년 7월 영국왕실에서 해리왕자 부부가 왕위계승서열 3위의 아이를 출산했다고 해서 큰 기사가 된 적 있다. 조지 알렉산더 루이스라고 이름 붙여진 이 아이는 10억 달러(약1조1천억 원)이 넘는 왕실 재산을 물려받고, 양육비만 10억 원이 들것이라는 등의 흥분되고 과장된 기사가 많았다. 그러나 같은 시각 여전히 아프리카에서는 한 해에 100만 명이 넘는 신생아가 출생 후 24시간 내에 숨지고, 산모가 1분당 한 명, 한 해 50만 명 이상의 여성들이 임신과 출산 중 합병증으로 사망한다고 한다(국제엠네스티 2012년 보고서). 이러한 죽음 대부분이 감염, 출혈, 고혈압 등 예방 가능한 원인이라고 하니, 더욱 안타깝다. 사하라 사막 이남 아프리카 지역의 산모사망 위험은 26명당 한명에 육박하는 반면, 서부 유럽 국가들의 경우 임신 또는 출산 중 사망률은 2만 5천명당 한명에 불과할 정도로 사망하는 여성들의 95% 이상이 가난한 사람들이며 개발도상국의 국민이다.

후진국에서는 감염 억제와 분만 시의 외상 억제를 위한 위생적이고 현대적인 의료체계와 보건 교육이 무엇보다 절실함을 보여준다. 그런데 재미있는 것은 대부분의 세균, 미생물들은 질병을 일으키지 않는다는 것이고, 감염질환에 의한 사망은 90% 이상이 몇 개의 질환에 의해서만 일어나므로 조금만 더 주의를 기울인다면 억울한 죽음을 막을 수 있다.

감염질환에 관련된 몇 가지 용어

- 병원체Pathogen : 질병을 일으키는 생명체, 바이러스, 세균, 원충류.
- 전염성Contagious : 질병들이 개체 간에 옮길 수 있는 전염성이 강한 질병, 홍역, 독감
- 낮은 감염Endemic : 전체 인구에서 낮은 비율로 일어나는 질병, 그러나 박멸되지 않은 병 예, 성병.
- 높은 감염Epidemic : 전체에서 높은 비율로 일어나는 질병. 감기, 독감.
- 전체감염Pandemic : epidemic 전 세계로 확산되는 질병. AIDS, 조류독감 등
- 돌발감염Outbreak : 제한된 지역에서 질병이 갑자기 일어날 때.
- 통제질병Notifiable disease : 정기적인 감시 통제 하에 있는 질병. 법정전염병. 홍역, 소아마비, 파상풍, 결핵 등.
- 접촉성 전염병 : 사람과 사람간의 접촉으로 감염. 감기.
- 비접촉성 전염병 : 사람과 사람간의 접촉이 아닌 중간 매개 원인에 의해 감염. 광견병(동물에 의해 물리거나), 콜레라(분변 오염된 물에 의해 콜레라 균 전파).

감염질환의 전파에 관련된 용어는 아래와 같다.

- 정상세균무리(Normal flora, 세균총) : 100조 종의 세균이 인체에 서식하는데 이들은 무해하며, 유해병원균의 침입과 서식을 막음.

- 병원소Reservoir : 감염원. 사람, 동물, 곤충, 토양, 물. 사람은 사람의 홍역원, 다른 종은 감염시키지 않음.
- 보균자Carrier : 감염원을 가지고 있지만 질병의 증상을 보이지 않는 사람. 매개체, HIV 보균자
- 수평감염Horizontal transmission : 접촉을 통해 감염된 사람으로부터 민감한 사람에게 바로 전염되는 경우. 감염, 고노레아(임질)
- 수직감염vertical transmission : 환자의 질병이 다음 세대로 전달되는 감염. 매독, 농루안안과질환이나 에이즈가 모체에서 신생아로 전달되는 경우.

감염이 이루어지는 경로에 의해 아래와 같이 분류된다.

- 직접감염 : 직접 접촉에 의해 감염. 기침, 재채기 등, 터치, 키스, 성교 등. 감염 동물에게 물림. 피부사상균ringworm, AIDS, 독감, 에이즈, 공수병광견병, 말라리아 등이 여기에 해당한다.
- 간접감염 : 병원균이 다른 사람을 감염시키기 전에 환경에 오랫동안 체류하면서 전파. 공기airborne 전파. 결핵, 홍역 등.
- 비활성 개달물Formite : 휴지, 주사기, 생활용품 등에 의한 전파. 환자 혹은 보균자가 사용했던 용품의 폐기물에 의한 전파. 감기환자의 콧물 닦아낸 휴지, 마약 중독자들이 공유한 주사바늘에 의해 에이즈나 간염 등이 전파. 오염된 음식이나 식수에 의한 전파. 로타바이러스 식중독, 콜레라, 편모충증(지알디아 증).

감염질환의 전파는 아래와 같다.

호흡기 감염	소화기 감염	비뇨, 생식기 감염	피하감염 (비경구 감염)
감기, 독감, 결핵	분변오염, 장염	요도염, 신장염, 성병	주사기사용, HIV, B형 간염

감염질환의 관리는 다음 세가지의 단계를 따른다.

- Isolation(고립) : 감염자를 병원 혹은 고립시설, 가정에 격리. 밖으로 나오지 못하도록 차단함.
- Quarantine(검역) : 병원체로 인한 전염병을 예방하기 위한 위생조치. 감염자와 비감염자를 분리
- Disinfection(소독) : 전염성이 있는 물질들을 제거 혹은 감염원 차단

2. 다양한 감염원

수많은 미생물 원충류 중에 사람에게 질병을 일으키는 감염원은 사실 몇 가지되지 않는다. 대표적으로 프리온, 바이러스, 세균, 곰팡이 등이 있다.

프리온

프리온의 정식명칭은 proteinacious infectious particle이며 굳이 번역하자면 '단백질 비슷한 감염성 있는 입자' 라는 의미인데, 매우 독특한 물질이다. 왜냐하면 그동안 생명과학계에서 진화의 주체는 유전자DNA, RNA 라고만 생각했고, 그래서 병원체가 숙주세포에서 감염을 일으키려면 적어도 DNA 와 RNA 가 필요하다고 생각했었다. 이러한 기존의 고정 관념을 완전히 깨는 새로운 감염성 물질로 나타난 것이 프리온이며 단백질만으로도 감염을 일으킬 수 있다는 충격적인 사실과 감염후의 질병 양상이 매우 치명적으로 전개되기 때문이다. 따라서 프리온은 스스로 복제될 수 있고, 전파될 수 있고, 질병을 일으킬

수 있는 인간진화의 산물로서 연구되는 독특한 물질이 되어 바이러스보다 작으면서도 심각한 질환을 일으키는 물질로 단순히 광우병, 인간광우병 등과만 관계있지 않다.

바이러스

아직도 생명체냐 아니냐를 두고 논쟁이 많은 바이러스는 DNA 혹은 RNA를 유전물질로 삼고, 껍데기(CAPSID라고 부른다)를 단백질로 사용하는 DNA+단백질, RNA+단백질 덩어리이다. 이들의 크기는 1 마이크로미터㎛ 미만으로 너무 작아 전자현미경으로만 관찰 가능하다. 가끔 리피드 막이 전체 껍데기로 존재하는 진화된 형태도 있지만 자기 힘만으로는 복제 할 수 없다. 그래서 생존을 위해 숙주가 필요하고, 대부분 특정 종만을 숙주로 삼기 때문에 다른 생물종에 대해서는 감염을 일으키지 않는다. 따라서 대부분의 바이러스는 사람에게 위험하지 않은데, 특정한 몇 개의 바이러스가 질병을 일으키고, 그중에 몇 종은 심각하고 치명적인 질병에이즈, 뇌염, 소아마비, 광견병, 뎅기열, 사스 등을 일으킨다.

바이러스의 구조 모식도

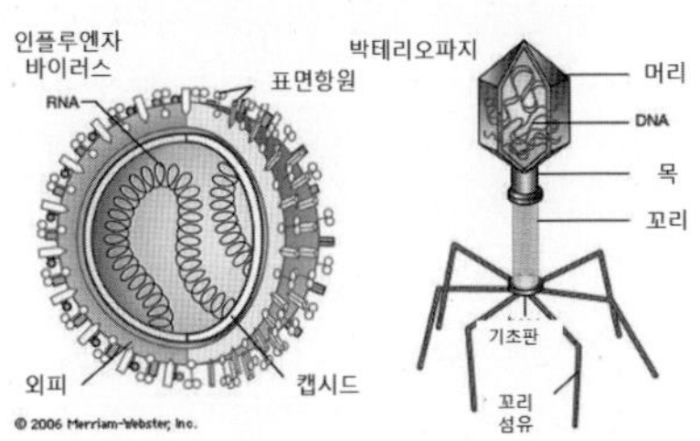

바이러스가 중요한 이유는 이들이 심각한 질병을 일으키기도 하지만 실제로 지구상에 가장 많이 존재하는 생명체의 형태이기 때문이

다. 가장 작은 바이러스 중의 하나인 박테리오파지는 바닷물 1mL 속에 1-5천만 개가 존재하고, 지구상의 바닷물 전체에 존재하는 양으로 계산하면 10^{31}개가 존재한다고 하니 어마어마한 양이다. 또 다른 계산에 의하면 이 정도의 박테리오파지 바이러스의 양은 지구상에 존재하는 세균의 양의 10배에 해당한다고 하고, 박테리오파지의 무게는 1억 톤에 해당한다고 하는데, 가장 크다고 알려진 청고래 백만 마리를 합친 무게에 해당한다고 한다. 더 놀라운 것은 10^{31} 개의 바이러스를 일렬로 세워 우주로 내보내면 그 길이가 2억 광년에 해당한다고 한다. 바이러스가 이렇게 지구상에 엄청나게 많다! 그래서 매일매일 바이러스에 시달리는 것이다.

세균

세균은 광학현미경으로도 관찰 가능한 크기(1-10 마이크로미터, ㎛)이며 단세포 생명체이며 식물세포처럼 세포벽을 가지고 있어서 자신을 보호한다. 세포의 형태가 다양하여 모양에 따라 구형cocci, 막대기형bacilli, 나선형spirilla, 코르크 스크류형spirochetes, 콤마 형vibrio 등으로 구별된다. 세균은 이분법으로 증식, 30분 만에 두 배 증가할 정도로 증식이 빠르다. 아래 그림처럼 대부분의 세균은 유전물질인 DNA가 세포질에 노출되어 있다. 따라서 원핵생물prokaryote이며, 핵막이 없다.

세균의 구조 모식도

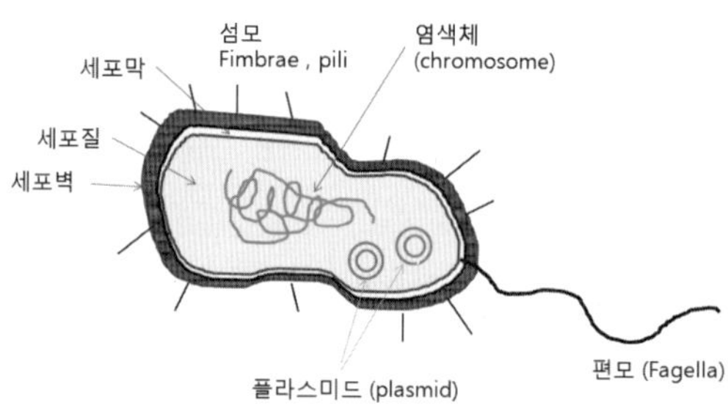

- 편모Flagella : 세균이 갖고 있는 가장 긴 꼬리, 이동에 필요.
- 세포벽 : 식물세포와 같이 매우 튼튼한 벽으로 구성되어 세포막을 보호한다.
- 세포막 : 인지질 이중막 구조로 세포질을 보호한다.
- 섬모Fimbrae , pili : 세균이 표면 부착, 환경 신호 전달에 사용
- 세균 독소Endotoxin : 세균이 분비하는 독소, 다양한 질병 유발, 파상풍 등
- 플라스미드plasmid : 세균의 성장과 생명유지에 필요하지는 않으나, DNA 이중 가닥이 원형으로 존재한다. 외부 단백질을 발현시키는 유전공학에 사용된다.

그림에서 보듯이 편모는 길고, 한 가닥이며, 섬모는 짧고 여러 개가 존재한다. 수많은 세균을 구분하는 가장 간편한 방법 중의 하나가 그램 염색법이다. 모든 세균은 세포벽을 가지는데 그 두께가 세균의 종류마다 다르다. 세포벽이 두꺼우면 그람염색시약이 들어가지 못해 그램 음성세균이라고 하고, 세포벽이 얇으면 그램 염색시약이 들어가므로 그램 양성세균이라고 한다.

프로토조아

단세포 진핵 미생물의 총칭. 일반적으로 아메바 등의 육질충류(근족충류), 짚신벌레 등의 섬모충류, 말라리아원충 등의 포자충류, 토리코모너스 등의 편모충류로 나눈다. 이들은 유전물질이 핵막에 의해 둘러싸인 진화된 형태이고 편모운동 , 위족운동으로 이동한다. 대부분 거주 지역에서 발견되나 대부분 질병을 유발하지 않지만, 어떤 종류는 세포에 침입하여 면역 반응을 일으키고 염증을 유발한다. 대부분 아메바성 위족운동pseudopodia으로 이동한다.

트리파노소마trypanosoma는 버들잎 모양으로 생겼는데 아프리카 수면병을 일으키고 플라스모디움Plasmodium은 둥근 공 모양 혹은 올챙이 형태인데 적혈구에 기생하여 말라리아를 유발한다. 말라리아는 매년 500만 명이 감염, 100만 명이 사망하는 무서운 열대풍토병이며 대부분 아프리카의 유아, 소아, 임산부가 희생되며 모기에 의해 매개된다. 재미있는 것은 말라리아에 저항성을 가지는 원주민이 생기게 되었는데, 이들의 헤모글로빈은 특이하게도 낫 모양을 가져 정상적인 산소 전달에 애로가 많다고 한다.

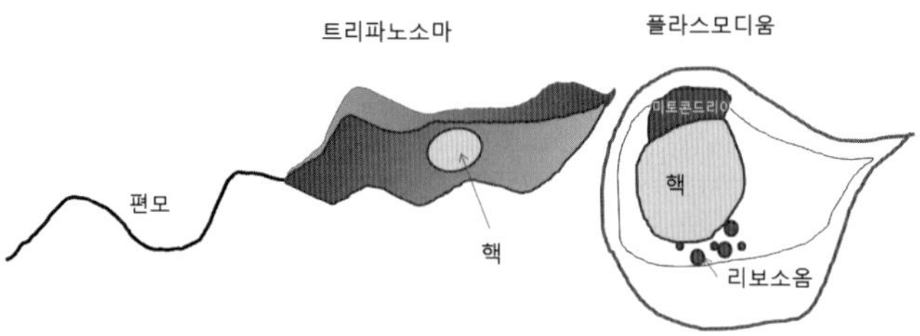

곰팡이류fungi

단세포 혹은 다세포로 키틴류(chitin, 다당류)가 세포벽에 존재하는 생명체. 균사mycelia를 통해 영양분을 빨아들이고, 포자를 형성하여 복제 번식 혹은 열악한 환경에서 생존한다. 포자 역시 앨러지를 유발할 수 있는 물질이며, 곰팡이에 감염되면 진균증, 혹은 사상균증mycosis이라고 부른다. 건강한 사람은 곰팡이 감염에 저항성을 가지고 있으나, 면역력이 약해지거나 동반 질병이 있을 때 쉽게 감염된다. 특히 건강한 조직보다 손상 받은 조직이 더욱 빨리 감염된다. 곰팡이가 감염되면 독소를 분비하는데, 이들이 염증과 앨러지를 유발한다.

가장 흔한 감염이 칸디다증으로 피부나 점막에 감염되어 염증을 일으키는데, 전신에 걸쳐 발생 할 수 있는데, 아구창을 포함하여 구인두나 식도의 염증, 외음부염, 질염, 손발톱 주위염 등의 증상이 있다. 인체에 정상적으로 존재하는 곰팡이인데, 면역력이 떨어지면 감염을 일으킬 수 있다. 원충류 감염pneumocytosis은 에이즈 환자에게 쉽게 감염되므로 에이즈를 진단하는데 쓰이기도 하고, 사람과 애완동물의 피부, 손톱, 두발에 나타나는 다양한 백선증ringworm의 진단에 쓰이기도 한다.

기생충

기생충은 다른 동물과 마찬가지로 다세포로 이루어진 복잡한 구조의 고등 공물이다. 번식 복제할 수 있는 기관이 잘 발달되어 있고, 주변 환경의 변화에 따라 생애주기Life cycle와 감염을 조절하는 능력이 발달하였다. 이러한 기생충의 감염을 infestation기생충의 체내 침입 이라고 부른다.

우리나라에서는 기생충 질환이 지난 20여 년 간 급격히 감소하고 있는 추세이나, 후진국을 중심으로 전 세계적으로는 아직 유행 중이다.

1. 회충은 가장 흔한 기생충의 하나로서 14억 명이 감염되어 있다고 하며, 전 세계적 분포이나, 열대, 아열대 지방에서 주로 발생한다. 비위생적 환경/음식에서 노출 된 사람이 회충 알을 섭취하면 소장에서 부화하여 성충이 되고, 암컷 성충은 알을 낳아 변으로 배출, 계속 전파된다. 감염되어도 특별한 증상은 없고, 철저한 위생 관리로 예방가능하다.

2. 십이지장충은 감염되면 심각한 빈혈과 단백질 결핍을 유발하는데, 열대지방 근처 개도국(남미, 동남아, 중국 등)이 주로 감염된

다. 2005년 7억4천 만 명이 감염 된 것으로 추산된다. 주요 특징은 유충이 피부를 뚫고 발, 팔, 손 등으로 침투하여 소장으로 이동하는 것인데, 특별한 자각 증상은 없다. 암컷 한 마리가 하루에 수천 개의 알을 낳아 변으로 배출되므로 감염 속도가 빠르다. 예방책은 위생 관리를 철저히 하는 것 이외에 맨발로 땅바닥을 걷지 않기, 인분을 비료로 사용한답시고 땅에 뿌리지 않기 등이다.

3. 요충Enterobius vermicularis, pin worm은 전 세계적으로 2천만 명이 감염되어 있고, 암컷이 항문 밖으로 기어 나와 산란 하는 특징이 있다. 이때 심한 가려움을 일으키는 물질을 분비하는데, 사람이 긁으면 알이 다시 인체 내로 침투하여 감염된다.

회충, 십이지장충은 격감하는 추세이나 오히려 접촉에 의한 감염 기생충으로는 요충이 제일 흔하다. 가렵다고 긁으면 2차 감염으로 고생할 수 있다. 침대, 장난감, 욕조 등에 떨어진 알도 2-3주 생존 가능하다.

1999년 서울지역 25개 어린이집 1,191명을 대상으로 조사한 연구에 따르면 0-31.1%로 평균 9.5% 양성률을 보였다고 한다. 가장 흔한 감염 연령은 6-7세였는데 회충, 편충과 십이지장충이 위생 상태와 연관이 있는 반면, 요충은 위생 상태와 관련 없기에 아직도 높은 양성률을 보이고 있다.

Graham-sticky tape method 로 진단하는데 밤에 항문이나 성기 주위를 간지러워한다면 의심하고 검사해야 한다. 1/3 은 무증상이다. 방법은 간단하다. 아침에 일어나서 투명한 스카치 테이프를 항문 주위를 누른 후 병원에 가지고 와서 현미경으로 충란 확인하는 것이다. 첫

검사 양성률이 50%, 2회 90%, 3회는 99%이므로 임상 양상이 의심되면 세 번 연속 검사를 한다.

이제 전염병의 구체적인 예에 대해 알아보자.

3. 전염병

프리온에 의해 전염되는 질병

프리온 질병은 뇌의 단백질 응집 이상을 일으켜 아밀로이드가 과도하게 축적되는 것인 데, 유전자 없이 단백질만으로 발병이 가능하다는 특징이 있다. 즉 감염과 진화의 주체가 유전자DNA, RNA라고 생각했던 기존의 고정관념을 깨고, 다른 형태로도 진화가 이루어 잘 수 있음을 보여주는 획기적인 예이다. 따라서 프리온은 스스로 복제될 수 있고, 전달될 수 있고, 질병을 일으킬 수 있는 인간 진화의 산물이다.

유전자 없이 단백질만으로 발병이 가능하고 전염이 가능한데 프리온은 뇌에 존재하는 정상적인 형태의 단백질로서 아미노산 209개로 구성되고 PrP(분자량 35-36 kDa)로 불린다. 프러쉬너Prusiner 박사가 감염가능하면서도 단백질을 닮은 입자proteinaceous infectious particle라는 뜻에서 PrP로 이름 붙였다. 아직 기능은 잘 모르지만 포유류들에게 잘 보존되어 있는 단백질이고 생쥐에게 PrP를 제거해도 생존하는데 지장이 없다고 한다. 따라서 정신이나 인지 능력과 관계가 있을 가능성이 크다. 그런데 정상적인 PrP는 질병을 일으키지 않는데, 이단백질에 아미노산이 1개 바뀌면 이제 단백질의 응집을 일으키는 무서운 단백질로 변한다. 이 상태를 PrP^{sc}라고 부른다.

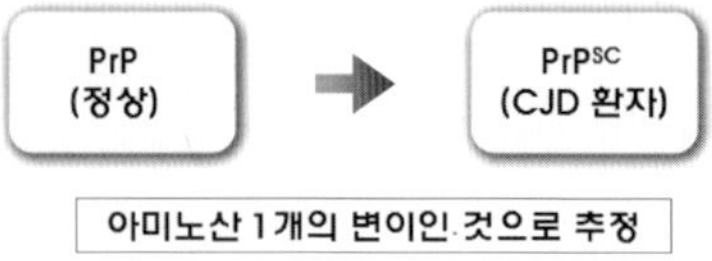
PrP
(정상)
PrPSC
(CJD 환자)
아미노산 1개의 변이인 것으로 추정

건강한 단백질이 변화하여 질병을 일으킬 수 있는 좋은 예인데, 건강한 PrP는 알파나선구조가 우세한데, 변형이 일어나면 베타-시트 구조가 늘어난다. 이때 단백질들이 덩어리지는 아밀로이드의 형성이 늘어난다. 아밀로이드의 축적이 뇌구조에 스폰지 모양의 구멍을 만드는데 사용된다.

현재까지 알려진 사람에게 감염될 수 있는 프리온 질병은 세 가지로 kuru, CJD, vCJD 이다.

1. Kuru

인간광우병으로 잘 알려진 프리온 질병은 사실 소나 광우병 때문에 갑자기 생긴 질병이 아니라 광우병 이전부터 존재했고, 유전되고 감염되었던 병이었다. 그후 문명세계에 알려진 것은 1950년대 파푸아뉴기니의 산악지역에 거주하는 원주민 Fore족들에게서 전염 가능한 형태의 뇌에 스폰지 구멍이 생기는 스폰지성 뇌병증Spongiform encephalopathy이 발견되면서부터였다.

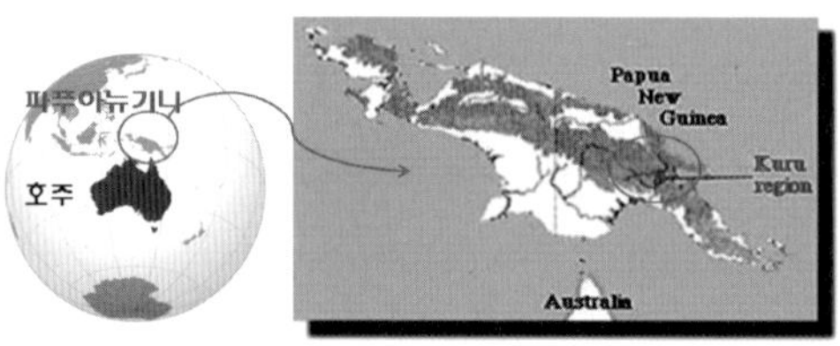

미국의 바이러스 학자로 이들을 처음 발견한 가두섹Gajdusek 박사의 탐험대가 발견한 이 환자들은 몸이 벌벌 떨리는 전율을 주요 증상으로

보이고, 이동 균형 감각을 상실하다가 치매로 발전하고 발병 후에는 1년 이내에 사망하는 아주 빠르고 무서운 질병으로 당시 발병률이 1%이었다고 한다. 아직 원인은 잘 모르지만 그들의 독특한 장례문화가 기여 했을 것으로 추측되는데, 그 이유는 부족의 장례 풍습으로 망자의 뇌를 나누어 먹는 cannibalism과 연관 있는 것으로 추측된다.

가두섹Gajdusek 박사가 kuru 환자의 뇌에서 추출한 조직의 일부를 침팬지에게 투여하여 kuru가 전염됨을 밝혀 1976년 노벨의학상을 수상하게 된다. 이들 환자의 초기 특징은 경련성 마비와 사시이며 뇌기능의 손상으로 혼자 서있을 수 없는 상태가 된다.

2. 크루츠펠트-야콥 질병CJD

1920년에 오스트리아의 의사들인 H. G. Creutzfeldt와 A. Jakob에 의해 최초로 발견되었고, 뇌질환 중에서도 특히 알츠하이머와 매우 유사함을 발견하였다. 수술도구 오염이나 이식 수술 등으로 인간-인간의 전염, 병원 내 감염이 가능함을 밝혔다.

3. 변형 크루츠펠트-야콥 질병vCJD

1994년 영국에서 인간 광우병이 처음으로 보고되었고, 변형된variant 크루츠펠트-야콥H.G.Creutzfeldt and A.Jakob질병이라는 의미로 vCJD로 명명되었다. 동물에게서 발견된 프리온 질병은 스크래피scrapie와 BSEbovine Spongiform encephalopathy가 있다.

스크래피는 양sheep, 산양goat에게서 발열 없이 가려움증, 그래서 동물들이 서로 문지르는 행동에서 병명이 유래 되었고, 문헌상에는 몇 백년 전에 보고되었는데, 나중에 뇌에 스폰지 구멍이 생기는 Spongiform encephalopathy로 발전한다는 것을 알았다. 잠복기는 2-5년으로 보고되었다. 정상적인 프리온 PrP가 병을 일으키는 감염능이 있는 PrPSC

로 변화할 때 위첨자의 SC 가 스크래피 Scrapie에서 유래하였다. 스크래피의 전염능력은 핵산 파괴시약 Zn^{2+}, 핵산분해효소에는 매우 저항성을 보이지만, 단백질 파괴시약에는 매우 민감하여 활성을 상실한다.

BSE는 광우병을 의미하는데, scrapie와 유사한 증상이 소에게서 1980년대에 영국에서 먼저 보고되기 시작하면서부터 알려지게 되었고 이는 1970-1980년대에 육골분을 포함한 동물성 사료 소비 급증이 밀접한 관계가 있는 것으로 해석되고 있다. 현재까지 동물 종간의 직접 감염이 가능한지는 아직 불분명 하지만, 일반적으로 프리온prion 질병은 종간 장벽을 넘지 못하는 것으로 알려져 있다. 이는 프리온의 감염은 공여자와 수용자의 프리온 아미노산 서열이 유사해야 가능하다는 연구결과에 기초하는데, 진화상 하위 동물이 상위 동물로 전염가능할 확률은 매우 낮다는 보고이다. 예를 들면 양은 BSE에 쉽게 감염되지만, 소는 양의 scrapie에 감염되지 않는다. 그 이유는 양과 소는 아미노산이 8개 다르기 때문이라고 한다. 그러나 종간 장벽이 절대적이지만은 않은데, 양의 scrapie가 생쥐와 햄스터에게 전염되었다는 보고도 있다.

따라서 영국과 유럽에서는 수백만 마리의 소가 소각되었고, 2000년대에 와서도 영국 혹은 유럽 대륙에 6개월 이상 거주하였던 재외국민들은 귀국 후에도 거주하였던 국가에 따라 일정기간 동안 헌혈이 금지되었었다.

광우병의 원조 격인 영국에서는 1994년 실제로 사람에게서 광우병 환자가 처음으로 보고되었고 변종 광우병에 의해 사망자 수가 증가하자 사회문제로 비화되면서 영국 사회는 혼란에 빠졌는데, 당시에 제기되었던 흥미 있는 기사와 통계가 있어 소개하고자 한다.

이제 우리 모두 죽을 것인가?(Are we all going to die?)라는 제하의 그림은 공식적으로 집계된 영국인의 매년 사망 원인을 보여주는데, 광우병에 의한 사망 확률이 백만분의 일도 되지 않는다는 것이다.

재미있는 것은, 하루에 담배 10개비를 피우면 사망 확률이 백분의 일 정도이고, 교통사고로 죽을 확률이 천분의 일, 축구하다가 죽을 확률이 만분의 일 정도인데 비해, 수혈로 인해 HIV에 감염될 확률이 백만분의 일보다 조금 더 낮다. 재미있는 것은 축구를 좋아하는 영국 사람들은 축구하다가 죽을 확률이 뜻밖에 높다는 것이다. 영국 복권 1등에 당첨될 확률이 천만분의 일이라고 한다. 실제로 광우병의 원조 나라인 영국에서도 1990년 이후 2008년 까지 CJD로 인한 사망자가 1천 297명인데 비해 그 중에서 인간광우병으로 인한 사망자는 163명이었다.

우리나라에서도 광우병에 관련된 사회적 파장이 2008년도에 심하였는데, 당시에 혼란이 과학적 근거를 넘어서는 우려가 염려스러워, 저자가 과학적인 관점에서 광우병을 바라보자는 칼럼을 매일신문에 기고한 바 있다.

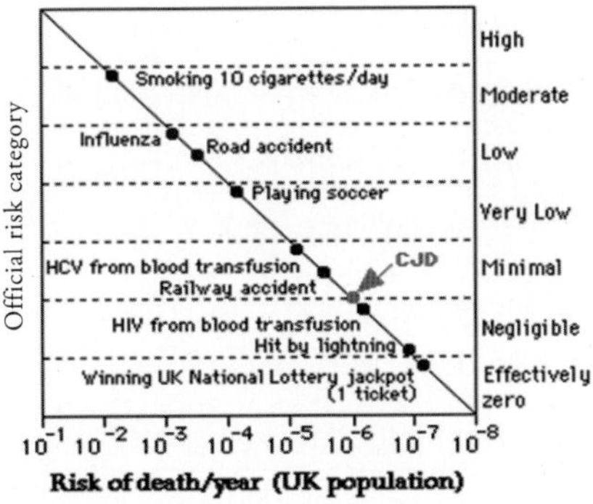

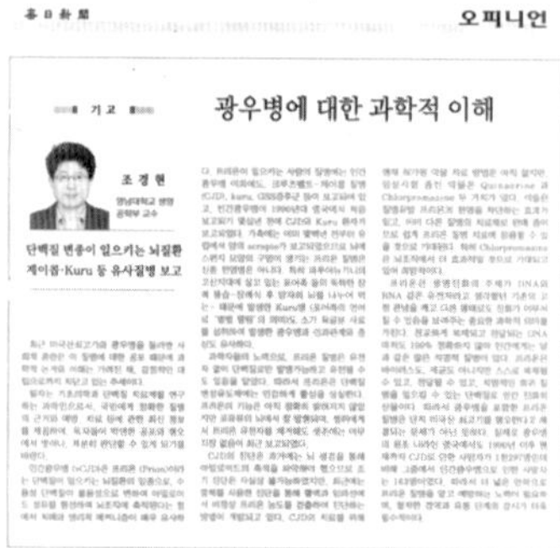

오피니언

기고

광우병에 대한 과학적 이해

조경현

단백질 변종이 일으키는 뇌질환
제이콥·Kuru 등 유사질병 보고

바이러스에 의해 전염되는 질병

많은 바이러스 질병이 있지만 본 장에서는 일반인에게 잘 알려진 감기, 장염, 조류독감, 중증 급성 호흡기 증후군 등에 대해 다루고자 한다.

1. 엔테로바이러스

흔히 수족구병으로 더 잘 알려져 있고 급성 장염을 일으키는 이 질병은, 대개 치명적이지는 않으나, 전염력이 매우 강하므로 위생 관리 등에 주의해야 한다. 수족구병은 입안이 헐고 손과 발에 발진과 수포가 생기는 특징적 증상을 보여 이름 붙여진 질환이고, 사람과 사람 간에 전파되며 씻지 않은 손이나 오염된 피부를 통해 전염된다. 원인인 엔테로바이러스Enterovirus는 감기 바이러스 다음으로 흔한 바이러스이다. 특히 면역체계가 아직 발달되지 않은 신생아(생후 2주 이내)가 걸리면 사망할 수도 있기 때문에 임산부나 출산 직후의 산모와 신생아실, 산후조리원 근무자 등은 감염되지 않도록 특별히 주의가 필요하다. 대부분 10세 미만의 어린이에서 발생하나 드물지만 청소년과 성인에서도 발생할 수 있다. 치사율이 낮다고 우습게 보면 안 되는 이유가, 1997년 말레이시아에서 6천명의 환자가 발생하여 31명이 사망하였고, 1998

년 타이완에서 13만 명의 환자가 발생하여 78명이 사망하였다.

2. 조류독감

닭, 칠면조, 야생조류 등 여러 종류의 조류에 감염되는 독감인데, 사람을 통해 조류에게 감염될 수 있다. 가금류에 감염되는 virus(AI) A, B, C형이 있고, A, B형은 사람에게, C형은 동물에게 전파된다. 물, 분변 접촉에 의해 전파되고 바이러스는 분변으로만 배출되므로, 일부 사람들의 우려처럼 계란을 통한 전염은 없다. 분변 속의 virus는 4℃에서 최소 35일 이상 생존하는데 바이러스에 오염된 분변 1g이 약 100만수의 닭을 감염시킬 수 있으므로 전파력이 무서울 정도이다. 예방은 개인위생이 제일 중요하다. 외출 후 손을 씻는 가장 기본적인 것부터 조류독감 유행지역에 가지 않는다거나 가금류의 생고기를 피하는 것, 환자로 의심되는 사람과 접촉을 피하거나 살아 있는 가금류와 접촉해야 하는 경우 장갑을 끼는 등의 주의 사항이 있다. 조류독감의 치료법이 개발되어 있지 않고, 다만 환자의 증상에 따라 대처하는 대증요법만 가능하다. 이론적으로 항 바이러스약 중에는 어떤 바이러스에든 적용 가능한 것들이 있으나 아직까지는 타미플루 외에 적당한 약제가 발견되지 않고 있다.

3. 중증 급성호흡기 증후군

흔히 사스SARS 라고 알려져 있는 중증 급성호흡기 증후군은 코로나 바이러스에 의해 일어나는 것으로 알려졌다. 원래 코로나바이러스는 둥근 공 모양의 입자에 삐죽삐죽 스파이크가 튀어나와 있는 것이 왕관처럼 생겼다는 뜻에서 명명되었는데, 라틴어로 corona가 왕관을 의미한다. 흔하게는 감기 원인의 30%를 차지하며, 심하면 폐렴을 동반하는 중증 급성호흡기 증후군을 유발하는데, 치사율이 10%나 된다.

2008년 11월 중국 광동성에서 시작된 사스는 전 세계 30여 국가에서 3천여 명의 감염자를 낳았고 이중 1백여 명이 생명을 잃었다. 원래는 야생동물에게 기생하는 바이러스였는데, 돌연변이를 통해 사람에게도 감염이 가능하게 되었다고 한다. 사스바이러스에는 주로 오리와 돼지가 위험하다고 지목되었는데, 이들은 독감과 사스 등 사람과 유사한 바이러스를 체내에 갖고 있기 때문이다. 실제로 가금류들은 독감 바이러스의 중간 숙주 역할을 하기도 하는데, 사스가 발생한 광둥성 주민은 오리 · 돼지와 매우 가깝게 지낸다고 한다.

"바이러스에 노출되는 이유는 무엇이며, 어떤 방법으로 바이러스의 감염과 증폭을 줄일 수 있나?" 이것은 인류의 건강을 지킬 수 있는 중요한 명제이다.

4. 뎅기열

절지동물에 의해 매개되는 가장 흔한 바이러스 질병으로 열대지방을 중심으로 매년 5천만-1억 명 정도의 환자가 발생하고, 1만 명 정도가 뎅기 출혈열로 사망한다. 뎅기Dengue는 초기 증상은 약하게 시작하지만, 악마의 병이라는 뜻을 가진 원주민 말에서 병명이 유래하였다고 할 만큼 엄청난 통증을 수반하는데, 피부와 귀로 출혈이 생기고 뼈가 부서질 정도의 고통이라는 뜻이다. 플라비바이러스Flavivirus에 의해 일어나는데, 흰줄다리모기에 의해 매개 되고 동남아시아, 남미, 아프리카에서 주로 보고되므로 이들 지역에서는 모기 조심해야 한다. 모기장 혹은 모기약을 뿌려 모기에 물리지 않는 것 이외에 별다른 예방법은 없다.

5. 독감

아래 사진은 미국을 비롯한 전 세계에서 독감이 유행하였던 2009

년 6월 보스톤 공항에 설치된 독감 주의 경고판이다. 증상은 열과 기침과 목의 따끔함, 콧물, 코 막힘이고, H1N1 독감이라고 의심되면 무엇을 해야 하는지 나와 있다.

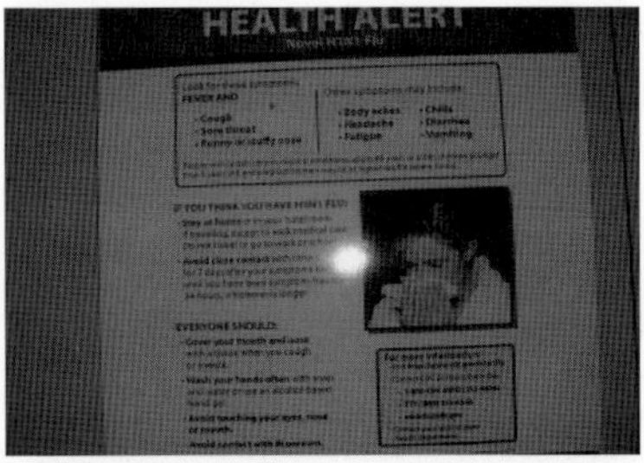

주의사항
입과 코를 막아라
손을 자주 씻어라
눈, 코, 입을 자주 만지지 마라
감염자와 접촉하지 마라

대부분의 치명적인 전염병의 바이러스를 매개하는 동물로서 박쥐가 관여하는 것으로 알려져 있다. 아래와 같이 박쥐가 옮긴 대형전염병을 보면 **박쥐가 바이러스 진원지이다**.

박쥐 매개 전염병들

시기	이름	특성
1994년	헨드라 뇌염	-박쥐로부터 말을 거쳐 인간에게 전염 -방목장에 있던 말이 박쥐에게서 옮은 것으로 추정, 1명 사망
1995년	매냉글 바이러스	-박쥐가 갖고 있던 바이러스가 돼지에게 전염 -호주 지역에 있는 돼지 불임 유발
1999년	니파 뇌염	-박쥐로부터 돼지를 거쳐 인간에게 전염 -치사율 50%, 말레이시아 싱가포르 등에서 100여명 사망
2002년	사스	-박쥐로부터 사향고양이를 거쳐 인간에게 전염 추정 -치사율 10%, 중국에서 발생해 전 세계 700여명 사망

원인과 증상이 비슷해 보이나 세부적으로는 엄연한 차이가 나는 질

병이 앨러지와 감기와 독감이다. 아래의 표와 같이 원인과 증상, 지속 기간에 따라 구별할 수 있다.

앨러지, 감기, 독감의 비교

증상/징후	앨러지	감기	독감
발병	항원에 따라 다름	느림	빠름
지속	1주 이내	1주	1~3주
계절	봄/여름	가을/겨울	가을/겨울
열	없음	약함, 〈 37.7℃	39℃~40℃, 3~4일 지속
피료, 무력함	가벼움; 다양함	거의 없음	2~3주간 지속
극도의 탈진	드묾	없음	빠르게 일어남
일반 통증	다양함	경미함	보통, 종종 심함
두통	보통	드묾	두드러짐
재채기	보통	보통	다양함
인후염	다양함	흔함	다양함
코 막힘	혼합	흔함	다양함
콧물	투명	노란색/녹색	다양함
흉부불쾌감	가끔	가벼움–보통	보통; 심할 수 있음
기침	없음; 마른 기침	있음	있음; 거친 기침
구토/설사	드묾; 다양함	드묾	흔함

- 바이러스의 공격이라는 영화

미국질병통제센터에서 감염자의 신장과 폐 조직에서 변종 코로나 바이러스를 분리해내면서 돌연변이의 원인과 결과에 대해 궁금증이 제기되었는데, 자연계에는 자외선, 방사능, 온도 등 돌연변이를 일으키는 원인은 늘 존재하고, 아직 정확한 원인은 모르지만, 돌연변이 결과에 따라 바이러스의 독성이 좌우된다. 그런데 바이러스 입장에선 독성이 너무 강해도 좋지 않고 너무 약해도 좋지 않다. 왜냐하면, 너무 강할 경우 숙주인 사람이 죽으면서 바이러스가 생활의 터전을 잃기 때문이며 너무 약할 경우 사람의 면역세포에 파괴당하기 때문에 바이러스가 번식할 수 없다. 인간과 바이러스는 지난 수백만 년 동안 적당한 선에서 서로 힘겨루기를 해오면서 각자 생존하는 방법을 찾은 것이다. 그런데 갑자기 왜 사스바이러스의 독성이 심각한 문제를 일으키게 되었을까?

그것은 아마 문명발달로 생태계가 변했기 때문이 아닐까 한다. 특히 그중에 의학의 발달로 과거에는 며칠 내 숨져야 할 사람을 이제는 수주일 이상 생존시킬 수도 있다. 이것은 당연히 개인에게는 행복이요 의학으로 마땅히 이루어야 할 성과이지만 바이러스 입장에서 보면 또 다른 감염과 증폭의 기회가 될 수 있다. 게다가 지구상의 발달한 도시에는 인구의 밀집과 비행기의 발달로 삽시간에 바이러스가 전 세계로 확산될 수 있는 기회가 늘 있다. 현대의 괴질 바이러스는 독성이 강해도 과거와 달리 자연도태 되지 않고 몇 십억의 인류 전체로 언제든 퍼질 수 있다.

사실 괴질怪疾이라는 단어는 조선시대 돌림병에 대한 무지와 공포에서 유래한 단어로 원인을 알 수 없는 무서운 질병이라는 뜻이다. 그러나 이제 21세기의 우리는 대부분의 무서운 질병들이 바이러스에 의해 일어나고, 백신 예방주사를 통해 어느 정도 예방가능하며 통제할 수 있다는 것을 알아가고 있다. 그래서 생명과학이 중요한 것이다.

몇 년 전만 해도 흔한 감기에만 걸려도 병원을 찾아가면 항생물질을 처방해주는 경우가 많았는데, 이는 바이러스가 무엇인지 모르는 무지함에서 비롯된 경우이다. 그러나 보험심사평가원의 꾸준한 계몽과 지도에도 불구하고 여전히 감기치료에 항생제 처방은 아직 있다고 한다.

세균이 일으키는 질병 중에 최근에 이슈가 된 출혈성 장염0157과 탄저병Anthlax, 유비저균(melioidosis , 類鼻沮) 등이 있다.

① 출혈성 장염

대장균 O157:H7이 일으키는 것으로 잘 알려진 출혈성 장염은 특히 햄버거용으로 다진 고기를 포함한 육류에서 발생하는 식중독이다. 미국에서는 매년 대장균 0157:H7에 감염되는 환자의 수는 70,000 명에 이르고, 대장균 0157:H7에 감염되어 사망하는 사람들의 수가 매년 250명 정도인 데 사망자 가운데 대부분이 5살 이하의 어린이이므로 특별한 주의가 필요하다. 이는 대장균 0157:H7에서 나오는 독성물질에 의해 일어나는 용혈성 요독 증후군Hemolytic Uremic Syndrome, HUS이 나타날 경우 신부전, 빈혈과 장내출혈을 일으켜서 생명에 위협을 주게 되는데 어린 아이나 노약자에게 특히 위험하기 때문이다. 주요 증상은 심한 설사가 오게 되며 때론 혈변을 보이기도 하고, 구토와 복부통증 및 미열이 따르게 되는데 상한 음식을 먹고 2일 후부터 나타나게 되고 5~10일 정도 고생하게 된다.

② 탄저(Anthrax, 炭疽)

그램 양성세균인 탄저균은 독소를 생산하고, 환경이 나빠지면 포자를 형성하며, 포자는 극한 온도와 습도에서도 생존할 수 있을 만큼 생존력이 높다. 미국의 911 테러 직후에 미국 대통령에게까지 배달될 뻔 했다고 해서 잘 알려진 탄저균은 생화학 테러의 도구로서 유명해졌다. 토양 세균인 탄저균Bacillius anthracis이 사람이나 동물에게 일으키는 급성 열성의 전염성 감염질환인데, 식물에 발생하는 탄저병과 구별된다. 사람의 탄저를 비탈저脾脫疽라고도 한다. 흔히 감염경로는 피부이며 드물게 호흡기, 소화기로도 감염된다. 전 세계에서 발생할 수 있지만 감비아 지역, 북미, 남미, 남유럽에서 유행병이 발병하였다. 감염된 동물과 직접 접촉하면 전염될 수 있고, 주로 농부, 축산업자, 양모, 동물 거래업자들이 감염에 취약하고, 포자는 공기 중으로도 혹은 음식 섭취로도 감염 가능하다.

감염경로

• 피부

사람에게 감염되는 탄저의 95%가 피부 탄저로 탄저균에 감염된 가축으로 만들어진 울, 가죽, 털 제품 등을 다루다가 박테리아가 피부의 상처를 통해 침입하면서 발생한다. 처음엔 벌레에 물린 것처럼 가려움을 느끼다가 보통 1-3cm정도의 가운데가 검은색으로 된 고통이 없는 염증으로 발전한다. 주위에 부종이 생기기도 한다. 치료를 받지 못하면 20%정도가 사망하게 된다.

• 호흡기

초기 증상은 보통 감기와 비슷하지만, 며칠이 지나면 심각한 호흡곤란과 쇼크로 이어진다. 호흡기를 통한 탄저균 감염은 치명적일 경우가 많다. 플로리다의 타블로이드 신문 직원은 호흡기를 통해 탄저균이 감염됐고 곧 사망했다.

• 소화기

소화기를 통한 탄저균의 감염은 감염된 고기를 섭취하면서 이뤄지고 장내에 염증으로 이어진다. 처음엔 구역질을 느끼고 식욕이 떨어지며 구토와 열이 난다. 더 진행되면 복통이 심해지고 구토에 피가 나며 심한 설사를 하게 된다. 소화기를 통한 감염자의 25%-60% 정도가 치명적이다.

③ 유비저

일반인에게는 알려지지 않은 법정 전염병 중에 유비저가, 세상의 관심을 끌게 된 것은 탤런트 박용식 씨가 유비저에 감염되어 2013년 8월 사망하면서 부터이다.

촬영차 캄보디아에 1개월 정도 체류한 뒤 귀국 후 전신무력감, 발열, 배뇨 곤란 등의 증상으로 치료를 받다 패혈증으로 사망하였다. 2010년 12월30일 유비저가 제4군 법정 감염병으로 지정된 이후 국내 유비저 감염 환자가 발생한 것은 세 번째였고, 국내에서 사망자가 나온 것은 2013년 8월로 처음이다.

원인균은 Burkholderia pseudomallei이며, 열대 혹은 아열대 지방에 흙과 물에 존재하는 흔한 세균이다. 공기 중의 흡입이나 피부 접촉으로 감염될 수 있는데, 동남아에서 발병하는 유비저병Meliodosis이다. 특히 유비저 발병자의 50% 이상이 동반질환으로 당뇨가 있는 사람이었는데, 아마 당뇨환자가 면역력이 약하므로 더욱 감염과 전파에 취약하기 때문인 것으로 해석된다. 참으로 당뇨는 모든 병의 근원이 아닌가 한다.

일단 감염되면 초기에는 병원에 가야할 만큼 심각한 증상을 보이지는 않지만, 급성, 혹은 만성으로 진행할 수 있고, 전신 발열, 고름과 같은 다양한 형태의 증상을 보이다가 결국에는 패혈증이 가장 심각한 합병증으로 나타나고 치사율이 약 40%로 높다.

가장 좋은 치료제로 Cephalosporin계 항생제인 ceftazidime인데 정맥주사로 2-4주 투여한다.

④ 라임병

미국 코네티컷 주의 작은 마을인 라임lyme에서 갑작스런 관절염의 창궐로 알려진 라임병은 스피로헤타과 보렐리아속에 속하는 세균인 Borrelia burgdorferi에 의해 발병하는 질병인데 사슴이나 야생동물에게 감염질병을 일으킨다. 우리나라에서는 산야에서 서식하는 참진드기에 물려 감염된다고 알려져 있지만 사실은 참진드기에 기생하는 보렐리아 세균 때문이다. 따라서 발생지역은 참진드기의 분포와 관련 있다.

미국의 토착병으로 알려진 라임병은 참진드기에 물려 발병한다. 몇 년 전까지는 주로 해외에서 걸린 것으로 추정돼 왔지만 2010년 강원도 화천에서 등산하던 남성이 참진드기에 물려 이 병에 걸렸다. 라임병의 합병증으로는 무균성 수막염, 뇌신경염, 급성 심근심막염, 심비대증, 만성 관절염 등이 있다. 3기는 지연/만성 감염기로 진드기에 노출된 지 수 주 내지 수년 후에 발생하며, 치료받지 않은 환자의 50~60%에서 단발성 관절염, 만성 위축성 말단피부염이 발생한다.

전염병의 예방

바이러스, 세균, 원충류 등 감염병을 예방하기 위해서는 1차적으로 손 씻기 등의 개인위생이 필수적이다. 아래에 미국과 한국의 권장 손 씻기 요령을 소개한다. 특이한 것은 미국 기준은 1회용 수건사용과 폐기를 장려하는데, 한국기준은 손을 씻는 과정, 비누칠 등을 강조하고 있다. 두 나라의 기준을 같이 사용하면 좋을 듯 하다.

올바른 손씻기 요령

미국 –미국질병통제센터 권고	한국 –범국민손씻기운동본부 권고 (대한의사협회, 질병관리본부)
1. 손을 충분히 물에 적시고 2. 비누를 칠하고, 15초 이상 충분히 격렬하게 손을 문지르고 3. 물로 헹구고 4. 1회용 종이 수건으로 충분히 건조하고 5. 종이 수건은 하수구에 폐기한다.	1. 손바닥과 손바닥을 마주 대고 문질러 준다. 2. 손가락을 마주 잡고 문질러 준다. 3. 손등과 손바닥을 마주 대고 문질러 준다. 4. 엄지 손가락을 다른 편 손바닥으로 돌려 주면서 문질러 준다. 5. 손바닥을 마주 대고 손깍지를 끼고 문질러 준다. 6. 손가락을 반대편 손바닥에 놓고 문지르며 손톱 밑을 깨끗하게 한다.

전염병의 치료

항생물질:세균성감염의 전염병치료제인 페니실린은 세균의 세포벽을 파괴한다. 그램 음성균에 효과적이며 항생물질의 사용량에 따라 내성도 증가한다. staphylococcus, streptococcus, 장구균 등 바이러스 질환은 항생물질로 치료되지 않고 항곰팡이 치료제는 곰팡이 세포막을 공격하므로 사람에게도 위험하다. 프로토조아 감염에는 단백질합성과 대사를 조절하는 약물 사용한다.

병원 내 감염사망자 수 미국 매년 170만 명이 병원에서 감염 되어 9만9천명이 사망

⇒32% 비뇨기 감염

⇒22% 수술 방 감염

⇒15% 폐렴 등 허파감염

⇒14% 혈관 감염)

후진국은 더욱 심각

환자(오염원), 의사/간호사, 치료 도구로 또 다른 환자에게 감염되어 병원 내 감염되어도 증상이 나타나기 전 퇴원하는 경우가 많아 책임소재가 불분명하며 당연히 감염원을 찾기도 어렵고 계속적인 감염이 발생한다.

병원균이 병원에 존재하면, 환자는 면역력이 약하므로 감염되기에 매우 민감하다. 화상, 수술상처, 주사, 침습적 치료 방법, 환풍기 등이 주된 감염원이며 미국에 5백60만 명이 병원 등에서 혈액에 노출되어 Blood-borne pathogen : HIV, HBV, HCV 등 매년 60만-80만 건의 감염사고가 보고된다.

출현전염병 Emerging infection disease
알려진 질병 혹은 미지의 질병 중에 지난 20년간 발생율이 현저히 증가된 질병

재출현전염병 Re-merging infection disease
알고 있는 질병 중에 발생율이 현저히 감소하였다가 새로이 증가된 질병

병원 내 감염, 2차 감염
• 미국에 5백 60만 명이 병원등에서 혈액에 노출 • Blood-borne pathogen : HIV, HBV, HCV 등 • 매년 60만-80만 건의 감염사고가 보고

전염병의 출현 혹은 재출현

전염병의 출현merging이란 전혀 몰랐던 질병이 갑자기 창궐하거나 혹은 최근 20년 이내에 알고 있었던 질병이 특정 지역에서만 증가하는 것을 말한다. 예를 들면 남미 대륙에서는 사라진 전염병이 아이티 섬에서는 처음으로 새롭게 발생하는 현상이다.

신종전염병Emerging Infectious Diseases, Emerging infectious diseases의 발생 패턴은 다음과 같다.

1. 병원 미생물의 변이(진화)에 의하여 생기는 경우.
2. 이미 알려진 감염증이 지금까지와는 다른 장소나 집단에 생기는 경우.
3. 아직 알려지지 않은 병원 미생물이 새로이 사람에 접촉하여 생기는 경우.

병원미생물(1973년 이후 확인된 병원체들)

병원체	형태	질병
로타바이러스(Rotavirus)	바이러스	소아 설사(Infantile diarrhea)
에볼라바이러스(Ebola virus)	바이러스	급성출혈열(Qcute hemorrhagic fever)
레지오넬라(*Legionella pneumophila*)	박테리아	재향군인병(Legionnaires' disease)
인간T–임파구 바이러스 I (Human T–lymphotrophic virus I)	바이러스	T세포 임파종/백혈병 (T–cell lymhpom/leukemia)
독소생산 포도상구균(Toxin–producing *Staphylococcus aureus*)	박테리아	독성 쇼크 증후군 (Toxic shock syndrome)
O157 대장균(*Escherichia coli* O157:H7)	박테리아	출혈성 대장염; 용혈성 요독 증후군 (Hemorrhagic dolitis; hemolytic uremic syndrome)
보렐리아(*Borrelia burgdorferi*)	박테리아	발진발열, 재귀열(Lyme disease)
인간면역결핍 바이러스 (Human immunodeficiency virus)	바이러스	후천성 면역결핍 증후군 (Acquired immunodeficiency syndrome)
헬리코박터(*Helicobactrer pylon*)	박테리아	소화성 궤양 질환(Pepic ulcer disease)
C형 간염바이러스(Hepatitis C)	바이러스	간염(Hapatitis)
비브리오(*Vibrio cholerae O139*)	박테리아	콜레라(Cholera)
한타바이러스(Hantavirus)	바이러스	호흡곤란증후군 (Respiratory distress syndrome)
와돈자충(Cryptosporidium)	프로토조아	장질환(Enteric disease)

병원체	형태	질병
nv크루츠펠트-야콥(nvCJD)	프리온	변종 크로이츠펠트 야콥병 (New variant Creurzfeldt-jakob disease)
HVN1		인플루엔자, 유행성 감기(Influenza)
니파(Nipah)	바이러스	중증 뇌염(Severe encephalitis)
사스 코로나바이러스(SARS coronavirus)	바이러스	중증 급성 호흡기 증후군 (Severe acute respiratory syndrome)
	바이러스	

전염병의 재출현Re-emerging이란 알고 있던 질병이지만 크게 감소하여, 없어진 줄 알았는데 새로 창궐하게 된 질병을 말한다. 전 세계적으로 재출현한 병원체는 아래와 같다.

재출현 병원체들(Re-emerging Pathogens)

병원체	형태	질병
파라믹소바이러스(Paramyxovirus)	바이러스	이하선염(Mumps)
프리온(Prion)	프리온	프리온병(Prion disease)
A군 연쇄상구균(*Streptococcus, group A*)	박테리아	패혈성 인두염, 농가진 (Strep throat, impetigo)
황색포도상구균(*Staphylococcus aureus*)	박테리아	폐렴, 뇌수막염 (Pneumonia, meningitis)
클로스트리듐 디피실리균(*Clottridium difficile*)	박테리아	대장염(Colitis)
엔테로바이러스 71(Enterovirus 71)	바이러스	수족구병 (Hand, foot, Mouth disease)
콕시디오이데스 이미티스(*Coccidioides immitis*)	진균	계곡열(Valley fever)
결핵균(*Mycobacterium tuberculosis*)	박테리아	결핵(Trberculosis)
비브리오(Vibrio cholerae)	박테리아	콜레라(Cholera)
말라리아 원충(Plasmodium)	프로토조아	말라리아(Malaria)
뎅기열 바이러스(Dengue virus)	바이러스	뎅기 출혈열 (Dengue hemorrhagic fever)

제4장

암

제4장

암

한국인에게 가장 두려운 질병은 무엇인가? 아마 많은 사람들이 암이라고 대답할 것이다. 후진국에서 중진국으로 발전하는 동안 맵고 짠맛을 좋아하는 한국인들은 산업화, 고도화의 스트레스를 받으며 담배를 많이 피웠고, 그 때문인지 위암과 간암, 폐암에 시달리게 되었다. 저자의 경험으로도 20년 전만 해도 술집은 물론이고, 카페에서, 식당에서, 공원에서, 심지어 시내버스 안에서도 담배를 피우는 사람들이 많았고, 그들에게 금연을 요구하기는 어려운 사회적 분위기였다. 저자가 대학교에 입학 당시 1980년대에는 입학식이 끝나고 학과에서 남학생 동기, 선배들을 만나자 마자 내민 것이 담배였고 모두 당연한 듯이 하루 종일 공공장소에서 담배를 피웠다. 식당에 가서 앉으면 재떨이부터 가져오라고 큰소리로 쳤다. 그랬던 것이 우리였다. 2014년 지금은 어떤가? 이제는 기차역의 플랫폼에서도, 건물 밖 현관에서도, 심지어 택시에서도 금연은 당연한 것이고, 공공장소에서 누가 담배를 입에 물면, 완전 미개인 취급당하는 것은 기본이다.

그렇게 우리는 바뀌었고, 수준이 올라갔고, 건강을 염려하게 되었다. 그래서 우리에게 가장 친숙한 보험이 암보험일 것이다. 최근에는 동맥경화/심혈관질환 연관된 보험도 늘었지만 여전히 암은 한국인에게 가장 무섭다.

담배와 암은 불가분의 관계에 있다.

담배와 암

- 1/3 이상의 암이 라이프스타일만 변경해도 예방가능
- 담배(흡연)가 암으로 인한 사망자의 30% 차지
- 폐암, 후두암, 구강암, 인후암, 식도암, 방광암, 췌장암, 간암, 자궁경부암, 신장암, 위, 대장암, 직장암, 백혈병의 일부가 흡연과 연관

우리나라의 주요 사망원인이 암, 뇌혈관질환, 심장질환 순으로 나타났다.

통계청이 2013년 발표한 '한국의 사회지표'를 보면 지난 2011년 기준 우리나라의 주요 사망원인 1위는 악성신생성물암이었고 뇌혈관질환과 심장질환 순으로 그 뒤를 이었다. 암으로 인한 사망률은 인구 10만 명 당 142.8명으로 나타났다.

주요 사인 사운데 암, 심장질환, 당뇨, 자살, 알츠하이머치매 등 질환은 20년 전과 비교해 증가한 반면 뇌혈관질환, 간질환은 감소했다. 그런데 여기서 우리는 암의 정의에 관해 정확하게 파악할 필요가 있다. 암癌의 사전적 의미는 "생체 조직 안에서 세포가 무제한으로 증식하여 악성 종양을 일으키는 병"을 의미한다. 즉, 특정 조직의 세포가 죽지 않고 계속 커져 다른 조직의 세포를 공격하는 것이다. 흔히 우리가 아는 암Cancer은 종양tumor 혹은 신생물neoplasm이라고도 불린다. 종양의 의미에는 부풀어 오른 덩어리라는 기본적 의미가 있고, 신생물

neoplasia에는 새로 생긴 조직이라는 뜻이다.

1. 암의 분류

종양이라도 악성'악하다'의 의미 혹은 양성'선량하다'의 의미으로 구분하는데, 양성종양benign tumor과 악성종양malignant tumor으로 구분할 수 있다. 양성종양이 비교적 성장 속도가 느리고 전이(metastasis; 종양이 원래 발생한 곳에서 멀리 떨어진 곳으로 이동함)되지 않는 것에 반해, 악성종양은 주위 조직에 침윤하면서 빠르게 성장하고 신체 각 부위에 확산되거나 전이되어 생명을 위협하게 된다.

암의 분류

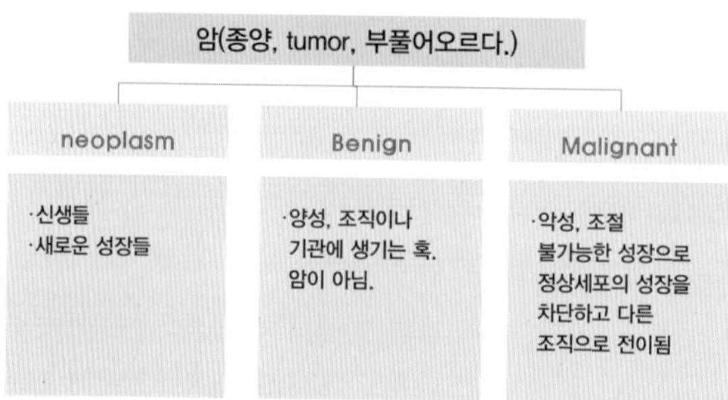

우리가 흔히 암이라고 말할 때는 악성 종양을 의미한다. 그런데 암, 악성종양은 단일질병이나 단순한 이유에 의해 일어나지 않으므로 아직 그 원인과 조기진단, 혹은 치료법을 찾는데 애로 사항이 있다. 우선 100여종 이상의 암이 다양한 조직에서 발생 가능하고, 사망률과 유병률이 가장 높은 질병으로, 2005년 전 세계적으로 5천8백만 명이 사망하였다고 한다. 폐암(천삼백만 명/년), 위암(거의 100만 명/년), 간암(662,000명/년), 대장암(665,000명), 유방암(502,000 명/년), 미국 남자의 1/2, 여자의 1/3이 평생에 한번 암 진단을 받을 것으로 예상되고 있다.

종양의 단계별 분류는 다음과 같다.

종양(tumour)의 분류

T (Tumor, 종양)	Tx 종양이 발견되지 않은 상태 T0 종양으로서의 1차증거 없는 상태 Tis 암세포의 발견 T1–T4 크기와 정도에 따라 종양의 진행단계
N (Nodes, 림프절)	Nx 접근하기 어려운 국지적 림프절 N0 국지적인 림프절의 형성증거가 없는 상태 N1–N3 국지적인 림프절이 진행(숫자와 전이 상태 표시)
M (Metastasis, 전이)	Mx 확실한 전이 가능 상태인지는 알 수 없다 M0 특징적인 전이 상태가 없을 때 M1 확실한 전이(암세포가 체내의 다른 조직으로 이동)

2. 암의 증상

암의 일반적인 주된 경고 증상은 아래 표와 같은데, 대표적인 것이 배변 습관의 변화이다. 변이 가늘어진다거나 통증이 있다거나, 혈변이 있다든가 등은 무심히 넘길 일이 아니다. 두 번째로 잘 낫지 않는 상처이고 혹은 이유 없는 출혈 혹은 여성의 경우 분비물 증가이다. 세 번째로 덩어리인데, 유방 혹은 신체 부위에서 부풀어 오른 듯한 덩어리 느껴지는 일이다. 그래서 여성의 경우 매달 정기적인 자가 검진이 필요하다. 네 번째로 소화 불량이나, 연하곤란, 즉 삼키기 어려운 것이다. 다섯 번째로 사마귀나 반점이 갑자기 커지거나 색깔이 변하는 등의 명백한 변화를 보이는 것이다. 여섯 번째로 성가실 정도로 잔기침이 많아지거나, 쉰 목소리가 많아지는 것이다.

기능 변화	증상
소화기	배변습관 변화, 혈변, 변이 가늘어짐 소화불량, 삼키기 어려움(연하곤란)
피부	상처가 잘 아물지 않음 특별한 이유 없이 출혈, 분비물 증가 덩어리가 만져지고 커짐 사마귀나 반점이 갑자기 변화(색깔, 크기)
인후	목소리의 변화(갈라지거나 쉰 목소리) 성가진 잔기침

3. 암의 생성 원인

개인적인 특성에 따른 내적인 원인과, 누구에게나 공통적인 인구집단에 대한 환경적 원인이 있다.

내적인 원인은 나이, 성별, 식습관, 호르몬 분비 변화(성징, 다음중 폐경), 면역기능의 변화 등에 대한 것인데, 내적인 원인에 따라 발생하는 암이 다르다.

사실 사람만큼 복잡 미묘한 존재가 어디 있으랴? 외모나 성격, 생각은 물론이고 모든 사람들이 같은 문화에서 같은 나라에서 공통적으로 생활해도, 질병에 대한 민감도는 매우 다르며 특히 암의 발생은 하나의 이유로만 설명할 수 없는 복잡한 면이 있다.

내적인 원인
• 나이, 성별, 인종, 유전적 소인, 호르몬(성징, 폐경), 면역 등 • 암은 모든 나이에서 발병가능하지만 50-70대에 빈발

환경적 원인
• 다양한 종류의 암이 지역 특이적 분포를 보인다. • 특정 공간, 시간의 인구 집단에서 호발하는 암이 있으므로 환경도 중요함을 시사

① 암의 내적인 원인

모든 사람마다 특정 암의 발생 시기와 종류가 다른 이유를 밝히기 위해 전 세계의 과학자들이 열심히 연구하여 알아낸 것은 유전자와 단백질 수준에서 암을 잘 일으키는 인자. 즉, 발암유전자가 있다는 것이다. 암을 일으키고 암을 발달시키는 과정을 발암Carcinogenesis이라고 부르는데, 매우 복잡한 과정이라 아직도 우리는 다 모르지만, 중요한 유전자의 돌연변이mutation가 원인인데, 아래 표와 같이 암을 유발하는 유전자에 돌연변이가 올 수도 있고, 암을 억제하는 유전자에 올 수도 있고, DNA를 복구하는 유전자에 돌연변이가 올 수도 있다.

따라서 암을 유발하는데 기여하는 유전자는 크게 세 가지인데,

① 발암유전자oncogene : 암의 발생에 크게 기여하는 유전자들로서 100 종류이상

② 암억제 유전자 : 암의 생성을 억제하는 유전자로 p53, APC,

VHL 등의 종류가 있다.

③ DNA 복구 유전자가 있다.

정상세포의 성장에는 4가지 인자가 관여하는데, 성장인자, 성장 저해, 세포주기단백질cyclin, 예정된 죽음apoptosis이다. 상처를 입으면 세포 성장이 성장인자에 의해 빨라지고, 세포가 회복되면 저해인자가 세포의 성장을 저해한다.

◎ Cyclin이 세포 성장주기 흐름을 조절

세포 분열과 세포 사멸을 조절

유전자 변이를 포함하는 다양한 단계, 비정상적 세포 출현.

대부분의 악성 종양은 여러 가지의 유전자가 변이 되었을 때 출현

일반적으로 세 종류의 유전자가 변이되면 암으로 진행 된다

⇒ oncogene : 암유발 유전자, 바이러스에서 온것과 사람세포에서 온 것 등 다양하고 BCR-ABL, BCL-2, KT, PDGFRA

⇒ 암억제 유전자 : P53(유방암, 뇌암 억제), APC(대장암, 위암, 직장암 억제), VHL(신장암 억제)

⇒ DNA 복구 유전자 : BRCA1(유방암, 난소암 유발과 연관), MSH2, MLH1(직장암, 자궁암, 위암과 연관)

a. oncogene : 정상 세포가 암세포로 변이될 때 발현되는 유전자 세포의 분화 · 성장의 조절을 방해하는 단백질 생산되어 apoptosis를 상실100종류 이상이 보고되었음.

b. 암억제 유전자

암이 발생하려면 oncogene의 발현과 함께 암억제 유전자의 손상이 수반되어야 함.

c. DNA 복구 유전자 : 정상적인 DNA의 복제를 감시하여 오류를

수정하는 능력이 있다.

암과 유전자 : 선택적 유전자 변이

유전자	암의 형태
발암유전자(Oncogene)	
BCR_ABL 전좌	만성 골수성 백혈병 (Chronic myelogenous leukemia)
BCL-2	만성 림프구성 백혈병 (Chronic lymphocytic leukemia)
KT, PDGFRA	위장관암(Gastrointestinal tumors)
암억제유전자(Tumor suppressor gene)	
P53	유방암, 육종, 뇌 (Breast cancer, sarcoma, brain)
APC	대장, 위, 소장(Colon, stomach, intestine)
VHL	신장(Kidney)
DNA 복구 유전자(DNA repair gene)	
BRCA1	유방, 난소(Breast, ovary)
MSF2, MLH1	대장, 자궁, 위(Colon, uterus, stomach)

② 암의 외적인 원인

환경적원인은 특정 집단에서 호발하는 암이 그 집단에게만 영향을 주는 독특한(주로 물리적, 화학적인) 이유가 있을 때를 의미한다. 예를 들면, 특정지역에 환경오염물질이 대량 노출되고 난 뒤 특정 암이 증가하는 현상 등을 말한다. 예를 들면 원전 사고이후 방사능 오염지역에서 후두암이나 갑상선암이 대량 발생하는 것이다.

아래와 같이 암의 생성원인에는 크게 흡연, 공업화학물질, 방사능, 과식, 음주, 만성간염, 의약품의 남용 등이 있다.

환경적 발암 원인들

흡연	공업 화학 물질	방사능	
과식	음주	만성감염	의학품

1. 담배

담배의 해악은 거의 대부분의 질병발생에 관여하는 것으로 잘 알려져 있지만 가장 대표적인 것은 폐암이다. 흡연은 폐암 발생의 주범이고, 장기간 골초는 20배 이상 위험이 증가하며, 흡연자가 다시 금연하면 위험도가 1/3로 감소한다, 간접흡연도 위험인자인데, 위암, 췌장암, 신장암 등과 연관되어 있다. 2013년 8월 12일자 타임지에서는 미국에만 9천4백만 명의 전, 현 흡연자가 있고, 매년 16만 명이 폐암으로 사망한다고 한다. 그런데 이들 중 14%에 해당하는 2만2천 명 정도는 사전 검진만 제대로 했더라면, 생존할 수 있었을 것이라고 한다. 혈액검사, 호흡검사, 타액 검사 등의 새로운 검사기법과 진단에 필요한 바이오마커의 개발이 절실하다.

흡연은 암 이외에도 동맥경화와 혈관질환의 발생에도 깊이 관여하는 것으로 알려져 있고 전신에 거쳐 합병증과 동반질환이 나타난다. 그러나 왜 전신으로 질병발생이 번지는지에 대한 이유는 아직 규명되지 않았는데, 전신으로 통하는 혈관과 혈액의 건강을 가늠할 수 있는 바이오마커가 아직 개발되지 않았기 때문이다. 이러한 노력의 일환으로 흡연자들의 혈액 바이오마커를 찾기 위해 저자의 연구실에서는 흡연 경력이 3년 이내이고 하루 10개비 이하의 경도 흡연 및 청년 흡연자들을 대상으로 중에 지단백질 성상이 변화하는 현상을 관찰하여 흡연 경력 및 손상진단 방법으로 특허를 출원, 등록하고(발명의 명칭 : 지단백질을 이용한 흡연 판별방법, 출원번호 10-2013-0095947)하고 국제학술지에 논문을 제출하였다.

흡연자의 지단백질 변화 : 20대 초반, 하루 10개피 이하, 3년

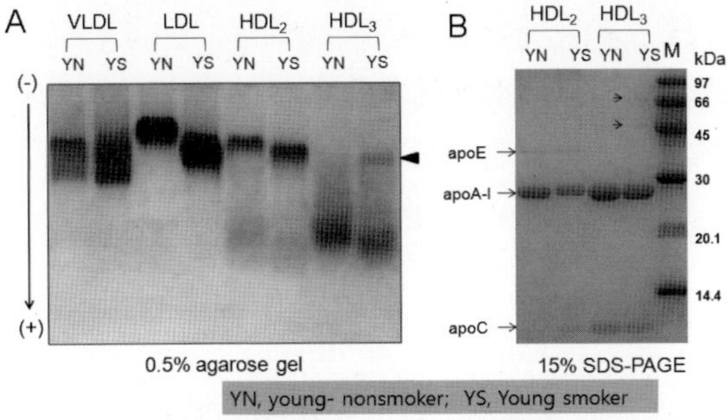

발명의 명칭 : 지단백질을 이용한 흡연 판별방법, 특허출원번호 10-2013-0095947

위의 그림에서와 같이 아가로오스겔 전기영동에서 모든 지단백질에서 흡연자와 비흡연자간의 차이를 보여 주었는데, 모든 지단백질들에서 특히 VLDL과 LDL은 이동성이 빨라지고, HDL은 이동성도 빨라지지만, 밴드의 모양도 흐릿해졌다. 이는 흡연을 통해 지단백질들의 크기와 전기적 성질이 달라지는데, 크기는 감소하며, 음전기가 많이 생겨 전기 이동성이 빨라지는 것으로 해석할 수 있다.

B 그림에서도 이를 뒷받침하는 결과를 보여주는데, 흡연자(YS)의 HDL은 아포지단백질 A-I(apoA-I) 밴드가 더 흐릿하고, 밴드가 조금 더 위로 올라가 있고, 화살표로 표시한 것처럼 다량체가 발견된다. 이 현상들은 흡연에 의해 지단백질 들이 변형되며, 특히 고밀도지단백질의 전기적 성질과 크기 변화가 아포지단백질의 변화와 연관 있음을 보여준다.

위의 연구결과 논문은 미국 독성학회지에 게재되었고(Park KH, Cho KH. Dysfunctional lipoproteins from young smokers exacerbate cellular senescence and atherogenesis with smaller particle size and severe oxidation and glycation. Toxicological science. 2014;140:16-25) 특허 등록 되었다(영남대학교 산학협력단(조경현) 지단백질을 이용한 흡

연 판별방법. 대한민국 등록번호 10-1493164, 등록일 2015년 02월 06일)

이러한 변형은 저자의 선행연구에서 제시하였던, 노인의 HDL과 유사한 관계를 보여 주는데, 노인의 HDL이 크기가 감소하고, 이동성이 빨라지고, 다량체가 형성된 것과 같다.

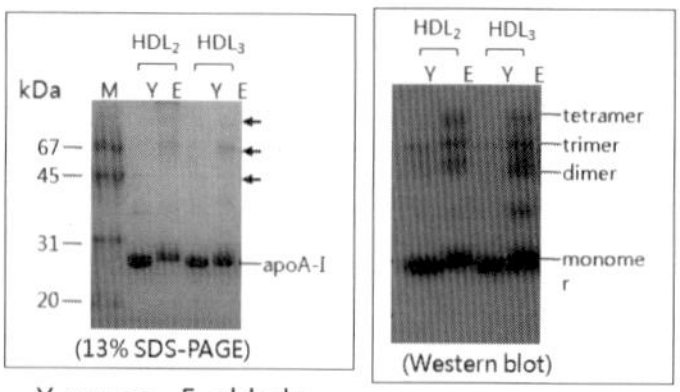

Y, young; E, elderly

"담배는 수퍼 중독 물질... 아세트알데히드 강화"

빅터 드노블 박사에 따르면 아세트알데히드가 뇌로 가면 코카인과 비슷한 물질로 변해 니코틴까지 함유된 담배는 마약보다 더 중독성이 강해진다.

빅터 드노블 박사는 최초의 담배회사 내부 고발자, 약물중독 전문가로 1994년 미 의회에서 "니코틴은 중독성이 없다"는 담배회사의 주장이 거짓임을 증언했다. 미국 담배 소송에서 담배회사들이 거액의 배상금을 물게 하는데 결정적인 역할을 한 인물로 꼽힌다. 담배가 코카인, 헤로인보다 중독성이 더 강한 이유는 담배 때문에 해마다 13만 8,000명이 심장병이나 뇌졸중에 걸려서 사망한다. 이들은 니코틴 대체물질을 찾아 안전한 담배를 만들어 달라고 호소했다. "아세트알데하이드가 우리 뇌에 들어가면 코카인과 비슷한 물질로 변하면서 중독성이 생깁니다. 게다가 니코틴의 흡수까지 돕는다는 걸 알게 됐죠. 아세트알데하이드와 니코틴이 모두 들어 있는 담배는 슈퍼 중독 물질인

거죠" "아세트알데하이드 농도를 인위적으로 높여 담배 중독성을 더 강화한 것이라며 지금까지 말보로가 독보적인 판매량 1위 담배인 이유일 것이라고 말했다." 한국 대법원은 지난 4월 흡연 피해자들이 제기한 담배소송 최종심에서 '위험을 알고도 흡연을 선택한 개인에게 책임이 있다'고 했다.

2. 화학물질

공업화학 물질들도 중요한 발암원인데, 그 중에서도 석면 노출이 가장 흔한 폐암의 원인이다. 석면 노출은 중피종(내장기관을 보호하는 덮개 막에 생기는 암, mesothelioma)을 유발 하는데 폐암 혹은 후두암, 신장암으로 으로 쉽게 전이된다. 석면 노출이 심한 광부는 20배 이상 폐암 위험이 증가한다는 보고가 있다. 그 외에 가장 흔한 발암 공업화학물질은 벤젠benzene인데 백혈병의 원인이고, 유사체인 벤지딘benzidine은 방광염을 일으킨다. 비소, 검댕이, 석탄가루 등은 폐암, 피부암을 일으키고, 목재먼지는 비강암의 원인이 된다. 그 이외에도 많은 화학 물질들이 수질오염, 대기오염에서 발견되고 있다.

3. 방사능

자연방사능, 산업방사능, 의료방사능 등이 다양한 암을 유발할 수 있는데 특히 백혈병이 가장 흔하고, 유방암, 갑상선암 등이 호발한다. 햇빛은 자외선으로 다양한 종류의 피부암을 유발하는데, 자외선 노출 정도와 노출 부위, 피부 형태에 따라 달라진다. 따라서 일광화상을 자주 입는 사람들은 피부암의 위험성을 인지하고 보호 대책을 세우는 것이 필요하다.

4. 식사 습관

흡연 다음으로 과식과 비만이 높은 암 사망률에 기여하는데, 과일과 채소 섭취를 5배 늘리면 대장암, 위암의 발생을 현저히 낮추고, 운동은 비만을 치료하면서 특히 대장암의 발생을 낮출 수 있는 좋은 도구이다.

5. 술

과음은 흡연과 마찬가지로, 구강, 인두암, 후두암 식도암 위험이 매우 크고, 간암, 직장암, 유방암과 연관 있다

6. 만성감염

약 20%의 암 발생이 연관되어 있는데, 가장 많이 감염에 시달리는 조직은 간, 자궁경부, 위, 임파 조직 등인데 늘 염증과 상처에 시달리는 조직으로 암세포의 증식에 좋은 기회가 될 수 있다. 만성 간염(B, C형)은 간 경화를 거쳐 간암으로 발전할 수 있으므로 간염을 예방하는 것이 중요하다. 실제로 대만에서 어린이들에게 간염 백신 접종 주사를 실시한 결과, 소아 간암이 감소하였다는 보고가 있다. 인유두종 바이러스는 자궁경부암과 밀접하며, 최근에 백신이 개발되었으므로 예방 접종이 필요하다. 인간면역결핍바이러스HIV는 카포시육종과 임파종을 유발할 수 있고, 만성적으로 헬리코박터 세균에 감염되면, 위암으로 발전할 수 있으므로, 헬리코박터 세균 존재검사를 주기적으로 할 필요가 있다.

7. 의약품

의약품이 특정 암을 유발하는 경우가 종종 있다. 좋은 예로 1960-1970년대에 호르몬 치료를 위해 합성에스트로겐diethylstilbestrol을 임산

부들에게 주사하였는데, 태어난 아이들이 사춘기 이후에 질암의 발생이 증가하였다. 항암치료 화학요법은 암세포를 죽이기 위해 사용하지만 오히려 새로운 암을 유발할 수도 있다. 항암 화학치료, 방사능 치료 이후에 기존의 암은 제거되지만, 새로운 암이 유발되기도 함은 잘 알려져 있다.

4. 암의 종류와 발생 부위

주된 암의 발생 부위는 다음과 같다. 참 종류도 많다.

1. 폐	10. 두경부
2. 유방	11. 임파선
3. 위	12. 백혈병
4. 직장	13. 췌장암
5. 간	14. 흑색종(melanoma)
6. 여성생식기	15. 갑상선암
7. 남성생식기	16. 신장암
8. 식도	17. 신경계 암
9. 방광암	18. 소아암

그러나 아래와 같이 다양한 암들을 조기에 검출할 수 있는 방법들이 개발되어 있으니 자가진단 혹은 병원진단에서 활용하면 건강관리에 큰 도움이 될 것이다.

무증상기의 환자들에게 암의 조기검출 권고사항(미국 암학회)

병소	진단 권고
유방암(Breast)	• 매년 유방촬영술(40세 이상 여자) • 매년 유방검진, 매월 자가진단
대장암/직장암 (Colon and rectum)	• 50세 이상 진단시작 –매년 대변잠혈검사 –매 5년마다 연성 S상결장경검사 –매 5–10년마다 대장이중조영검사 –매 10년다마 대장내시경 –매년 검사하기보다 5년마다 복합적인 검사를 권고하며, 환자의 상태에 따라 다른 검사 일정은 의사와 상담
전립선암(Prostate)	• 전립선암 특이적 항원검사 • 50세 이전 검사 • 고위험군 남자는 45세 검사
자궁암(Uterus)	• 자궁경부암 : 18세 이상의 여자 매년 pap test • 자궁내막암 : 모든 연령대의 여자가 내막암의 위험을 알고 있어야 함
암과 관련된 정기검사 (Cancer-related checkup)	• 20~39세 : 매 3년마다 건강상담과 병행 • 40세 이상 : 매년검사, 건강상감과 병행

1. 폐암

허파(폐, Lung)에 발생하는 암으로 가장 흔한 악성 종양, 가장 높은 사망률을 보인다. 20세기 이전에는 희귀질환이었는데 그 이유는 담배 소비가 많지 않았던 것과 연관 있다. 40세 이후에 발병률이 증가하고, 70세까지 발병이 감소하지 않는다. 흡연이 90% 이상의 폐암 원인이지만, 많은 사람들이 폐선암은 폐암과 다르다거나, 담배를 피우지 않는 사람들도 폐암에 걸린다느니 하면서, 폐암과 담배와의 관계를 애써 축소하려고 하지만, 직접 흡연자뿐만 아니라 간접 흡연자에게도 담배연기와 폐암의 상관성은 부정할 수 없다. 흡연이외에도 자연에 존재하는 방사능이 암을 일으킬 수 있는데, 라돈은 대부분 질량수가 222인 222Rn(반감기는 3.82일)의 형태로 존재한다. 지구상의 화강암에는 암석 10억 톤당 0.4mg의 비율로 들어있으며, 이외에도 인광석, 석회석, 변성암, 흙 등에도 라돈의 전구물질인 라듐이 들어있다. 라돈은 라듐 방사선에서 나오는 방사선 때문에 건강에 위험한 기체로, 미국 환경보호국은 라돈 흡입이 흡연 다음가는 주요 폐암 원인이라고 경고하고 있다. 반면에 우리나라에는 라돈 온천라듐 온천이 건강에 좋다는 주장도 있으나, 이에 대한 과학적 근거는 아직 없다. 왜 민간에서 떠도는 낭설이 이리도 많은지 모르겠다. 이외에도 석면 혹은 공기 전파되는 화학물질이 원인인데, 호흡기의 감염으로 시작된다.

대부분의 폐암은 초기에 무증상이며, 증상이 나타나기 전까지는 진단도 어려운데, 그중에서도 기침이 가장 흔한 증상이며, 호흡이 가빠지고 잔기침이 계속 성가시게 나면 반드시 병원에서의 정밀 진단을 필요로 한다. 객혈, 가슴통증, 천명호흡곤란 喘鳴 식욕상실, 연하곤란음식을 삼키기 어려움 등이 주요 증상이다.

2002년 고 이주일 씨가 폐암으로 사망하면서 전국적으로 금연 열풍이 불었지만, 2013년 현재 흡연인구는 여전하다. 왜 사람들은 아픈 병에 걸려야만 후회하는 것일까?

2015년 초에 예정된 담배가격 인상으로 금연클리닉이 문전성시라고 한다. 건강을 위해 금연하라고 백번 외치는 것보다 가격 인상이 더욱 큰 효과를 내는 것이 씁쓸한 뒷맛을 삼킨다.

2. 유방암

유방암은 여성에게 가장 흔한 암이며 전 세계에서 매년 백만 명 이상 발생 한다. 유방암의 초기 증상은 자가진단 혹은 마모그램으로 검출할 수 있을 정도로 조기 진단 가능하다. 큰 종양은 촉진으로 가능할 정도로 만져지는데, 유방의 두꺼워짐, 부풀어 오름, 비틀림 등이 주된 증상이다. 나이, 여성, 가족력. 생식기인자. 오랜 월경 경험, 경구피임약 사용, 무소산, 30세 이후에 첫 임신 등이 유방암 발생과 관련 있는데, 이들 모두 연관성을 구분하기 어려울 정도로 복잡하다. 이외에도 과체중, 폐경 이후 비만, 호르몬 대체요법, 운동 부족, 과도한 알코올 복용 등이 생활적 원인이며, 특정 유전자의 변이mutation가 원인으로 지목되는데, BRCA1과 BRCA2이다. 배우 안젤리나 졸리가 변이된 BRCA 유전자를 가지고 있었고, 그 때문에 예방차원에서 양쪽 유방절제술을 받아 2013년도에 크게 보도된 적 있었다. 실제로 그녀의 모친Marcheline Bertrand도 56세에 난소암으로 사망하였는데, 모친의 사망 이후 자신이 BRCA 유전자 변이를 가지고 있음을 알게 되어 늘 유방암에 대한 우려를 가지고 있었다고 한다. 미국의 여성들 중 36%가 BRCA 유전자 변이를 가지고 있는 것으로 알려져 있다.

유전자 변이란 염기 서열간의 변화를 의미하는데 단하나의 염기에 치환이나 결실, 중복의 변화가 와도 세포기능의 이상과 질병으로 연결될 수 있다. 졸리는 절제술 때문에 유방암 발병 확률이 87%에서 5% 이하로 떨어졌다고 한다. 대개의 경우 유방절제술은 큰 종양을 제거하기 위해 사용하는데, 38세의 여성이 미래에 있을지도 모를 유방암의 우려 때문에 유방절제술을 받는 것은 대단한 용기가 필요한 일이다. 그녀의 뉴욕타임스 5월14일자에 게재된 "나의 의학적 선택"이라는 칼럼을 읽어 보기 바란다. 저자의 트위터에도 소개되어 있다.

유방암의 치료를 위해서는 수술과 방사능 치료가 가장 흔한데, 화학 치료와 호르몬 치료가 병행될 수 있다.

3. 위암

2000년 통계를 기준으로 세계에서 4번째로 흔한 암이지만, 점점 감소추세에 있다. 예를 들면, 유럽에서 지난 50년간 위암 발병률이 60% 감소하였는데, 냉장고의 보급과 사용으로 과일과 채소를 1년 내내 소비하게 됨으로써 위암의 발생을 억제하였다고 한다. 우리나라에서도 위암 사망률이 줄곧 1위였다가 2000년대 들어서 감소, 2010년에는 폐암 · 간암에 이어 3위로 내려갔다.

비타민C 혹은 통곡물의 섭취가 위암의 발생을 억제하는 것으로 알려져 있다. 반대로 위암을 유발하는 요인에는 짠 음식, 불충분한 채소 섭취, 탄 음식 섭취, 헬리코박터 파이로리 감염 등이 위험 인자이다. 헬리코박터는 우리나라에서 요구르트 광고로도 유명한 배리 마샬Barry Marshall 박사 때문에 국민들에게 알려진 위점막 세균인데, 위궤양을 일으킨다. 그는 세균은 강산이 존재하는 위장 내에서 생존할 수 없다는 기존의 통념을 뒤집어 헬리코박터가 위산이 약한 점막 내에 생존하면서 위염과 위궤양을 일으킨다는 것을 증명하였다.

초기에 그의 가설은 위산 속에서 세균이 살 수 없다고 굳게 믿는 많은 과학자들의 비웃음을 받았지만, 그는 스스로 헬리코박터 세균액을 마신 뒤 위궤양이 일어남을 보이고, 항생제로 위궤양이 치료될 수 있음을 증명하였다. 그 공로로 그는 2005년 노벨 생리의학상을 받게 된다. 따라서 짜게 맵게 먹지 않아도 위궤양이 발생할 수 있으므로 헬리코박터 검사를 해보아야 한다.

위암 위험인자로는 성별(남자) · 가족력 · 식습관 · 영양 불균형 · 흡연 · 만성위축성 위염 · 헬리코박터 감염 등이 꼽히는데, 특히 한국인들은 짜거나 탄 음식, 염장식을 즐긴다. 또 1970년대까지만 해도 위생상태가 불량해 헬리코박터 감염률이 매우 높았고, 영양 상태도 나빠 위암 발생률이 높을 수밖에 없었다. 위암은 호발연령이 50~70대이고 헬리코박터 감염률이 높은 연령층이 40대 이상임을 감안하면, 앞으로도 20년 이상 위암 발생률은 높게 유지될 것으로 보인다. 국제

암학회는 1994년 헬리코박터균을 위암의 1급 발병인자로 규정했으며, 발병 단계에 작용하는 것으로 알려져 있다. 이 균은 위염을 유발하며 만성 위염이 지속되면 위축성 위염으로 진행되는데, 우리나라에 흔한 헬리코박터균은 대부분 위축성 위염을 유도하는 강력한 병독인자를 갖고 있다. 실제로, 위암 환자 95% 이상이 헬리코박터균에 감염돼 있거나 감염됐던 사람들이다. 즉, 모든 헬리코박터 감염자에게 위암이 생기지는 않지만, 위암이 발생하기 위해서는 헬리코박터균이 작용해야 하는 것으로 알려져 있다.

초기에는 증상이 없다가, 진행되면서 가장 흔한 증상으로는 상복부 통증, 피로, 식욕 부진 등이 있다. 그러므로 증상으로 조기위암을 찾아내기는 쉽지 않다. 그러다 상태가 악화되면서 속쓰림 · 위통 · 복부 종괴 · 혈변흑색변 · 구토 · 체중 감소 등이 나타나는데, 특히 위통 · 복부 종괴 · 혈변 · 체중 감소 · 구토 등은 상당히 진행된 위암의 경고 증상이라고 할 수 있다. 물론 증상은 병변의 위치나 침윤 정도에 따라 다르며, 췌장 · 담도 주변의 림프절이나 간에 전이된 경우 특이 증상이 나타나기도 한다. 즉, 위암은 병기가 늦다고 증상이 심하지도 않으며, 특이 증상이 없다고 위암이 아니라고 단정할 수도 없다.

수술적 방법으로 위절제술이 가장 중요한 치료법인데 병소에 따라 위 전체를 절제할 수도 있고, 일부를 절제할 수도 있다.

항암화학요법 · 방사선요법 · 면역치료법 등이 여기에 해당된다. 가장 흔한 화학요법 치료제는 5-fluorouracil, folinic acid, etopside, adriamycin, methotrexate, cisplatin, caboplatinum 등이 있다.

치료 예후는 암의 상태에 따라 다른데, 림프절 전이가 없는 1기는 5년 생존율이 95%를 넘지만 일단 전이가 진행됐다면 그만큼 생존율도 낮아진다. 위암이 주변 장기로 전이돼 수술이 불가능한 4기는 주로 항암화학요법을 시행한다. 통상적인 5년 생존율은 2기 70~80%, 3기

40~60%, 4기 10~20% 등이다.

4. 대장직장암colorectal cancer

대장암은 결장과 직장 사이에 생기는 악성종양을 말하며, 소장의 끝부분인 오른쪽 복부 밑에서 시작하여 항문으로 연결되는 긴 튜브 모양의 소화기관인 대장에서 발생한다. 위암은 감소 추세를 보이고 있는 반면에 대장암은 점차 증가하는 추세를 보이고 있어 주의가 필요하다.

서구사회에서는 가장 흔한 암의 하나이며, 서구식 식단 즉 고지방, 고탄수화물이 풍부한 식사와 운동부족과 연관 있는 것으로 알려져 있다. 2007년 미국에서 대장암 환자 11만 명이상, 직장암 환자가 4만 명 이상 진단되었다.

초기 진단이 예후와 완치에 중요한데 초기 증상으로는 직장 출혈, 혈변, 배변습관의 변화, 하복부 통증 등이며 대장암 초기에는 대부분 아무런 증상이 없으며 증상이 나타난 경우에는 이미 상당히 진행된 경우가 많다. 대장암의 주된 증상으로는 설사, 변비, 배변 후 후중기변이 남은 느낌, 혈변 또는 점액변, 복통, 복부팽만, 피로감, 식욕부진, 소화불량, 복부 종물 등이 있다.

대장암의 약 35%(직장암의 약 75%)가 직장 수지 검사를 쉽게 진단 가능한데, 의사가 장갑을 끼고 미끄러운 손가락으로 항문과 직장의 비정상을 검사하는데 1-2분 정도 걸리고 남성의 전립선 표면 검사와 여성의 생식기 일부를 검사할 수도 있다. 그 외에 확진을 위해 대장조영술, 대장내시경 등이 시행되고 있는데, 이 중 대장 전체의 관찰이 가능하고 검사와 동시에 조직검사를 할 수 있는 대장내시경이 대장암 진단에 가장 효과적이고 정확한 검사로 추천되고 있다. 직장출혈이 있는 경우는 대장 용종, 치질, 게실증, 혈관이 형성, 궤양성 대장염,

감염성 장염, 허혈성 장염, 고립성 직장궤양 등과 감별진단해야 하며, 배변 습관의 변화가 있는 경우는 염증성 장질환, 감염성 설사, 약제 복용, 과민성 장증후군, 복부 종괴가 만져지는 경우 양성 종양, 게실증, 크론병, 결핵, 아메바증 등과 감별해야 한다.

나이에 따라 증가하며 90% 환자가 50세 이후에 발생하며, 가족력 유전적 소인이 있으므로 주의해야 하고, 50세 이후에는 매 3년마다 대장내시경을 추천하고 있다. 비만, 운동부족, 흡연, 붉은고기, 육가공품 과식, 과음, 채소 섭취 부족이 원인이다.

5. 간암

간세포 암이 전체 간암의 80% 차지, 전 세계에서 발생되는 암의 4%를 차지하며, 남자가 여자보다 세배 이상 더 발생 한다. 간은 림프종이 발생하고 난 뒤 두 번째로 흔히 전이되기 쉬운 기관이다. 간세포 hepatocyte에 C형간염, B형간염 바이러스가 침범하는 것이 원인이다. 간세포는 간의 주요 구성세포로서, 간 전체의 약 80%를 차지하고 있으며, 잘 발달된 다수의 세포소기관들조면소포체, 미토콘드리아 등을 쉽게 관찰할 수 있다.

간의 중요성을 강조하는 것은 아무리 해도 절대 지나치지 않다. 간세포는 본래 기능인 해독 작용을 위해, 여러가지의 다양한 대사기능을 하며, 생체의 항상성을 유지한다. 그 밖에 알부민, 혈액응고인자, 아포지단백질 등 중요한 혈청단백질과 빌리루빈을 생산하는 주요 단백질생산 기관이다. 생리적 조건 하에서는 빠른 분열 능력을 나타내지 않는 정상세포이지만, 신생아 성장기일 때나, 간 절제를 받은 뒤, 인 중독이나 염증에 의한 고도의 간세포장애에서는 왕성한 세포분열에 의한 증식과 재생능력을 발휘한다. 따라서 간 조직에 2/3의 심각한 손상이 있어도 재생 가능한 왕성한 기관이다.

또한 혈관 혹은 기타 생체 조직에 염증이 있을 때에는 대식세포 등에 의해 염증 물질인 인터류킨이 생산되어 그 작용으로 간세포는 C-반응성단백질C-reactive protein, CRP 등의 급성 염증 반응물질을 생산한다. CRP는 급성 염증을 나타내는 좋은 진단기준으로 병원에서 널리 사용되고 있다.

또한 바이러스나 바이러스성 간염A형, B형, C형, 만성 간염, 알코올성 간염, 지방간, 간경변증, 간암, 심근경색 등에 의해 염증이 증가하고 간세포가 손상되면 간세포의 GOTGlutamlc oxaloacetic transaminase와 GPT Glutamlc pyruvic transamlnase 효소가 혈액으로 흘러나와 혈청 농도가 증가하는데, 바로 간의 염증수치 증가를 알아보는 진단 기준이 된다. CRP의 정상 수치는 나라마다 다르기는 하지만, 일반적으로 0.5-1.0 mg/dL 이내를 정상 기준으로 한다. 따라서 건강 검진 시에 반드시 CRP를 측정해야하고, 자기의 숫자를 알아야 한다.

바이러스의 지속적인 감염과 면역 반응에 의한 염증의 증가가 만성 간염증과 악성종양으로 유도한다. 개발도상국에서는 음식 내 곰팡이류mold에 의해 생성된 독소의 섭취가 간암의 원인이 되기도 한다. 주된 증상으로는 복통, 체중감소, 피로, 복부 팽창과 함께 식욕 상실, 거식증을 보이기도 한다. 간 기능의 변화로는 간기능 손상과 복수(腹水, ascites)가 차고 간이 붓고hepatomegaly, 황달jaundice이 생기는 것이 공통적인 초기 증상이다.

일단 간암이 발병 되면 진행이 신속하여 5년 내 10%의 생존율만 보이는 것으로 미국과 개도국의 통계에서 나타났다. 대부분의 간암은 CT와 초음파로 진단 가능하며, 이상 진단 결과를 보일 때, 간생검을 통해 확진한다.

예방은 B형 간염 예방 주사를 맞아 면역력을 확보하고, C형 간염에 걸리지 않도록 조심하는 것이다. 간암이 유전된다는 속설이 있는데,

이는 근거가 약하며 오히려 생활환경이 유사하여 B형 간염 노출과 감염에 취약한 공통점이 있기 때문이 아닐까 한다.

가장 효과적인 간암 치료 방법은 간암조직을 떼어내는 수술적인 절제이며, 수술적인 절제가 불가능할 경우 간암에 영양분과 산소를 공급하는 혈관을 막아 암세포를 죽이는(동맥 화학색전술, transarterial chemoembolization, TACE), 간암에 알코올을 주입하여 간암 세포를 죽이는 경피적 에탄올 주입술percutaneous ethanol injection therapy, PEIT, 혹은 고주파를 이용하여 간암을 태우는 고주파 열치료radiofrequency ablation, RFA 등의 방법으로 치료를 할 수 있다.

6. 여성생식기암

여성은 특히 암의 호발부위가 남성보다 더 많은 경우가 많은데, 생식기의 다양한 기관에 발생한다.

6-1. 자궁경부암

자궁경부는 질과 자궁사이의 연결부위로 목과 같이 생겼다고 자궁의 경부脛部라고 한다. 여자에게는 전 세계적으로 여성에게 발병하는 암 중 두 번째로 흔한 암이며, 자궁경부암의 약 80%는 아시아, 남미, 아프리카 등의 개발도상국에서 발생하고, 서구에서는 감소하는 추세인데, 조기 검진 기술이 발달했기 때문인 것으로 보인다. 인유두종바이러스human papilloma virus, HPV가 원인이며 성접촉에 의해 감염된다. 따라서 20세 이전에는 발병율이 낮고, 연령 증가와 함께 급증하다가 50대에 가장 많다.

주된 원인으로는 비위생적인 성접촉이며, 흡연기간과 흡연량이 많을수록 위험도가 높아진다. 또한 경구 피임약의 장기 복용이나 비만과 연관 있고, 비타민 A, C 등의 결핍과도 연관 있다.

주된 증상으로는 출혈인데 특히 성교 후의 경미한 질 출혈이 처음에는 느끼지 못할 정도로 시작하여 점점 증가하면서 분비물이 심해지고, 2차 감염으로 악취가 나며 궤양이 동반된다.

가장 쉬운 조기진단 방법이 자궁경부 세포검사인데 Pap test라고 흔히 부르는데, 외래에서도 쉽게 할 수 있으므로 성관계를 시작한 여성이라면 누구나 1년 간격으로 정기적으로 받는 것이 좋다. 그러나 손쉬운 반면, 오진율이 50% 있으므로 음성으로 나왔다고 할지라도 과신하지 말고 출혈이 있으면 질확대경 검사나 조직 생검을 통해 정밀 검진 받는 것이 좋다.

인두유종바이러스HPV는 다양한 아종을 가지는데, 6, 11, 16, 18형에 대한 항원으로 백신을 만든 것이 가다실한국 MSD이고, 16번, 18번에 대한 항원으로 만든 것이 서바릭스 cervarixGSK이다. 예방백신이 최근 개발되어 시판되고 있지만, 예방백신이 효과를 보기 위해서는 성 경험을 갖기 이전에 백신 주사를 맞아야 효과 있다.

최근에는 예방 접종 후의 부작용으로 서바릭스를 주사 맞은 후에 급성 뇌척수염등의 신경성 질환 부작용이 발생 했는데, 일본 후생성은 자궁경부암 예방 접종을 잠정 중단했다고 한다. 일본에서는 2010년 이후 가다실 혹은 서바릭스 접종을 국가적으로 장려해왔는데, 약 2000건에 이르는 부작용 사례가 보고되었다. 그중에 특히 1차 접종 이후 계속 열이 난다, 손발이 저리다, 두통 사라지지 않는다 등의 부작용이 끊이지 않았다. 2차 접종 이후에는 극심한 두통, 구토, 관절통, 섭식곤란. 보행 장애 등을 겪었다는 사례까지 보고되어 현재 원인 규명 중이다.

6-2. 자궁암

여자에게 일곱번째 흔한 암이며, 중년여성 특히 50-60세에 최고의 발생률을 보인다. 폐경이 늦거나, 출산하지 않은 여자에게서 발생위험이 높은데, 특히 난소 절제를 받거나 경구 에스트로겐 치료받는 사람이 위험하다. 불규칙한 월경metrorragia이나 자궁 출혈이 위험 신호이며, 배뇨통dysuria, 변비, 복부 팽만감bloating 등이 반복되면 전조 증상이므로 정밀진단이 필요하다.

6-3. 난소암

여자에게 자궁경부암에 이어 두 번째로 흔한 암이며 주로 50-70대에서 가장 많이 발생한다. 난소 1곳 혹은 2곳 모두 발생하면 복부의 다른 곳으로 전이 가능하다. 난소는 골반 깊숙이 위치하므로 자각증상이 없어서 상당히 진행된 후에 발견되는데 난소암의 약 90%를 차지하는 상피성 난소암은 3기 이후에야 발견되므로 향후 생존율과 예후가 나쁘다. 따라서 조기진단이 중요한데 특히 난소암은 가족력이 중요하므로 모계에 환자가 있었다면 사전 검사를 늘 신경 써야 한다. 임신한 적이 없거나 유방암 병력이 있으면 위험이 증가하므로 BRCA-1, BRCA-2 유전자 검사를 받아 양성이면 정밀 검사가 필요하다. 실제로 안젤리나 졸리도 BRCA 유전자 변형으로 유방암과 난소암에 걸릴 확률이 각각 87%와 50%라는 사실을 알고 유방 절제술을 결심하였다고 한다. 그녀가 암 검진을 받은 이유는 그녀의 모친이 56세에 난소암으로 사망하였기 때문이다. 졸리의 선택에는 아직도 많은 찬반 논쟁이 있지만, 미국에는 BRCA1 유전자 보유 판정을 받은 여성이 25만 명에 이르고 이중에 대스타의 선택을 따라 하려는 여성들이 증가하여 수천 명에 이를 것이라고 예상된다. 그러나 BRCA1 유전자는 인구 당 0.24%의 비율로 나타나는 희귀한 유전자이고 전체 유방암 발병 요인의10%를 넘지 않는다고 한다. 따라서 아직은 좀 더 경과를 두고 봐야할 것 같다. 위의 기사내용은 타임지 2014년판과 가디언지 2014년 9월호에 잘 소개되어 있다.

The source : http://www.theguardian.com/society/2014/sep/02/ breast-cancer-double-mastectomy-survival-rates
Double mastectomy for breast cancer 'does not boost survival chances'
유방암의 위험 때문에 양쪽 유방을 절제해도 생존 확률은 올라가지 않는다.

더 놀라운 것은 2015년 3월 안젤리나 졸리는 난소암의 발생을 걱정하여 난소까지 절제하였다고 한다.

출산횟수가 많을수록 배란횟수는 감소하므로 출산 경험이 많으면 위험도는 비례하여 감소한다. 세 번 출산하면 위험도가 절반으로 감소한다는 보고가 있다. 그러나 비만하면 위험도는 증가하고. 석면 노출 등의 환경적 원인에 의해서도 위험도는 증가한다. 하복부의 불편함, 팽창, 비정상적 출혈 등이 주된 초기 증상인데, 상당히 진행 되어도 증상이 매우 경미하여 배에 딱딱한 것이 만져지거나, 복수가 차면서 배가 불러오거나, 소화가 잘 안되고 더부룩한 증상 또는 배가 아파 병원을 찾는 경우가 대부분이다.

치료는 보통 자궁과 양쪽 난소를 모두 제거하는 종양 절제 수술과 항암제 투여로 화학요법으로 치료 가능하지만 암의 전이정도에 따라 효과가 다르고, 5년 내 생존율은 30-50%로 낮다. 따라서 1년에 1회 부인과 정기검사를 통해 조기진단 하는 것이 중요하다.

7. 남성 생식기 암

7-1. 전립선암

남자에게 세 번째로 흔한 암이며 전 세계적으로 매년 54만 명 이상 새로운 환자가 발생하는데, 서양에서는 연령에 비례하여 증가하고 70대에 가장 많이 발생하는데 환자의 3/4이 65세 이상이다. 50세 이상이면 전립선 특이항원prostate specific antigen, PSA과 항문에 손가락을 넣어 전립선을 촉진환자의 몸을 손으로 만져서 진단하는 것하는 직장수지검사Digital rectal examination를 매년 시행하는 것이 좋다. 전립선암의 특이한 전조 증상은 없으나 소변볼 때 불편하고, 자주 소변을 보는 빈뇨, 소변 줄기가 뚝뚝 끊김, 혈뇨, 하복부 약한 통증 등이 있으면 의심해야 한다. 주된 유발 원인으로는 식생활에서 찾을 수 있는데 - 포화지방산을 많이 섭취하면 위험인자가 증가한다. 이는 서구 남성들에게서 전립선암이 많은 것과 연관 있다. 식생활이 서구화되어가는 우리나라에서도 전립선암이 증가하는 이유이다. 비타민 특히 지용성 비타민들 A, D, E와 셀레늄, lycopene, 칼슘의 부족이 원인이 된다.

7-2. 고환암

남성암의 1.5%를 차지하고, 모든 연령에서 발생하므로 어릴 때나 젊을 때도 발병가능하다. 생식세포는 분열과 성장이 매우 빠른 특징을 가지고 있는데, 너무 빠른 분열 과정에서 악성 종양세포가 유래할 수 있다. 두 가지로 구분할 수 있는데 Seminomas정자생성 세포에 암이 형성, Nonseminomas발생세포에 암이 형성로 구분할 수 있다. 특별한 전조증상이 없으므로 고환에 통증 없는 덩어리가 생기면 진단이 필요하다.

8. 식도암

전 세계에서 여섯 번째로 흔한 암이며 미국과 유럽에서는 인구 10만 명당 남자 5명, 여자 1명이 매년 사망할 정도로 무시할 수 없는 암이다. 식도에 강한 자극을 주는 흡연과 술이 위험인자이며 특히 60세 이상에서 발병 증가하는 것으로 보아 젊을 때부터 피운 담배와 마신 술이 축적되어 나이 들어 암으로 나타나는 것이다. 특히 독주를 단숨에 들이키고 목의 통증 때문에 '캬아' 감탄사를 자주 내뱉는 음주 행위는 식도에 큰 손상을 줄 수 있다. 그 외에도 잦은 식도염과 낮은 채소 섭취가 위험인자이다. 왜냐하면 식도는 통증을 많이 느끼지 못하는 기관이므로 손상 받기 쉬운데, 특히 뜨거운 것을 빨리 즐겨 마시는 사람이나 위산의 역류가 잦은 사람은 식도염을 주의해야 한다.

주된 증상으로는 삼키기 힘들거나 마실 때 통증이 있는 것이고, 몇 달씩 계속되는 체중감소나 쉰 목소리, 목에서 피가 나면 식도암 진행을 의심해야한다. 생각해보면 우리가 잘 씹고, 잘 삼키고, 잘 마시는 것이 별것 아닌 것 같지만 참 고마워해야 할 일이다.

수술로 식도제거 혹은 방사능요법, 화학요법 등의 치료 옵션이 많지만 5년 내 생존율이 10-20%로 낮은 것이 문제이다. 그래서 평소에 식도에 부담 가지 않는 온도에서 너무 강한 산성도의 음식 섭취를 해야 한다.

9. 방광암

전 세계적으로 아홉 번째로 흔한 암이며 매년 33만 명이상의 새로운 환자가 생기고, 13만 명 이상이 사망한다. 신기하게도 방광과 별 관계가 많지 않을 것 같은 흡연이 가장 큰 위험인자이다. 남자 환자의 65%, 여자환자의 30%가 흡연자인 것을 보면 흡연이 위험인자임이 확실하고, 금연하면 위험인자가 감소한다.

환경적인 영향도 있어서 고무, 석면, 헤어스프레이 등이 위험 증가의 원인이 된다. 초기증상은 소변에 피가 섞여 나오는 혈뇨hematuria가 대표적이며, 매우 드물게 통증이 수반되고, 소변이 잦은 빈뇨이다. 수술에 의한 절제와 방사능 치료, 화학요법 등으로 5년 내 생존율은 80% 이상으로 예후는 좋다.

10. 두경부암

두경부란 호흡관, 식도관 위쪽의 부위, 즉 입술 표면에서 위쪽으로 인두와 후두를 포함하는 머리와 목부분인데 여기에 발생하는 암이 두경부암이다. 전 세계적으로 11번째로 흔한 암이며 구강암, 인두암, 후두암 등이 포함된다. 미국에서 남자가 여자보다 더 발생하며 흡연과 음주가 위험인자이다. 왜 흡연은 연관되지 않는 질병이 없는 것일까? 두경부암의 주된 증상은 통증, 출혈, 씹거나 삼키기 어려움연하곤란이므로, 음식 섭취가 곤란할 때에는 식도암과 같이 두경부암을 의심해서 정밀 진단을 받아야 한다. 통증을 참는 것이 능사는 아니다. 두경부암이 진행되면 암조직의 거대한 괴사necrosis조직괴사가 일어나는데 주변 조직, 뼈, 근육, 피부의 괴사를 동반한다. 널리 사용될만한 조기진단방법이 없는 것이 현재로서는 없지만, 간혹 치과 의사가 구강 조직의 이상을 의심하여 두경부암을 발견하는 경우가 더러 있다.

11. 림프종

림프종은 임파계림프계의 면역세포인 B세포와 T세포 림프구의 분열이 조절되지 않아 비정상적으로 증식하는 악성종양이다. 발생 빈도는 전체 암에 대해 한국 4%, 미국 2.1%, 영국 2.8%로 한국을 비롯한 동양에서 발병 빈도가 높은 편임. 우리나라의 경우 연간 약 2,000명 내외가 발병하고 있다.

림프종은 다양한 임파조직lymphoid tissue에서 생기는 신생물을 통칭하며 크게 호지킨Hodgkin성과 비 호지킨성으로 구별한다.

호지킨 림프종은 젊은 성인에게서 호발하고 바이러스 감염(엡스타인 바 바이러스 EBV, 인간면역결핍 바이러스 HIV)의 노출과도 연관 있다. 흔히 영화에서 에이즈 환자를 표현할 때 붉은 큰 반점이 온몸에 퍼져있는 것으로 묘사하는데 바로 그 반점들이 호지킨임파종이다.

비호지킨성 임파종은 면역세포인 B세포, T세포 또는 자연살해세포NK cell; natural killer cell에서 기원하는 림프구 증식 질환이며, 단일 질환이 아닌 복합성 질환의 집합체이다. 우리나라 전체 악성림프종의 95.6%를 차지한다. 정확한 원인은 아직 모르지만 면역기능이 저하된 환자들에서 잘 발병한다는 점과 비호지킨림프종의 조직검사에서도 엡스타인-바 바이러스Epstein-Barr virus가 발견되고, 면역기능이 저하된 상태에서의 바이러스 감염이 발병 원인으로 추측된다. 위암의 원인인 헬리코박터 파이로리에 감염되어도 위장관 임파종과 연관 있는 것으로 보고되었다.

호지킨성 림프종

- 엡스타인–바 바이러스(EBV)가 주원인
- 젊은이들에게 호발
- EBV, HIV, 장기적으로 목재 혹은 목재상품에 노출되는 것이 위험
- 임파관이 통증 없이 붓고, 피로감, 열, 수면 시 식은 땀

비호지킨성 림프종

- HIV나 AIDS 환자 혹은 면역억제 치료를 받는 사람이 위험
- HTLV나 EBV와도 연관, 위장에 발생한 말트림프종은 헬리코박터균과의 연관성이 입증되었음
- 증상은 호지킨성과 유사

상동염색체와 연관된 발암 유전자들

유전적인 특성	관련 암
1. 상동염색체 우성 유전(Autosomal Dominant)	
a. 가족성 대장암 (Familial adenomatous polyposis of the colon)	대장암(Carinoma of the colon)
b. 가족성 망막모세포종 (Familial retinoblastoma)	망막모세포종, 골원성육종 (Retinoblastoma and osteogenic sarcoma)
c. 폰-히펠-린다우 증후군 (Von-Hippel-Lindau symdrome)	신장세포 종양세포(Renal cell carcinoma)
2. 유전적인 열성(Autosomal Recessive)	
a. 색소성 건피증 (Xeroderma pigmentosum)	피부암(Skin cancer)
b. 블루 증후군(Bloom syndrome)	림프 종양(Lymphoid malignancies)
c. 파르코니 빈혈(Fancomi's anemia)	백혈병(Leukemia)

12. 백혈병

슬픈 영화에서 특히 많이 등장하는 백혈병은 비정상적인 백혈구가 과도하게 증식하여 정상적인 백혈구와 적혈구 및 혈소판의 생성이 억제되는 것이다. 백혈병은 '하얀피'라는 뜻의 그리스어에서 유래된 말이며, 백혈병 환자의 혈액에는 정상인에 비해 다량의 백혈구가 포함되어 있기 때문에 상대적으로 하얗게 보이는 현상에서 기인한 것으로 알려져 있다.

매년 전 세계에서 25만 명의 환자가 신규발생 하고 있고, 악성 종양의 발생위치에 따라 림프구성(Lymphoid, 림프 조직의 B-세포와 T-세포에 종양)와 골수성(myeloid, 골수 조직에 종양)로 구분 한다. 어린이보다 어른에게서 10배 더 발생하고 주된 증상으로는 피로, 창백, 체중감소, 잦은 감염, 열, 쉽게 멍들기, 코피 혹은 출혈 등이 있으나 위의 증상들은 다른 질병들에서도 공통적으로 나타나므로 조기진단하기가 어려움이 있다.

백혈병은 세포의 분화 정도, 즉 악화 속도에 따라 급성과 만성으로 나뉘고, 세포의 기원에 따라 골수성과 림프구성으로 나뉜다. 따라서 아래의 4가지 형태로 분류한다. 백혈병으로 고생한 유명한 과학자 중에 퀴리부인이 있다. 라듐 등의 방사능 원소(93, 97페이지 참조)를 발견하고 연구하느라 평생 방사능에 피폭되는 바람에 말년에 백혈병에 걸리게 되었다고 한다.

- 급성 골수성 백혈병(Acute myeloid leukemia)
- 급성 림프구성 백혈병(Acute lymphocytic leukemia)
- 만성 골수성 백혈병(Chronic myeloid leukemia)
- 만성 림프구성 백혈병(Chronic lymphocytic leukemia)

① 급성 골수성 백혈병

성인의 급성 백혈병 중 가장 흔한 형태로서 급성 백혈병의 65%를 차지함.

- 골수성 백혈구의 분화 단계 중 초기 단계에 있는 전구세포precursor cell 또는 줄기세포stem cell에 암적인 변이가 발생하여 과도한 분열이 일어나고 이것이 골수 내에 축적되어 말초혈액에 골수아세포(myeloblast; 과립 백혈구의 어린 세포 형태이며 이 세포가 성숙하여 골수성 백혈구가 됨)가 나타나게 된다. 때문에 지혈 되는 시간도 길어진다.

② 급성 림프구성 백혈병Acute lymphocytic leukemia은 혈액 및 골수 내 림프구세포에서 발생하는 혈액암. 백혈구의 급증으로 피가 가장 하얗게 보인다는 의미가 되었다.

③ 성 골수성 백혈병Chronic myeloid leukemia

- 필라델피아 염색체Philadelphia chromosome를 지닌 조혈모 세포(stem cell;

골수 혈액 속에 존재하며 모든 혈액세포를 만들어 낼 수 있는 능력을 지닌 세포)의 클론이 비정상적으로 확장되면서 골수 내에 비정상적인 세포가 과도하게 증식하여 생기는 질환

④ 만성 림프구성 백혈병Chronic lymphocytic leukemia

- 백혈구의 일종인 림프구가 성장하면서 종양으로 변하고, 그에 따라 골수 내에 과도하게 증식되어 정상적인 혈액세포의 생산을 방해하는 질환
- 정상 백혈구가 줄어들면 감염이 발생할 위험이 높아지고 적혈구가 감소하면서 빈혈이 생김.
- 지혈 작용을 하는 혈소판이 줄어들기 때문에 지혈되는 시간도 길어짐.

13. 췌장암

스티브 잡스가 사망한 원인이 되어 최근에 유명해진 암인데, 오래전부터 발견과 치료가 매우 어려운 암이고, 전 세계적으로 열네 번째로 흔한 암으로 매년 21만 6천명 환자 발생 하고 있다. 발병빈도는 낮지만 미국에서 2007년 33,370명 사망 할 정도로 생존율과 예후가 매우 나쁜 암이다. 환자의 30%가 흡연이 원인이며 흡연자가 2-3배 더 위험 하다. 섬유질 섭취 부족과 육류의 과다 섭취가 원인이 된다. 증상으로는 체중감소, 메스꺼움, 설사, 무기력증, 황달, 상복부 통증 등이 있으나 위의 증상들을 대수롭지 않게 생각하고 그냥 넘어가는 경우가 많다. 치료는 수술이 가장 우선 시 되지만 조기진단과 자각증상이 어려워 늦게 발견하는 경우가 많고, 그래서 대부분의 췌장암 환자는 1년 내 사망하는 경향을 보인다.

• 췌장암의 희생을 줄이기 위해서는 아래와 같은 평상시 예방방법이 필요하다.

① 금연, 절주
② 건강 체중 유지, 규칙적인 운동
③ 현미, 잡곡, 과일, 채소 섭취 증가
④ 고칼로리 육류, 고 열량식, 인스턴트 음식, 포화지방산 섭취 감소

• 그러나 위의 예방으로도 발생 할 수 있으므로 초기 증상일 때 무심코 지나지 말아야 하는데 조기진단이 필요할 때는 다음과 같다.

① 배와 등이 아프지만 위내시경에서 이상이 발견되지 않는 경우
② 황달이 있는데도 간 기능에 이상이 없을 경우
③ 수면 시 등을 구부리면 덜 아파서 새우잠이 편할 때
④ 특별한 이유 없이 갑작스러운 체중 감소, 메스꺼움, 피로 등이 동반 될 경우
⑤ 비만하지 않고 가족력도 없는데 당뇨가 발견된 경우
⑥ 뚜렷한 이유 없이 췌장염을 앓은 경우

14. 흑색종melanoma

우리 피부의 검은 색소는 외부의 자극이나 공격에 대해 피부를 보호하기 위한 목적으로 멜라닌 형성 세포Melanocyte에서 만들어진다. 그런데 Melanocyte가 악성으로 증식하게 되면 정상세포를 공격하는 흑색종으로 암이 된다.

• 백인이 흑인보다 10배 더 위험한데 그 이유는 멜라닌 부족과 연관 있는 것으로 해석된다. 매년 전 세계에서 13만 3천명의 신규 환자가 발생한다.
• 위험인자는 피부 유형에 따라 다양하며 일광 민감도, 노출 정도,

공업화학물질에 노출된 정도(석탄, 비소, 라돈)에 따르다. 피부 어디에나 일어날 수 있지만 남자는 주로 등에, 여자는 주로 다리에 일어난다. 피부를 자주 관찰하여 의심스러운 부위가 없는지 확인하는 것으로도 조기진단 가능한데 아래의 ABCD 규칙을 참고하자.

- 처음에는 작은 사마귀처럼 생겨서 점점 성장, 변색 ABCD 규칙으로 흑색종 위험 판단할 수 있다. 그러나 자기진단으로 그치지 말고 반드시 전문의의 진단이 필요하다.

피부암의 ABCD 진단

- A, asymmetry : 사마귀나 반점 등이 비대칭적으로 생김
- B, border : 경계가 불규칙
- C, color : 색깔이 일정하지 않음
- D, diameter : 직경이 6mm 이상, 2/3인치 이상

15. 갑상선암(thyroid cancer)

갑상선은 기도의 앞쪽에 존재하는 나비모양의 기관으로 갑상선 호르몬을 조절하고 칼슘 농도를 조절하며 인체에서 유일하게 요오드를 흡수하는 기관이다. 갑상선암은 상대적으로 발생빈도는 낮지만 모든 연령층에서 발생 할 수 있다. 전 세계적으로 매년 12만 명 발생 한다. 아직 발병원인을 정확히 모르며, 치료 목적 혹은 유출 사고에 의한 방사능 노출, 유전적인 요인, 요오드 부족 등이 지목되고 있다. 그중에 방사능 노출이 가장 확실한 위험인자인데, 1986년 발생한 체르노빌 원전사고 이후에 해당 지역 어린이들에게서 갑상선 암이 평균보다 5배 이상 발생하였다는 보고가 있다. 아직 논란이 있으나, 2011년 발생한 일본 후쿠시마 원전 사고 이후에도 미성년자들의 갑상선 암 환자가 급증했다는 보고가 있다.

또한 몇 년 전만 해도 여자에게서 발병 빈도가 높은 것으로 인식되었으나 최근에는 2008년에 비해 남자는 2.5배, 여자는 2.2 배 늘어 성별차이도 없는 경향이다. 특히 다른 암은 발병 빈도가 감소하고 있는데 비해, 갑상선암은 오히려 늘고 있는 추세로 지난 10년간 25% 증가하였다. 특별한 증상이 없으므로 발견하기 매우 어렵고, 방사능을 쬐지 말고, 해조류를 충분히 섭취하라는 것 이외에는 예방책도 뾰족한 것이 없다. 다행히 종양증식 속도가 느려 수술로 완치 할 수 있으나, 장기간 방치하거나 수술시기를 놓칠 경우 뼈나 뇌로 전이될 수 있으므로 암의 무서움은 동일하다.

그래도 일반적인 전조증상은 쉰 목소리, 소화불량, 연하곤란삼킴장애으로 나타나므로 위의 증상들을 발견하면 본인, 가족 들이 무심코 지나치지 말고, 검진 받는 것이 좋다. 특히 고함지르거나 노래를 크게 부른 적도 없는데 쉰 목소리가 생기고 없어지지 않는다면 감상선암을 의심하여 정밀진단 받을 필요가 있다.

⊙ 아는 만큼 건강하게 살 수 있다.

16. 신장암

신장암은 신장의 실질세포에서 발생하는 신장세포 암으로 전 세계적으로 15번째로 흔한 암 이며 남자가 여자보다 두 배 더 발생하고, 6,70대의 노년층에서 주로 발생하고 지속적인 증가 추세를 보인다.

특별한 위험인자는 없으나, 흡연자가 두 배 정도 더 발생하고, 장기간 혈액 투석환자가 위험이 더 크다. 직업적 위험으로는 피혁 가공, 구두, 제조, 드라이클리닝, 석면 종사자들이 위험한데, 이들이 화학물질에 늘 노출되어, 배설하기 위한 신장 기능이 과도하게 작동하기 때문인 것으로 추측된다. 이탈리아에서 발표된 연구에서 빵을 많이 먹는 경우 신장암의 위험이 두배로 늘었다고 하여 주목을 끌었는데 이는 빵의 탄수화물이 당화산물로 전환된 것과 연관 있을 것으로 해석된다. 왜냐하면, 신장의 사구체나 네프론 혈관은 모두 미세한 모세혈관으로 구성되어 있는데 당화산물이 증가하여 혈청 단백질에 변형이 생기면 모세혈관이 쉽게 손상되기 때문이다.

여자는 비만과 연관 있으나, 남녀 모두에서 과도한 비만은 신장암 발생을 높이며, 특히 여러 연구에서 비만 정도가 심할수록 위험도가 증가하는 것으로 알려져 있다. 비만은 신장암의 위험도를 두배까지 높이는데, 특히 체중의 변화가 심하거나, 현격한 체중 증가 그리고 지속적인 체중 증가가 있는 경우에 그 위험도가 더욱 높아진다. 이외에도 고혈압, 빈혈, 열, 적혈구 증가, 간 기능 이상, 칼슘농도 증가와도 연관 있다.

초기에는 증상 없으나 암 진행 후 소변에 피가 섞여 나오는 혈뇨, 옆구리 통증, 신장이 만져질 정도로 팽창한다. 자각 증상이 없으므로 본인은 모르다가 정기 검진 시에 우연히 초음파 검사 등을 통해 초기에 발견하는 것은 운이 좋은 경우이고, 대부분 자각 증상 이후에 발견되면 30% 이상 진행된 경우이다.

치료는 수술적 방법으로 신장 발암 주위 정상 조직을 광범위하게 절제하는 수술을 통해 치료한다. 종양이 크지 않은 경우에는 복강경을 이용하여 절제 수술을 할수도 있다.

17. 신경계암

성인들의 중추신경계 암 혹은 뇌암은 대부분 교세포(glia, 신경세포를 지지하는 세포)에서 유래한다. 전체 암 발생의 2%로 낮은 편이지만, 진행정도에 따른 병기 구분이 없고, 양성 종양이어도 신경증상과 같은 합병증이 생기므로 위험하다. 뇌암의 발생 빈발시키는 일생에서 두 번 정도이고 어릴 때와 늙어서이다. 첫째 시기는, 3-12세 사이이고 둘째 시기는 60-70세 사이이다. 아주 드물게 치료용 방사선을 쬐고 난 뒤에 일어날 수도 있다.

증상은 경미한 마비paresis와 언어 장애, 혹은 그로 인한 인성 변화와 발작 등이 있다. 그러나 뇌의 어느 부위에서 종양이 발생 했는가에 따라 증상이나 사인이 다를 수 있다.

뇌암의 발병 빈도는 상대적으로 낮지만, 뇌는 다른 기관에 비해 전이가 잘 일어나는데 암세포의 증식이 과도하여 뇌척수막을 뚫고 들어가면 두통이 발생한다.

CT 촬영으로 암의 위치를 알 수 있고, 부어올랐는지, 뇌척수액의 흐름을 막고 있는지를 알 수 있다. 더 상세한 정보를 알 수 있는 MRI 촬영은 암의 위치와 크기 퍼진 정도를 알 수 있다.

치료는 수술 방법으로 종양을 제거하는 Craniotomy가 일반적인데, 뇌의 특성상 광범위한 절제가 불가능하고, 항암제치료도 제한적인데 뇌를 외부물질의 침투로부터 보호하는 두뇌-혈관장벽 때문에 사용할 수 있는 항암제도 두세 종류 밖에 되지 않는다.

18. 소아암

어린이(0-14세) 사망원인의 2위를 차지하는 소아암은 아래 표와 같이 10종 이상 보고되어 있지만, 그중에서 백혈병이 1위의 소아암이다. 다른 암처럼 초기 증세가 경미하여 진단 놓치기 쉽고 상당히 진행된 뒤에야 발견되어 치료시기를 놓칠 수 있다. 일반적인 소아암의 주요 증상으로는 무기력, 창백, 쉽게 멍들고, 열, 잦은 두통, 구토, 체중 감소 등이 있다.

소아암(Chilidhood Cancers)의 종류와 빈도

소아암	발병빈도 (%)	질병 설명	싸인과 증상
백혈병 (Leukemia)	30	비정상적인 백혈구 세포의 증식	심한 빈혈, 출혈, 비장과 림프절이 약간 확대, 허약, 뼈와 관절 통증, 출혈, 열
뇌, 신경계 (Brain, nervous system)	22.3	대부분 소뇌, 뇌간, 척수에 나타나는 미분화 원시 세포인 모세포종	두통, 구역질, 구토, blurred or double vision, 현기증, difficulty handling object
신경모세포종 (Neuroblastoma)	7.3	미성숙 배아 유사 세포로 구성된 교감 신경계의 암	종격동 및 복막 복부에 가장 많이 발생. 복부에서 부종의 혹으로 인식.
윌머 종양 (Wilmor's tumor)	5.6	악성신종양 (방추세포와 배의 사구체와 닮은 세포로 구성, 종종 상염색체의 우성 형질로 유전됨)	양쪽 신장 중 하나에서 발생할 수 있다. 증상은 측면에서 palpable mass의 붓기뿐만 아니라 보통 심한 통증을 포함한다.
비호지킨 림프종 (Non-Hodgkin's lymphoma)	4.5	림프절에 영향, 골수 및 다른 장기로도 퍼짐	목, 겨드랑이, 사타구니의 림프절의 붓기의 원인. 발열과 허약
호지킨 림프종 (Hodgkin's lymphoma)	3.5	림프 조직의 암. Reed-Sternberg cells의 존재에 의해 비호 지킨 림프종과 구별.	림프절, 비장의 고통 확대, 또는 다른 면역 조직, 발열, 피로, 밤에 땀.
횡문근육종 (Rhabdomyosarcoma)	3.1	붉은 근육 종양의 연부 조직 육종. 머리, 목, 비뇨 생식기 지역, 몸통 및 사지에 발생.	증상은 종양의 위치에 따라 다름. 일반적으로 종양의 통증
망막아세포증 (Retinoblastoma)	2.8	4 세 미만의 어린이에서 발생하는 눈 암. 종양 억제 유전자인 망막 모세포종 유전자의 염색체 우성 돌연변이에 의해 familial form.	가족 성 질병의 경우에는 보통 양측 눈 내의 다중 병변
골육종 (Osteosarcoma)	2.4	뼈의 표면에 발생하며 일반적으로 청소년에 존재	흔히 발생하는 장소는 하체 아래의 긴 뼈. 골육종은 통증, 압통, 염증이 다리에 영향. 증상은 지속적인 악화, 휴식 시 통증 발생

소아암	발병빈도 (%)	질병 설명	싸인과 증상
어윙육종 (Ewing sarcoma(	1.4	20 세 이전에 개발 및 남성의 두 배 자주 발생합니다. 주로 사지의 뼈를 포함.	뼈 암은 종종 초기 통증이나 증상이 없지만 심각해진 질병은 심한 통증.

대부분 소아암의 치료방법도 성인과 마찬가지로 수술적 방법, 방사능 치료, 화학요법 등이 있다. 최근에는 소아암의 장기생존율이 향상되었지만, 여전히 치료 부작용으로 늦게 장기손상, 인지기능 장애등이 나타나곤 한다.

19. 암과 연령증가 : 노인성 암

고령화 사회가 되면서 노인인구에서 암환자가 증가하고 있고 주로 전립선, 유방암, 대장암, 방광암, 위암, 폐암 등이 증가하는데, 이는 동맥경화, 당뇨와 같은 만성 질환이 나이증가와 함께 늘 존재하고 이들이 염증을 일으키므로, 암의 발생기전인 만성염증과 직접연관이 있기 때문이다. 시력상실, 심장질환, 기억상실의 부작용이 있다.

이제까지 암들의 발병 양상 중에 재미있는 것은 대부분의 암들이 남자에게 발생위험이 높다는 것이다. 그래서 남자의 평균 수명이 여자보다 짧은 것과 연관 있을 것이다 그것은 남자만의 유전적인 원인일까, 아니면 남자의 생활습관이 영향을 주는 것일까.

5. 암의 진단

사실 암의 원인은 바이러스에 의한 것부터 세포의 노화에 의한 것까지 매우 다양하여 우리는 아직 모르는 것이 더 많다. 그러나 원인은 몰라도 조기 진단할 수 있는 방법은 다양하게 개발되어 있으므로 충분히 활용하자.

- Pap test : Papanicolou test ⇒ 모든 가임기 여성에게 권장 . 자궁세포 검사
- 대장내시경 ⇒ 모든 50세 이상의 남자

암의 조기발견을 위한 지침

우리 나라 대한암협회에서 암의 조기발견을 위해 제정한 암의 9가지 위험신호

- 위 : 상복부 불쾌감, 식욕부진 또는 소화불량이 계속될 때
- 간 : 우상복부 둔통(右上腹部 鈍痛), 체중감소 및 식욕부진이 있을 때
- 폐 : 계속되는 마른 기핌이나 가래에 피가 섞여 나올 때
- 자궁 : 이상(異常)분비물 또는 비정상적인 출혈이 있을 때
- 유방 : 통증이 없는 혹 덩어리 또는 젖꼭지에 출혈이 있을 때
- 대장 · 직장 : 대변에 점액이나 피가 섞여 나오고 배변습관의 변화가 있을 때
- 혀 · 피부 : 잘 낫지 않는 궤양이 생기거나, 검은 점이 더 까맣게 되고 커지며 출혈할 때
- 비뇨기 : 혈뇨(血尿)나 배뇨불편에 있을 때
- 후두 : 쉰 목소리가 계속될 때

미국 암 학회에서 제정한 암을 의심할 만한 7가지 위험신호

- 대변 및 소변에 이상이 있다.
- 피부의 부스럼이나 헐은 자리가 잘 낫지 않는다.
- 비정상적인 출혈이나 분비물이 있다.
- 유방이나 다른 부위에 몽우리(덩어리)가 만져진다.

- 소화불량이 있거나 음식을 삼키기가 불편하다.
- 사마귀나 반점이 급히 커지거나 자란다.
- 기침이 계속 나거나 목소리가 쉰다.

일본에서 제정한 암의 조기발견을 위한 10가지 경고증상

- 별다른 통증은 없으나 뚜렷한 원인 없이 안색이 나빠지고 빈혈증세가 나타난다(모든 암)
- 오랫동안 위장상태가 나쁘고 식욕이 떨어진다(위암).
- 대하(帶下:냉)에 피가 섞인다. 이상(異常)출혈이나 접촉출혈이 있다(자궁암).
- 유방에서 계속 멍울이 만져진다(유방암).
- 음식을 삼킬 때 목에 걸리는 것 같이 느껴진다(식도암).
- 대변에 피가 섞인다(대장암, 직장암).
- 기침이 오래 계속되고 객담에 피가 섞인다(폐암).
- 목소리가 쉬어 오랫동안 낫지 않는다(후두암).
- 입 속이나 피부에 낫지 않는 궤양이 있다(설암, 피부암).
- 배뇨(排尿)가 불편하고 소변에 피가 섞인다(방광암, 신장암, 전립선암).

소아암(Chilidhood Cancers)의 종류와 빈도

대상암종류	검사방법	대상집단	검사빈도
위암	위내시경, 위 X-ray	성인	2-3년마다
간암	종양표지자(α-FP) 초음파	고위험군	매 4-5개월마다
대장암	대변잠혈검사 이학적신체질환 직장경검사	50세 이상 40세 이상 50세 이상	매 1년마다
자궁암	세포진(Pap smear)	25-60세	매 3년마다

대상암종류	검사방법	대상집단	검사빈도
유방암	유방 자가검진 유방이학전진찰 유방정밀 X-ray	35-39세 40-49세 50세 이상	기초검사 1회 매 1-2년 매 1년
폐암	객담세포진검사 흉부 X-ray	고위험군 (45세 이상의 흡연자)	4개월마다 매년 1-3회

암의 예방

알고 있는 위험인자를 제거

- 생활습관의 변화(흡연-금연, 음주-금주)
- 식생활 하루에 5회 이상 채소와 과일 섭취하라!
- 도정되지 않은 곡물과 설탕을 섭취하라!
- 붉은 육류 혹은 가공된 육류(햄, 소시지)의 소비를 자제하라!
- 체중을 유지할 수 있는 음식을 선택하라!
- 중간강도 이상으로 매일 30분씩 주5일 이상 운동하라.

- 유방암과 대장암을 예방하기 위해서는 매일 45분 이상 중간강도이상로 주5일 이상 운동하라!

암의 3대 치료법

암의 치료법

- 암의 치료는 수술 · 방사선요법 · 항암화학요법 등의 3대 치료법이 널리 사용되며 병용되는데, 수술 및 방사선요법은 주로 국소 치료방법이며, 항암화학요법은 전신 치료방법임.
- 이 밖에도 몇 가지 종양에 따라서는 면역요법 · 고열요법 및 영양요법, 유전자치료법 등이 있음.

암 치료 후 생존
• 암환자 치료 후 생존율은 대체로 '5년 생존율'을 말하는데, 치료 후 5년 동안 암의 재발이 없을 경우 일단 치료가 되었다고 보기 때문

온열치료와 항암 약물 방출

암세포정상세포 모두 사멸
• 암조직에 열을 가하면 암세포의 혈관이 열리고, 리포솜이 쉽게 안으로 전달될 수 있음. • 암세포가 약물흡수를 쉽게 할 수 있음. • 리피드 이중막이 열려 약물이 쉽게 방출 • 항암제-리포솜은 체온보다 조금 더 높은 온도(39-42℃)에서 쉽게 leaky해져 방출 유리 : 백만 배 증가 • 온도가 감소하면 리포솜은 다시 자가 결합하여 약물은 다시 리포솜 속에 갇힘. • 온열치료는 암의 위치를 정확히 알아야 쓸 수 있으므로 초기 발암단계에는 사용 곤란 • 리포솜 스스로 암세포를 찾을 수 있는 능력이 필요

암의 치료와 예후

- 최근에는 면역요법, 유전자요법까지 포함하는 다양한 치료방법이 개발되어 있다.
- 암의 치료는 진단된 암의 종류, 진행상태(병기), 환자의 전신상태 등에 따라 결정 된다.
- 또한 다른 질환의 치료에 비해 치료방법이 다양하고 복잡하며 부작용이 생길 가능성이 높다.
- 따라서 치료법의 특징과 장단점을 충분히 이해하는 것이 중요하다.
- 치료의 효과를 최대화하며 부작용을 최소화하고 환자의 삶의 질을 높일 수 있는 치료법들이 계속 연구 중

- 암의 치료는 조기검진으로 인한 조기 발견율의 증가, 다양한 치료법의 발전으로 치료의 성공률이 높아지고 있음
- 암의 치료 후 예후를 예측할 수 있는 예후인자는 여러가지가 있으나 그 중에서도 종양의 크기(T), 주위 림프절로의 전이여부(N), 원격장기로의 전이여부(M)로 결정되는 종양의 진행상태가 가장 중요하며, 암이 많이 진행되었거나 체중감소 등 치료 전 전신상태가 좋지 않은 경우는 예후가 불량한 것으로 알려져 있음.

제5장

유전 되는 질병 (유전병)

제5장

유전 되는 질병(유전병)

유전遺傳이란: 이전 세대의 형질이 다음 세대로 전달되는 모든 생명체의 특징이며, DNA 혹은 RNA에 유전정보가 저장되어 있으므로 가능하다. 자식이 부모를 닮는 즐겁고도 기특하며 자연스러운 생명만물의 유전법칙은, 안타깝게도 부모의 질병이 자식에게 전달되는 슬픈 일에도 관여한다. 그리고 수명을 단축시키는 많은 대사성 질병들이 유전에 의해 일어난다. 따라서 질병이 유전될 수 있으므로, 자신의 가족력을 살피고 특별히 경계해야 할 질병이 있는지 확인하는 지혜가 필요하다. 예를 들면 아버지, 할아버지가 심근경색으로 일찍 돌연사했다면, 본인은 심혈관질환을 각별히 조심하고 늘 염두에 두고 억제할 수 있는 생활을 해야 한다.

대부분의 고등 생명체의 유전정보는 DNA에 의해 저장되고 전달된다. 고등학교 생물시간에 배운 것처럼 DNA는 4개의 염기 A, G, T, C 아데닌, 구아닌, 티민, 시토신로 조합되며, 아데닌과 티민이, 구아닌과 시토신이 서로 상보적으로 결합하여 염기쌍으로 결합하면서 이중나선 구조를 이루고, 대략 30억 쌍의 염기가 사람의 DNA 서열을 구성한다.

30억 개의 염기쌍이 아래위로 실처럼 연결되어 긴 가닥을 이루는데, 염색체라는 묶음구조로 꼬불꼬불 말려져 있다. 염색체는 46개로 나누어져 있으며, 모든 염색체의 DNA 가닥을 일렬로 펴면 그 길이가 0.9-1.5 m(혹은 1-2m)에 달한다고 하니, 그 작은 세포에, 직경이 100 마이크로미터도 되지 않는 핵 속에 그 긴 길이가 들어간다니 놀라운 압축력이 필요할 것 같다. 실제로 염색체는 DNA가 길어지고 꼬여져서 형성되는데, 46개의 염색체상동염색체 44개+XY 염색체가 분열시 딸세포에게 전달된다. 인간의 유전정보는 DNA 염기서열 즉 A, G, T, C가 어떤 서열과 조합으로 오느냐에 따라 달라진다. 즉 AAAT와 AATA는 비슷해 보이지만 전혀 다른 유전자이며, 경우에 따라 염기 1개의 변화로 치명적인 질병이 일어나기도 하다. 대부분의 유전자 질병이 염기 1개의 결실이나 치환, 삽입 등의 사소한 변화로 일어난다.

그래서 유전자가 무서운 것이다. 따라서 이렇게 신기한 모든 유전자 서열을 알아내면 인간의 질병을 예측하고 극복할 수 있을 것으로 기대하고 인간의 염색체 46개에 나뉘어 있는 30억 개의 염기서열을 모두 분석하여 알아내는 작업을 수행하여 완료 했는데, 바로 그 유명한 인간유전체 프로젝트이다.

1. 유전의 특징 : 우성과 열성

사람의 특징(눈동자, 머리카락의 색깔)을 결정짓는 유전자는 염색체내에 저장되어 있고, 유전자의 다양한 형태를 알릴Alleles이라고 부르는데, 쌍으로 존재한다. 모든 사람은 각 유전자를 두 개의 copy씩 가지는데, 부모로부터 하나씩 받는다. 그래서 일란성 쌍둥이라도 유전자가 다른 것이다.

allele의 쌍이 같은 조합으로 존재할 때를 같은 것이 두 개 있다는 의미에서 호모 Homozygous(HH, 혹은 hh)라고 부르고, allele의 쌍이 서로 다른 조합으로 존재할 때를 헤테로 Heterozygous : (Hh, hH) 라고 부른다.

이제 유전에는 우성과 열성이 존재한다. 우성dominant 유전자는 allele이 항상 표현형으로 나타날 때이고, 예를 들면 갈색 눈(H)은 푸른 눈(h)에 대해 우성이다. 즉, 갈색 눈의 아빠와 푸른 눈의 엄마가 결혼하면 그 자식들은 갈색눈을 가질 확률이 높다는 것을 의미한다(HH, Hh, hH, 모두 갈색눈이 발현된다). hh의 조합이 되어야만 푸른 눈이 발현되는데 이는 상대적으로 확률이 낮다.

열성recessive 유전자 : 열성이 homozygote로 존재해야만 발현되는 유전자(hh)인데 확률은 낮지만 이러한 조합이 유전병의 발현에 매우 중요하다.

Co-dominant : 두 개의 유전자(2 copy) 모두 발현되는 유전자이다.

⇒ 혈액형 AB 유전자(A와 B형 모두 발현)

2. 유전병의 전파

A. 상동염색체 우성 유전:

아래 그림과 같이 autosomal(상동), dominant(우성). 한쪽 부모로부터 유전자를 받아도 발생가능한 질병. 부모 한쪽이 유전자를 가지고 있으면 자식들의 절반이 질병 발생한다.

상동염색체 우성 유전 질병의 전파(50%의 발병확률)

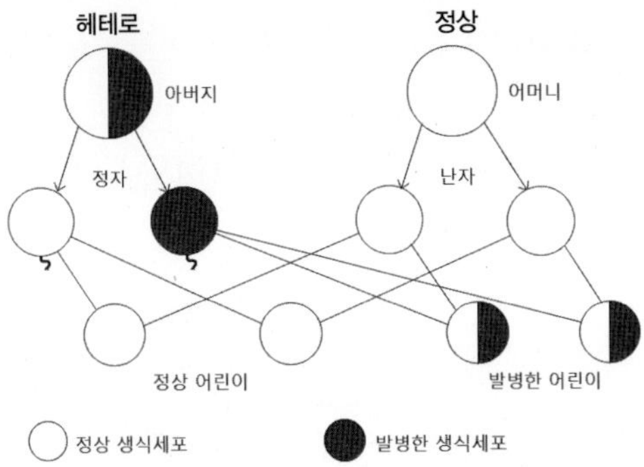

① 다지증, 출생아 400명 중 1명 꼴로 발생, 상동염색체 우성 유전

손가락이나 발가락이 한쪽에 6개 이상 존재하는 경우를 다지증이라고 한다. 그런데 특히 손에 있어서는 전체 손가락 수는 다섯 개인데, 엄지가 2개이고 다른 손가락이 4개가 아닌 3개 일때도 다지증에 포함시키는 것이 일반적이다. 우리나라에서는 육손이라는 말로 불리기도 한다. 흑인이 백인보다 7배나 많이 발생한다.

합지증은 분화가 잘 되지 못해서 생기는 데 비해 다지증은 중복으로 인한 손가락과 발가락 기형이다. 합지증보다 유전성이 크고 상염색체성 우성유전을 한다.

⇒ 부모 중 한쪽만 다지증이 있어도 유전된다.

② 연골무형성증Achondroplasia : 상동염색체 우성 유전

성장판에서 연골이 장골로 바뀌는 과정에 이상이 생겨 뼈의 성장이 이루어지지 않는 선천성 질병. 난쟁이가 되는 가장 큰 원인이며, 대개 출생 전에 진단이 가능하다.

이 질병의 문제점은 연골형성이 아니라 연골이 뼈 가운데 특히 장

골로 바뀌는 과정에서 장애가 일어나 뼈의 성장이 이루어지지 않기 때문에 키가 자라지 않는다는 것이다. 그러나 지능은 정상이고 생식 능력도 정상인과 같다.

성장판 그림에서 보는 바와 같이 골간의 성장이 일어나지 않으므로 성장판이 열려있어도 뼈의 성장이 일어나지 않는다.

성장판 Growth plate

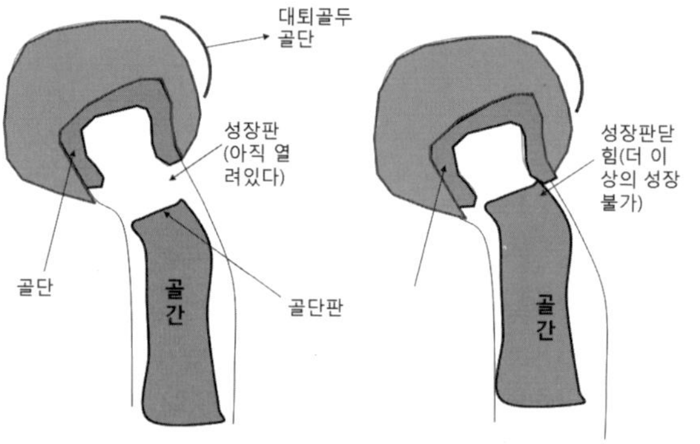

③ Marfan syndrome

마르팡증후군은 뼈 · 근육 · 심장 · 심혈 등의 이상 발육을 유발하는 선천성 발육 이상 증후군이다. 손가락이 유난히 길기 때문에 '거미손가락증'이라고도 불린다. 또 이 질환을 처음으로 발견한 프랑스의 의사 마르팡Bernard Marfan의 이름을 영어식으로 발음한 데서 혹은 마르팡 증후군이라고도 부른다.

이 질환의 발병률은 0.02%, 즉 인구 1만 명당 2명이지만 유전질환의 특성상 환자나 가족들이 숨기는 경우가 많아 실제 환자 수는 명확히 드러나지 않는다. 국내의 경우 3천~4천 명이 이 병을 앓고 있는 것으로 추정되고 있다.

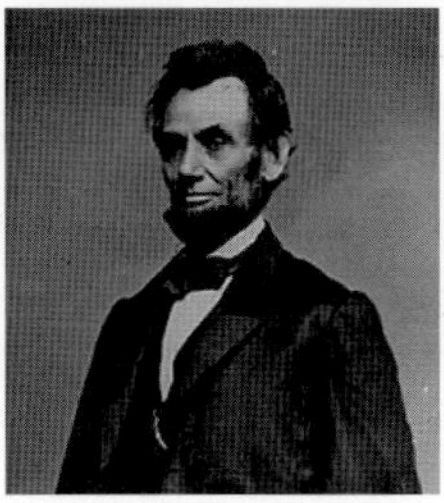

미국의 위대한 대통령이었던 링컨도 이 병의 환자로 추측되고 있는데, 15번 염색체에 있는 fibrillin-1 유전자의 결함 때문에 생기는 질환인 마르팡증후군을 앓고 있었을 가능성이 크다고 보고 있다.

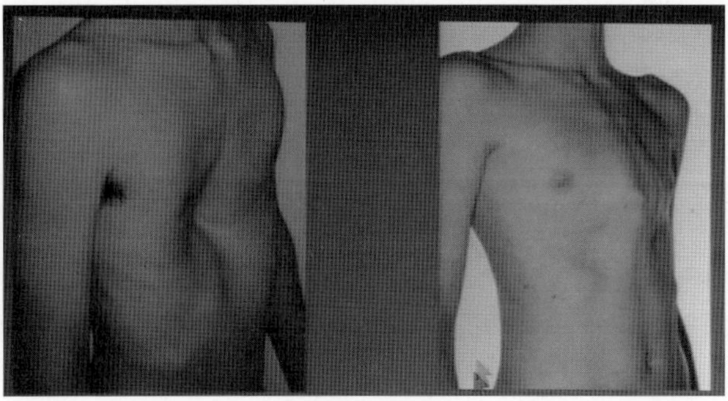

마르팡증후군 환자 사진

마르팡증후군 환자들은 심장이나 동맥질환, 녹내장이나 백내장에 걸릴 가능성이 많다. 천재 피아니스트 라흐마니노프, 바이올리니스트 파가니니 등도 마르팡 환자로 의심되는 사람들이다. 일부 유전학자들은 키다리아저씨 링컨 대통령이 마르팡증훈군 이었을 것으로 추측한다. 이들 마르팡증후군 환자들은 선천성 발육 이상의 일종으로, 뼈 · 근육 · 심장과 심혈 관계의 이상 발육을 유발하며, 특히 이 질환에 걸린 사람은 비정상적으로 키가 크거나 몸이 유연하다. 또 팔 길이가 무릎까지 내려갈 정도로 긴 것도 주요 특징 중 하나로 볼 수 있다.

그래서 이런 특성 때문에 보통 사람에 비해 운동을 잘하는 경향도 있다. 하지만 이런 특성 가진 사람들은 몸이 건강한 상태라고 하더라도 마르팡증후군을 일단 의심을 해 보는 것이 바람직하다. 의학자들은 이 병을 앓는 사람들은 돌연사 확률이 높다고 경고한다. 심한 경우 대동맥이나 대동맥류로 혈관벽이 늘어나 약해진 상태에서 점프를 하거나 기타 외부의 충격으로 인해 대동맥이 파열되어 사망하기도 한다. 좋은 예로, 1970년대 유명한 여자 배구선수였던 Hyman Flos(1954-1986)는 경기 도중 갑자기 대동맥파열로 인한 심장마비로 사망하였는데 마르팡증후군이었다. 특히 부모가 이 질환을 앓고 있으면 보통 염색체의 우성 유전으로 인해 자식도 이 질환에 걸릴 확률이 70~80%나 된다. 가장 큰 증상은 눈의 수정체 모양이 변형돼 물체가 찌그러져 보이거나 척추가 휘는 것이다. 그렇다면 현대 의학의 수준에서 이 병의 완치는 가능할까. 여전히 이 희귀질환은 인류의 질병 정복에 있어 큰 난관으로 작용되는 병이다. 그러나 생명공학자들의 노력으로 유전자 치료제, 단백질치료제가 개발되고, 최근에는 1970년대 초반에는 평균 수명이 32세였지만 지금은 65세로 증가하였다. 마르팡증후군환자의 수명을 늘린 1등 공신은 바로 생명공학의 발달이다.

요약

- ㅇ콜라겐 연결조직에 중요한 단백질인 fibrillin 단백질의 유전자 이상
- ㅇ인대, 심장 판막, 혈관 조직, 수정체 이상 (콜라겐의 형성이 필요한 곳)
- ㅇ1/10000로 발생
- ㅇ혈액검사로 진단
- ㅇ근본 치료방법은 없음.
- ㅇ20세 이전에 발병, 심장질환으로 사망
- ㅇ링컨, 파가니니 등이 주된 대표적인 환자

④ 가족성 고지혈증 환자 : 상동염색체 우성 유전

미국인구에서 1/500이 발병될 확률을 보이는 흔한 유전 질병인데, 주된 증상은 혈중 콜레스테롤 농도가 매우 높은 것이 특징이다. 19번 염색체에 존재하는 저밀도지단백질(LDL) 수용체 유전자에 이상이 생겨 LDL의 콜레스테롤이 간으로 가서 배설되지 못하므로, LDL-콜레스테롤이 계속 피 속에 머무르게 되 혈청 콜레스테롤 농도가 꾸준히 증가하게 된다.

LDL은 혈중 콜레스테롤의 70%를 수송하는 지단백질인데, 주변조직으로 필요한 콜레스테롤을 공급해주기도 하지만, 간으로 콜레스테롤을 수송해 가서 담즙산의 형태로 배설하기도 한다. 이때 간조직에 LDL-수용체가 있어서 LDL을 받아주어야 하는데 없으면 계속 혈액에 콜레스테롤이 머물게 되므로 농도가 증가한다. 따라서 심각한 부작용이 발생한다.

가족성고지혈증familial hypercholesterolemia, FH가계의 이종접합자heterozygote들은 혈중 콜레스테롤 농도가 300-400 mg/dL에 달할 정도로 높고, 동종접합자homozygote들은 혈중 콜레스테롤 농도가 1,000mg/dL를 넘는 경우가 많다. 저자가 확보한 우리나라 환자의 혈액에서는 과도한 콜레스테롤과 중성지방으로 인해 혈청이 우유처럼 하얀색을 띠는 경우도 있었다. 이들 FH 가계의 가장 심각한 예로 들 수 있는 환자는 3세 때 황색종이 발견되었고, 11세에 심장마비로 돌연사 하였다고 한다. 콜레스테롤은 혈액 내에서 아래 그림과 같은 경로로 전달되고, 이동되며 배설된다. 특히 체외 배설을 위해 간 조직에 있는 LDL-수용체가 필수적인데 가족성 고지혈증환자들은 이 수용체가 없으므로 높은 혈충콜레스테롤 농도를 보이는 것이다.

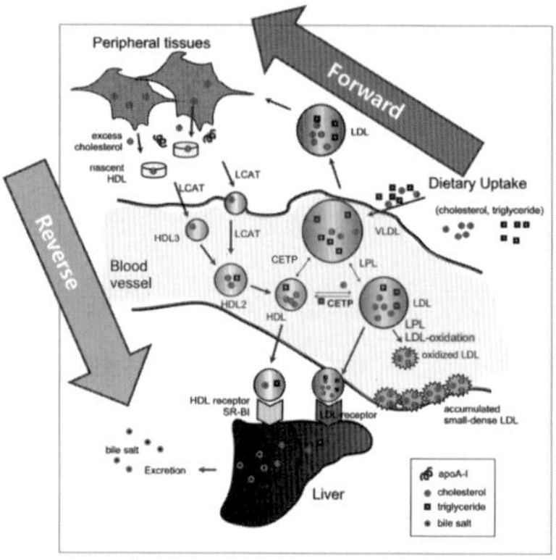

Cho KH, BMB reports 2009; 42(7): 393-400

ㅇ 가족성 고지혈증의 합병증.

콜레스테롤이 과도하게 높으면 조기 심혈관질환, 불임, 황색종xanthoma, 관절염 등의 다양한 합병증이 발생하는데, 리피드끼리 뭉친 덩어리가 피부 밖으로 돌출되는 xanthoma는 대표적인 고지혈증 증상으로 손과 얼굴, 관절, 아킬레스 건 등에 아래 그림과 같이 나타난다.

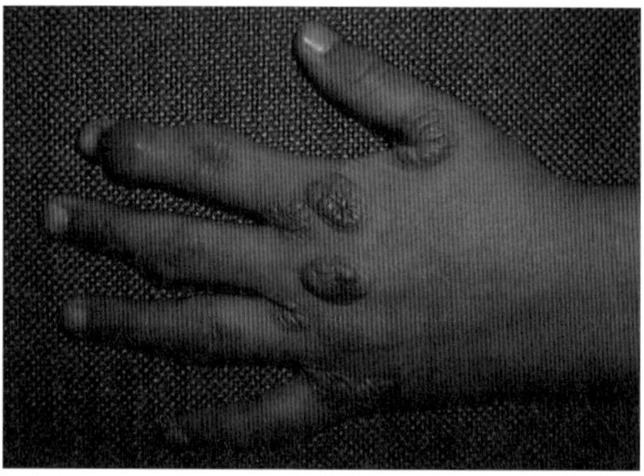

따라서 xanthoma가 나타나면 고지혈증 심각하다는 신호이며, 일단 고지혈증을 낮추는 약물의 복용이 필요하다.

관상동맥 질환의 예방과 치료-고지혈증 치료제

Category	compound (상표명)	작용기작	부작용
Resin 류	Cholestyramine (cholybar) Colespitol (colestid)	腸에서 담즙산과 결합하여 배설 촉진	복부팽창불쾌감, 담석형성촉진, 장내축적 우려
스타틴류 HMG-CoA reductase inhibitors	Atorvastatin (Lipiror) Lovastatin (Mevacor) Pravastatin (Pravachol) Simvastatin (Zocor)	콜레스테롤 생합성 차단 (LDL-cholesterol 감소, HDL-cholesterol 증가)	소화불량, 간효소의 혈중농도 증가, 피부 과민증, 근육통, 근육질환, 수면시간 단축
Fibric acld 및 유도체 류	Gemfibrozil (Lobid) Clofibrate (Atromid-S)	lipoprotein lipase의 분비촉진, VLDL 분해 증가	복부불쾌감, 구토, 설사, 인대 근육통 감석 형성, 저칼륨혈증
기타	Nicotinic acid (Niacin)	VLDL분비, LDL 생성촉진	안면홍조, 피부질환, 이뇨증, 간, 췌장, 신장 기능 장애
	Probucol (Lorelco)	LDL산화 억제	

미국, 일본, 유럽을 비롯한 선진국에서는 고지혈증치료제를 찾기 위해 수십 년 전부터 엄청난 연구비를 투자하여, 콜레스테롤 합성 저해제를 개발하였고 스타틴으로 불리는 약물들이 지금 가장 많이 팔리고 있다. 그러나 아직도 부작용이 있고, 스타틴의 효과를 보지 못하는 환자도 상당히 많다.

저자도 고지혈증치료제를 개발하기 위해 다양한 연구를 진행하고 있으며, 최근에는 많은 선진국 제약회사에서 연구진들이 스타틴의 단점을 극복하기위해 CETPcholesteryl ester transfer protein의 저해제를 찾는 연구를 진행하고 있다. 이 분야에는 유명한 세계적 석학이 많지만 그 중에 한 명이 일본 가나자와 의대의 히로시 마부치 교수이다.

초기의 스타틴 개발에 참여한 히로시 마부치 교수가 임상시험에서 가족성 고지혈증의 젊은 여자 환자가 고지혈증 때문에 임신이 불가능하였는데, 스타틴을 투여하여 고지혈증을 치료하면서 임신이 가능하게 된 결과를 저자가 석사과정 대학원생 시절에 논문을 읽고 기사를 보고 큰 감명을 받았다. 그 기억이 오랫동안 잊혀지지 않던 중, 2013년 저자가 연구소장을 맡고 있는 단백질센서연구소에서 심뇌혈관치료제 개발에 관한 국제심포지엄을 개최할 때, 마부치 교수님을 연사로 초청하였다.

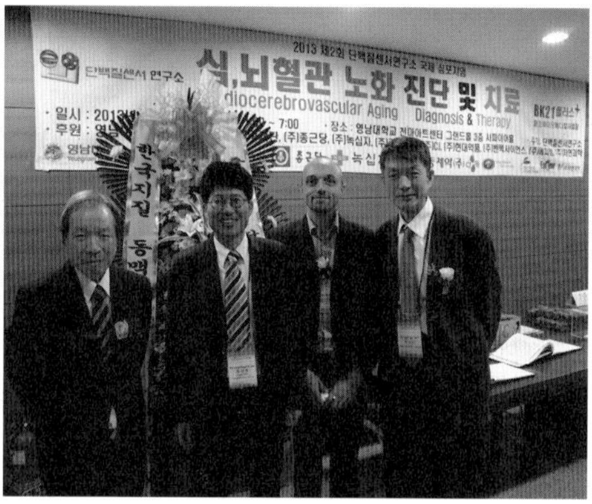

심포지엄 같이 기념 촬영한 사진이며, 당시에 심포지엄 연사로 보도되었던 내용이다.
(왼쪽 끝에 마부치교수님, 저자 바로 옆에 프랑스 국립건강의학원 메이약 교수, 오른쪽 끝에 삼성서울병원 박정의교수님),

국제심포지엄의 첫 연사인 히로시 마부치 석좌교수(일본 가나자와 대학교)는 동맥 경화 유발 단백질인 cholestery lester transfer protein(CETP) 저해제를 개발하여, 차세대 고지혈증/동맥경화 치료제를 개발 중인 현황에 대해 발표하였다. 현재 가장 많이 팔리고 있는 고지혈증 치료제인 스타틴 개발에 참여 했던 당사자이기도 한 마부치 교수는, 스타틴을 대체할 수 있는 신약으로 CETP 저해제에 대한 가능성을 증명하는 최신 연구결과를 발표하였다. 현재 스타틴 중에서 가장 많이 팔리는 아토르바스타틴리피토르은 우리나라 자동차 전체 수출 규모와 맞먹는 매출을 올리고 있으나, 아직도 약효가 듣지 않는 환자가 많고 개선해야 할 부작용이 있어서, 새로운 치료제의 개발이 절실히 필요하다.

따라서 CETP 저해제 개발을 위해 화이자, 머크, 릴리와 같은 세계적인 제약회사들이 임상 3상을 진행중이며 활발히 개발 중이다. 특히 2015년 3월 LANCET 학술지에 발표된 연구에 따르면 콜레스테롤 저해제인 아나세트라핍을 1년간 복용한 경우 대조군에 비해 2배 이상의 HDL-콜레스테롤 증가를 보였고 LDL-콜레스테롤은 30% 이상 감소하였다고 하여 매우 희망적이다. 또 다른 연구에서는 CETP저해제의 8주간 복용으로 HDL-콜레스테롤의 증가와 HDL입자크기의 증가가 보고되었다. 위의 결과들은 CETP의 저해가 건강에 매우 이로운 역할을 하는 것으로 해석된다.

CETP는 장수에도 관여하는 것으로 알려졌는데, 아래와 같이 미국의 주식부자가 장수유전자를 가지고 있다는 내용으로 2015년 2월 28일 조선일보에도 소개되었다.

109세로 生 마감한 최고령 주식 투자가 長壽유전자 있다는데…

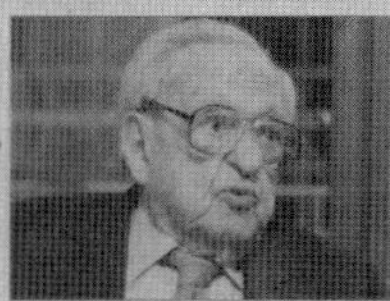

깨알지식

세계 최고령 현역 주식 투자가로 꼽혀온 '칸 브러더스 그룹'의 어빙 칸〈사진〉 회장이 미국 뉴욕의 자택에서 109세로 사망했다고 월스트리트저널이 26일(현지 시각) 보도했다. 영·미 언론들은 그가 뉴욕증권거래소 심부름꾼에서 10억달러(약 1조1000억원)를 운용하는 투자가로 자수성가했고, 누나들과 남동생이 모두 100세 이상 산 장수(長壽) 가족으로 유명해 뉴욕의 알베르트 아인슈타인 의대의 연구 대상이었다고 전했다.

아인슈타인 의대 연구팀이 세상에서 가장 오래 산 4남매로 꼽은 칸과 남매가 모두 가지고 있었다고 한 '장수 유전자'란 무엇일까. 장수 유전자는 흔히 '므두셀라 유전자'로 불리는데, 구약성서에서 969세로 세상을 떠난 인류 문헌상 최장수 인물 므두셀라에서 이름을 따온 것이다.

칸과 누나, 동생이 공통으로 가진 것으로 확인된 장수 유전자는 콜레스테릴 에스테르 전이 단백질로 불리는 CETP에 관여하는 유전자다. 미국 경제전문지 포브스는 "CETP 유전자를 가진 이들은 이른바 나쁜 콜레스테롤(LDL) 수치가 낮아지고 좋은 콜레스테롤(HDL)은 높아져 당뇨·심장병·치매에 걸릴 확률이 훨씬 낮다"고 전했다. 이 밖에 APOC3 유전자도 심장질환 등 노화와 관련된 질병의 발병 확률을 낮추는 작용을 하는 것으로 꼽힌다.

일부에선 노화·질병을 통제하는 장수 유전자들의 작용을 본뜬 약을 만들면 술, 담배를 해도 오래 살 수 있는 시대가 올 것이라고 말하고 있다. 하지만 장수 유전자를 연구하는 과학자들은 "장수 유전자가 있다고 무조건 오래 사는 것이 아니라 노화를 억제하는 복잡한 유전자 조합이 필요해 이런 작용을 인위적으로 만들어내는 것이 쉽지 않다"고 했다.

곽수근 기자

그러나 기사 내용중 CETP가 장수를 촉진하는 것처럼 오해될 소지가 있어, 담당기자에게 CETP의 역할과 CETP에 돌연변이가 생겨야 장수할 수 있음을 알려주었다.

위의 기사에서 CETP 유전자와 장수에 관한 설명 중 혼돈을 일으킬 수 있는 오해의 소지가 있어 기자에게 전화하여 다음과 같이 정정보도를 요청하였다.

그 결과 아래와 같이 인터넷판에 기사가 수정되었다.

[깨알지식] 109세로 生 마감한 최고령 주식 투자가, 長壽유전자 있다는데…

곽수근 기자

입력 : 2015.02.28 03:00 | 수정 : 2015.03.04 11:41

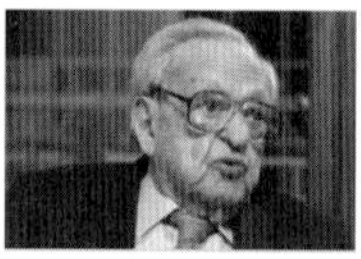

세계 최고령 현역 주식 투자가로 꼽혀온 '칸 브러더스 그룹'의 어빙 칸 〈사진〉 회장이 미국 뉴욕의 자택에서 109세로 사망했다고 월스트리트저널이 26일(현지 시각) 보도했다. 영·미 언론들은 그가 뉴욕증권거래소 심부름꾼에서 10억달러(약 1조1000억원)를 운용하는 투자가로 자수성가했고, 누나들과 남동생이 모두 100세 이상 산 장수(長壽) 가족으로 유명해 뉴욕의 알베르트 아인슈타인 의대의 연구 대상이었다고 전했다.

아인슈타인 의대 연구팀이 세상에서 가장 오래 산 4남매로 꼽은 칸과 남매가 모두 가지고 있었다고 한 '장수 유전자'란 무엇일까. 장수 유전자는 흔히 '므두셀라 유전자'로 불리는데, 구약성서에서 969세로 세상을 떠난 인류 문헌상 최장수 인물 므두셀라에서 이름을 따온 것이다.

칸과 누나, 동생이 공통으로 가진 것으로 확인된 장수 유전자는 콜레스테릴 에스테르 전이 단백질로 불리는 CETP 제어에 관여하는 유전자다. 미국 경제전문지 포브스는 "CETP 제어 유전자를 가진 이들은 이른바 나쁜 콜레스테롤(LDL) 수치가 낮아지고 좋은 콜레스테롤(HDL)은 높아져 당뇨·심장병·치매에 걸릴 확률이 훨씬 낮다"고 전했다. 이 밖에 APOC3 제어 유전자도 심장질환 등 노화와 관련된 질병의 발병 확률을 낮추는 작용을 하는 것으로 꼽힌다.

일부에선 노화·질병을 통제하는 장수 유전자들의 작용을 본뜬 약을 만들면 술, 담배를 해도 오래 살 수 있는 시대가 올 것이라고 말하고 있다. 하지만 장수 유전자를 연구하는 과학자들은 "장수 유전자가 있다고 무조건 오래 사는 것이 아니라 노화를 억제하는 복잡한 유전자 조합이 필요해 이런 작용을 인위적으로 만들어내는 것이 쉽지 않다"고 했다.

* CETP : 혈액에서 지단백질들 간의 콜레스테롤과 중성지방 교환과 수송을 담당하는 단백질로서 활성이 높을 경우 HDL-콜레스테롤이 낮아져 심장질환을 유발하므로, 이를 낮추기 위한 저해제를 제약회사에서 개발 중 이다.
* apoC3 : 혈액내의 중성지방이 증가하면 동반 증가하는 단백질로 염증성 질환의 증가를 유발한다. 따라서 심장 질환의 유발에 관여한다.

B. 상동염색체 열성 유전

열성 유전 질병의 전파(25%의 발병 확률)

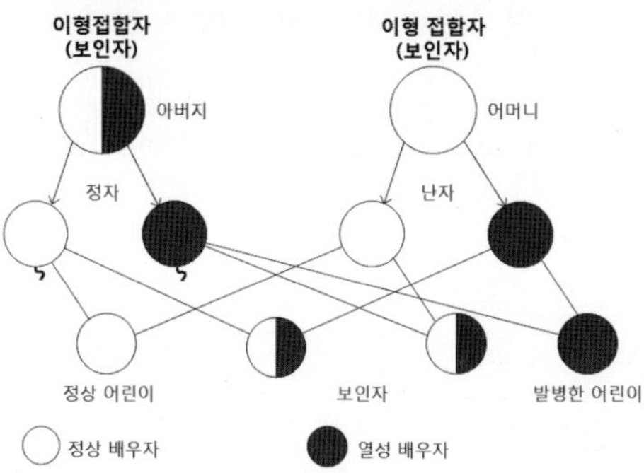

부모 모두가 유전자를 가지고 있을 경우 자식들 중 25%만 질병을 발생 한다. 따라서 발병확률은 우성 유전에 비해 절반이하지만, 심각한 장기적 대사성 장애를 초래하고, 증상 완화 이외에는 특별한 치료 방법이 없는 경우가 많아 심각하다. 대표적인 질병은 다음과 같다

① 페닐케톤뇨증phenylketonuria, PKU

페닐알라닌(Phe)을 타이로신(Tyr)으로 전환하는 효소가 결핍되어 페닐알라닌이 분해되지 못해 계속 몸에 쌓이므로, 경련 및 발달 장애를 일으키는 유전질병이다.

페닐케톤뇨증(PKU)의 효소 결핍

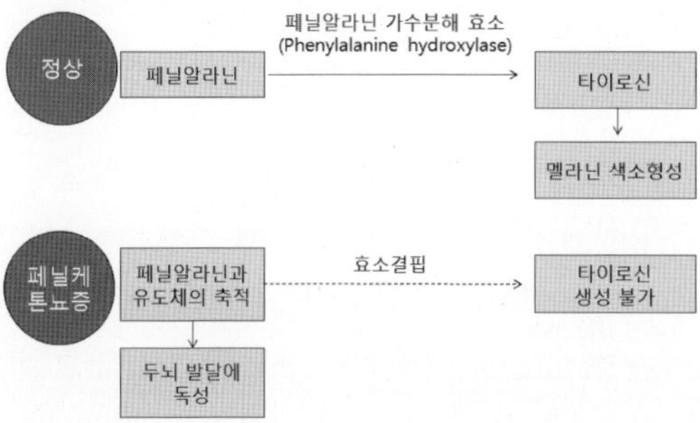

장기적으로 지능장애, 담갈색 피부색, 혹은 모발색 등이 유발된다. 출생 시에는 기형도 없고 밖으로 나타나는 증상이 없다. 그러나 모유 또는 분유를 먹기 시작하면서, 조금씩 먹는 양이 줄고, 잘 토하며, 피부에 습진이 생기고, 모발은 연한 갈색을 띠게 된다. 소변과 땀에서 곰팡이 또는 쥐오줌 비슷한 냄새가 난다.

PKU는 아주 초기에 일찍 발견하는 조기 진단과 치료가 매우 중요한데 만약 부모가 부주의 하여 말 못하는 아기가 PKU 인지 모르고 계속 페닐알라닌이 있는 분유나 식품을 먹인다면, Phe 혹은 그 유도체가 혈관과 뇌에 축적되어 정상적인 뇌의 발달을 방해한다. 따라서 신생아가 모유나 분유를 잘 먹는지 혹은 쉽게 토하는지를 주의 깊게 살펴 볼 필요가 있다. 장기간 페닐알라닌이 공급되면 육체적 성장은 정상인데 정신지체 유발되고, 백색증처럼 피부색이 밝아진다. 결코 좋아할 일이 아니다. 그 이외에도 두뇌 기능에 장애가 생기므로 균형감각 상실되고, 과잉반응, 수전증, 경련 등이 일어난다.

미국에서만 인구 만분의 일로 발생하므로 적은 확률이 아니며, 조기 진단이 중요한데, 주로 쓰이는 진단.방법은 : heel stick 혹은 Guthrie test이다. neonatal heel prick or Guthrie test로 불리우는 이 진단 방법은 신생아 5-7일 쯤에 발 뒤꿈치를 약하게 찔러 피를 낸뒤 Guthrie card에 피를 묻혀 선천성 대사 이상을 진단하는 방법이다.

이 방법으로 아래와 같은 다양한 질병을 검출할 수 있다.

- 페닐케톤뇨증, (Phenylketonuria), a disorder where an error in amino acidmetabolism can impair brain development (PKU) /
- 갑상선 기능 항진증(Thyroid stimulating hormone, (TSH)) to detect congenital hypothyroidism and hence prevent cretinism. Immunoreactive Trypsinogen (IRT) to detect cystic fibrosis.

- 갈락토오스 혈증Galactosemia : 갈락토오스 분해 이상이 생겨 두뇌질환이 유발
- 겸상적혈구 빈혈증Sickle-cell anemia : 헤모글로빈의 구조적, 형태적 이상으로 산소공급이 원활하지 못함.

메카니즘은 피나 오줌을 디스크에 묻히고, 디스크를 배지에 깔아주는데 배지에는 beta-2-thienylalanine이 있다. 만약 시료 속에 페닐알라닌이 있다면 아가 한천 배지로 확산되어 갈 것이고, 만약 PKU에 의해 페닐알라닌의 농도가 높다면 세균은 다른 곳에서는 자라지 않고 디스크 밑에서만 자라게 된다. 따라서 하룻밤 정도의 배양으로도 충분히 페닐알라닌이 오줌이나 피 속에 많은지를 알아낼 수 있다.

주의사항

신생아 혈액을 채취하여, 페닐알라닌의 상승치를 조사함 만약 유아가 일찍 퇴원 하거나, 먹는데 문제가 있다면 (예:구토) 위음성이 나올 수도 있으므로 퇴원 후 몇일 안에 다시 시행해야 함.

혈액에서 페닐알라닌의 농도를 재는 검사에서 20 mg/dL 이상이면 양성으로 판정하는데, 양성 반응 나오면 치료와 간호에 최선을 다해야 한다. 양성이 나오면, 보통의 식사를 중단하고 Lofenalac을 최소한 6년까지 주는 것이 좋다.

신생아에게서는 증상이 나타나지 않으며 생후 4개월 이후부터 증상이 발현되는데 주된 증상은 소변에서 곰팡이 냄새가 나고, 피부, 모발, 홍채에서 색소가 감소하여 자꾸 투명해진다, 요즘 사람들은 백옥 같은 피부 좋아하는데 과연 정말 좋은 것일까? 정신박약, 경련이 유발될 수 있다.

⇒ 소뇌증, 성장 발달지연

다행히 식이요법으로 생후 3개월 이내에 치료하면 정신 지체는 일어나지 않는다. 다만 모유 수유를 금지해야 하고, 저 Phenylalanine 식이를 실시해야 한다.

여아인 경우 자라서 임신을 하면 다시 Lofenalac 식이를 제공하는 것이 필요하다

⇒ 태아 중추 신경계 손상예방

PKU로 진단되면 Lofenalac 식이를 처방하는데, Phe을 제거한 식사 통조림을 상시 먹여야 한다. 그런데 향이 좋지 않고, 장기보관에 논쟁이 아직 있다.

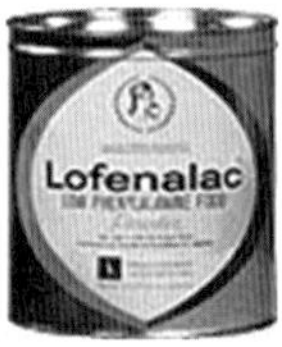

② 갈락토오스 혈증Galactosemia

갈락토오스Galactose 분해에 필요한 효소 부족으로 생기는 질병. 우유에 주로 존재하는 갈락토오스 분해에 장애가 일어나 galactose가 혈액에 축적되어 galactitol 로 변환되어 뇌, 간, 눈의 발달을 방해하고, 장기간 심하면 정신지체가 유발된다. 간이 붓고, 설사 동반되는데 전체 인구의 삼만 분의 일, 서양인구의 육 만분의 일로 발생한다.

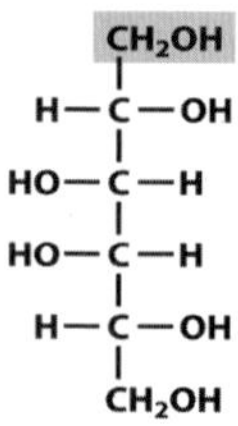

D-Galactitol

③ 겸상적혈구 빈혈증 Sickle cell anemia

흑인들에게 주로 발병하는 심각한 빈혈로서 흑인구에서 1/12로 유전자를 보유하고 있다. 헤모글로빈의 아미노산 1개가 치환되어 적혈구의 모양까지 변형되는 치명적인 결과를 초래한다. 결국 모양이 낫 모양으로 찌그러지고 변형된 적혈구가 모세혈관에 응착되어, 괴사와 심장 발작을 유발하고, 빈혈과 같은 증상을 일으킨다.

- Homozygote는 발병, 어릴 때 사망
- Heterozygote는 정상적인 헤모글로빈과 비정상 헤모글로빈을 동시에 가짐.
  약한 빈혈이 유발되지만, 겸상적혈구 빈혈증의 보인자는(carrier) 말라리아(매년 2백 만 명 사망, 주로 어린이)에 저항성을 가짐.

④ Tay-Sachs disease

스핑고피리드의 분해에 관여하는 특정효소hexoaminidase A의 결핍으로 스핑고리피드가 중추신경 및 장기에 축적이 되어 진행성 정신장애, 실명, 간질 발작이 나타나고 대개 2세 미만에 쇠약 또는 감염으로 인하여 사망한다. 생후 4~5개월 무렵까지는 정상적인 발육을 하지만 그 뒤로는 운동과 지능 발달의 퇴행을 보인다. 영유아는 청각 과민, 과민성, 근육긴장 저하, 운동기술 발달의 실패가 일어난다. 출생 직후에는 정상과 구별되지 않으나 1년 이내에 실명, 경련 발작이 나타나난다. 유대인에게서 많은 질환으로 알려져 있다.

⑤ 알비노증 Albinism

쉽게 진단 가능한 상동염색체 열성 유전질병이다. 피부 세포도 다른 기관세포와 마찬가지로 자신을 보호하는 기능이 있고, 자극을 받으면 보호 기능의 하나로 검은 색소인 멜라닌을 분비한다. 소위 tyrosinase가 작용하여 세포의 아미노산 일종인 Tyr을 멜라닌으로 변환하여 검은 색소가 침착되게 된다. 이것은 검은 피부의 원인이 아니라 피부보호의 중요한 작용이다. 햇빛이 부족한 러시아 사람들은 멜라닌 분비가 희박하므로 흰 피부를 갖는다. 그런데 알비노증 환자는 햇빛에 대한 보호작용에 장애가 생겨 피부와 머리카락이 매우 흰색이고, 연령증가에 따라 어두워지지도 않는다. 피부암의 위험이 높고, 심한 근시와 밝은 빛에 대한 민감도가 증가한다. 그래서 구름 낀 날에도 선글라스와 양산 등으로 햇빛을 가려야 한다. 일반인의 발병 확률은 낮으나, 호피 인디언(미국 서남부)은 1/200로 발병한다.

우리나라 사람들은 흰 피부를 좋아하는데 알비노증이 아니라서 흰 피부를 원하지만 막상 알비노증 환자들은 생명의 위험을 받는다.

C. 염색체 이상 질병

- 비정상적 염색체구조로 인해 생기는 유전질병 : 염색체의 수와 구조에 이상이 발생하여 질병이 유발되는 경우.

I. 상동염색체 이상 질병:

상동염색체가 1개 더 존재하여 47개의 염색체가 존재한다. 다운증후군, 에드워드Edward 증후군, 파타우Patau 증후군 등이 있다. 혹은 염색체의 일부분이 상실되는 이상으로 묘성증후군 등이 있다.

1. 다운증후군

21번 염색체가 3개 존재한다(trisomy 21). 1/650-800 확률로 다운증후군 발생, 모체의 나이가 35세 이상이면 확률이 증가하는데, 모체의 나이가 45세 이상이면 다운 증후군 확률이 1/30로 위험이 급증한다. 다운증후군 환자의 특징은 다음과 같다. 외모의 특징이 두드러진다. 손가락이 뭉툭하고 짧다. 눈꼬리가 올라가고slant eye, 코가 짧으며 편평하고, 귀가 작다.

키가 작고, 생식기의 발달이 늦다. 학습능력이 떨어지고, 저혈압hypotonia과 50% 이상의 환자들이 심장질환에 시달린다,

2. 에드워드 증후군

18번 염색체가 3개 존재한다. 1/3,000 확률로 발생. 아래쪽에 위치한 귀. 소하악증작은 아래턱증, Rocker bottom foot, 지체장애. 출생 후 드물게 몇 주 동안 생존할 수 있다.

3. 파타우 증후군

13번 염색체가 3개 존재한다. 1/5,000 확률로 발생, 아래쪽에 위치한 귀. 갈라진 입술, 구개균열, 다지증, 미세안염, 학습장애, 출생 후 드물게 몇 주 동안 생존할 수 있다.

4. 묘성cri du chat 증후군

고양이 울음 증후군cat cry syndrome이라고도 하며, 염색체 5번의 단축이 상실되는 이상으로, 1/20,000-50,000의 확률로 발생한다. 출생 시 매우 작은 뇌를 가지며, 태어나 생존하면 매우 작은 소리, 고양이 소리 같은 울음을 낸다. 정신지체 저체중이상을 보이고, 저혈압hypotonia, 소두증microcephaly, 작은 턱micrognathis이 특징이며, 눈 사이가 넓다hypertelorism. 주로 둥근 얼굴이 많고, 안내각상의 주름이 있고, 에드워드 증후군처럼 귀가 낮은 위치에 있다.

음식 섭취가 어렵고, 걷는 것의 발달이 지연되며, 과다 행동을 일으키고, 척추 측만증scoliosis과 언어장애, 정신지체, 신체 내부기관의 이상

을 보인다.

II. 성염색체 이상에 기인하는 유전질병

주로 X 염색체 이상에서 발생하는데, Y-염색체는 크기가 작고, 유전자수가 많지 않으므로 남자의 X-염색체에게 변이된 유전자가 있으면 100% 전달된다. 아래 그림과 같이 전파되는 패턴은 모체가 보인자일 경우 유전자는 딸에게 전달되고, 보인자로서 발병은 되지 않는다. 여자의 X-염색체에게 이상유전자가 있으면 50% 확률로 자식에게 전달된다. 그러나 아들에게 전달되면 발병한다. 따라서 성염색체연관 질병은 남자에게서 주로 발병하지만, 주로 원인 유전자는 모체에서 아들로 전달되는 것이다. 모계에서 딸로 유전병이 전달 발병되기 위해서는 두 개의 X 염색체 모두 이상유전자를 가져야 하므로, 발병 확률이 낮다.

발병한 아들이라도 정상 여자와 결혼한다면 딸들은 보인자이므로 발병하지 않고, 아들들은 모두 정상으로 출생한다. 그래서 남자는 결혼을 잘해야 한다.

성 염색체 관련 유전질병의 전파

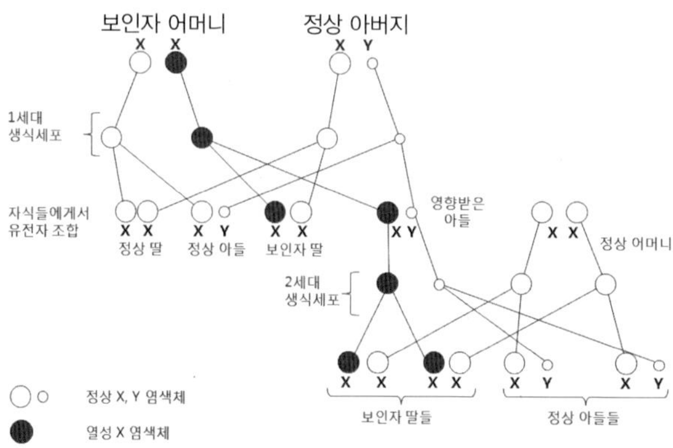

1. 색맹

적록 색맹 등 특정 색깔 구분이 불가능한 경우이다. 수정체 원추세포에 특정 색 수용체 이상으로 발생한다. 여자에는 희귀하지만, 남자에게는 1/10로 발병한다. 보인자 모체에서 이상 X 염색체 1개만 받은 아들은 바로 색맹이 된다. 따라서 엄마는 색깔 구별 잘하는데도 색맹인 아들을 낳을 수가 있다.

2. 혈우병

혈전형성인자 Factor-VIII가 결핍되어 혈액이 혈관 밖에서 응고되지 않는 것이다. 최근 유전공학으로 혈전 형성 단백질을 개발하여 치료가 가능하고, 유전자 치료 방법도 개발되어 있다. 영국을 제외한 유럽의 왕조가 혈우병으로 큰 타격을 받았는데 주로 왕족간의 근친결혼이 큰 이유가 되었다. 특히 러시아 왕족 남자들이 혈우병으로 오래 살지 못하였다.

3. Fragile X syndrome

정신지체와 연관

1991년에 밝혀진 신종 질환 X 염색체의 long-arm에 가늘고 실 같은 구조로 확인

이 부분이 쉽게 부서짐.(그래서 이름이 유래)

모계가 전달체(1/600)이고 아들들이 주로 발병(1/1250)

DNA 검사로 진단 가능하며, 80%의 아들들이 정신지체와 지능 발달 장애를 보이고 대화 시 눈을 마주치지 못하고, 손을 가만두지 못하고, 손가락 물어뜯는 행동을 보인다. 비정상적인 언어 구사를 자주하며, 너무 빨리 말하거나, 반복적인 발음으로 대화소통이 어렵다. 여자는 발병확률이 낮고 30%만 정신지체를 보인다. 길고 좁은 얼굴이 특

징이며 크고 쫑끗 솟은 귀 등이 특징이다. 치료법은 없고, 간접적인 약물치료법만 가능하여 증상을 완화시킨다.

4. 터너증후군

성염색체 1개를 상실하여, 염색체 수가 45개 뿐이다. x 염색체 1개만 존재한다. 정상적인 여자는 X 염색체가 두 개인데 1개 뿐이므로 여자처럼 보이지만 난소가 발달하지 않는다.

배란 장애가 있고, 월경 없으므로 불임이 된다. 신장의 왜소 · 단경(短頸: 짧은 목) · 익상경(翼狀頸: 목에 물갈퀴모양의 살이 생기는 경우 날개처럼 보인다) · 외반주(外反肘 팔꿈치 관절의 기형) · 대동맥협착증大動脈狹窄症 등의 임상증세가 있다.

5. 클라인펠터 증후군

성염색체 1개가 더 많아 XXY, 47개의 염색체가 존재한다. 남자에게 1/500-1000의 확률로 발생한다. 산모의 나이가 많아질수록 남아 출생 시에 확률이 증가한다. 남자처럼 보이지만 고환이 작고 정자생산에 장애가 생겨 불임이 된다. 대개 연약하고 팔다리가 길며 때로는 유방이 비대해지고(여성화유방) 25% 정도가 정신지체를 보임.

6. 이중 Y 증후군Double Y syndrome

Y 염색체가 1개 더 많아 XYY 이며 47개 염색체를 가진다. 1/800 의 확률로 발생한다. 특징은 키가 크고, 출생 가능하며, 약한 정신지체를 보이며 정신적인 결함을 보이는데, 키 큰 범죄인들에서 주로 발견된다. 성기 발육 부전을 보이기도 하는데, 대개 정상적인 출산이 가능하다.

7. 자웅동체hermaphrodites

고환과 난소를 동시에 가지는 자웅동체로서 염색체 이상에 기인한다.

◎ 유전자 카운슬링(Amniocentesis, 양수검사)

양수검사 임신 14주 이후 염색체이상 및 유전자 검사로서 200여 개의 유전병 진단 가능하다.

ㅇ 융모막 검사Chorionic villus sampling

융모막 검사 임신 8-10주에 검사, 태아 염색체 이상을 진단하기 위해 실시한다. 융모막 생검 검사는 다운증후군 등 중증 유전질환을 감지하는 데 매우 효과적이지만 시료 채취를 위해 융모막에 바늘을 찔러야 하므로, 이 같은 검사가 혈관종이나 사지 기형 등 예기치 않은 후유증을 유발할 수 있다는 사실을 산모나 의료진 모두 정확히 인지하고 있어야 한다.

ㅇ 선천성 질병

유전적 소인 없이 출생 후 즉시 혹은 단기간 내에 발생하는데, 발생초기 혹은 임신 2개월 이내에 태아의 이상을 일으킨다. 대부분 산소부족, 모체감염, 약물, 방사능, 바이러스 감염 등의 발생. 루벨라, 뇌성마비, 매독, 약물 등에 의해 일어난다.

1. 루벨라rubella

태아가 모체 내에서 풍진바이러스에 침해되어 생기는 이상증세. 출생 후에 눈의 이상(백내장 · 소안구) · 청력장애 · 심장의 기형(동맥관개존 · 심실중격결손증), 중추신경의 이상(소두증 · 수두증 · 정신지체아), 치아의 이상 등이 발견된다

2. 뇌성 마비Cerebral palsy

출생 전이나 출생 도중, 또는 출생 후에 뇌신경조직이 장애, 사지가 마비되는 것을 비롯하여 지능의 발육이나 시력 · 청력 등의 장애.

임신 중의 원인으로 모체가 임신 초기에 바이러스성 질환풍진 · 인플루엔자 등 또는 매독에 걸리거나 외상 · 임신중독 · 영양실조 등으로 태생기胎生期에 뇌신경장애 원인. 최근에는 부모의 혈액형의 부적합에서 오는 것으로도 알려져 Rh인자가 주목 받고 있다. 그 이외에도 출산 시 난산 혹은 충격 외상으로 인한 뇌조직 내출혈, 분만 장애로 인해 뇌의 산소결핍으로 오는 장애, 뇌의 발육이 불충분한 조산아의 뇌출혈 장애 등이 있다. 그 이외에도 출산 후의 원인으로 고열성 질환이나 각종 뇌염腦炎 또는 수막염髓膜炎 등에 의한 것, 외상에 의한 뇌신경장애 등을 들 수 있다. 이상의 원인 중에는 출산과 관련되는 것이 가장 많다.

3. 매독

산모가 감염되면 태아 발생시에 전염가능하며, 심각한 배아 발생 장애를 일으키고 실명 혹은 청력 상실을 유발한다. 전신 마비와 정신 장애등이 올수 있다.

매독 감염은 잦은 자연유산, 사산과 연관된다. 모체가 매독균에 감염되었다면, 임신 5개월 이전에 치료 요구된다.

4. 약물 Thalidomide

탈리도마이드는 졸음과 수면을 유발하는 진정효과로, 1950년대 개발되었으나, 임산부의 입덧 치료제로 주로 사용되었다가 이 약을 복용한 임산부에서 단지증 등의 기형아 출산이 보고되면서 1960년대 말에 금지된 약물이다.

1962년 기형발생(임신 2개월 이전에 노출, 팔다리 상실)우려로 사용중지 되었다.

당시에 유럽 식품의약국은 이 약물의 사용을 허가하였고 많은 산모들에게 인기 있는 입덧치료제로 사용되었지만, 기형 유발로 수많은 희생자가 발생하였으나, 미국 식약청에서는 면밀한 연구 끝에 금지하여 희생자가 발생하지 않았다. 미국 식약청의 쾌거였다.

이 약제는 최근에 암 전이에 필수적인 신생혈관형성을 억제하여 항암 효과를 나타내는 것으로 밝혀져 임상에서 다발성 골수종을 비롯한 암 환자에 가장 많이 사용되는 신생혈관억제제가 되었다.

5. 언청이

미국에서 1/700로 신생아 언청이가 발생하고있으며, 13번 염색체가 3개Trisome로 존재하는 염색체 과다 질병이다. 임신기간 동안 배의 두 면이 융합되는 것이 실패하여 발생한다. 언어, 호흡, 식사곤란과 외모 콤플렉스가 심각하다.

치료방법으로 가장 근본적인 것은 태어나기 전에 유전자 치료를 하는 것인데 유전자 치료의 원리는 치료에 필요한 유전자를 질병 부위에 직접 투입함으로써 병이 생긴 유전자를 대체하거나, 결과적으로 체내에서 치료용 단백질을 생산케 하여 이상을 치료하게 하는 것이다. 치료용 건강한 유전자를 환자의 몸에 넣어 건강한 유전자가 발현되게 하는 원리이다. 치료는 투여 방법에 따라 체외나 체내 유전자 치료제로 나눌 수 있다.

○체외치료

체외 치료는 환자의 조직으로부터 세포를 채취한 뒤 이 세포에 유전적 조작을 가해 이를 다시 환자의 체내에 이식하는 방법이다.

○ 체내치료

체내 치료는 환자의 몸에 필요한 유전자(건강한 유전자)를 직접 주입하는 방식이다.

- 환자에 따른 특이성이 비교적 낮고, 비용도 상대적으로 저렴하지만 유전자 전달효율(전달체 개발), 발현량, 안전성 등에서 체외치료보다 다소 불리함.
- 전체 유전자 치료 연구분야의 80% 이상 절대 다수가 역시 유전질환과 암, 심혈관 질환에 집중.
- 특히 혈우병, 근위축증 같은 유전성 질병은 현재로서도 유전자 치료 효과가 매우 좋은 것으로 기대.

◇ 유전자 치료제의 적용

- 종양 억제 치료제 가장 먼저 발매. 항암제
- 간암, 폐암, 유방암, 난소암 등의 암 질환 유전자 치료의 가능성이 높아지고 있고, 적용 범위가 점차 확대

  ※암은 유전적 소인이 있음
- 심혈관질환 분야에 있어서 유전자 치료제는 관상동맥질환 즉, 허혈성 심질환처럼 동맥경화 등의 원인 때문에 혈관이 좁아지거나 막혀서 발생하는 질병의 치료를 목표로 하고 있음

- 간단히 요약하면 혈관 신생 유전자를 사용해, 혈관의 생성을 유도하고 혈류를 회복하게 하는 원리.

- 이외에도 치매의 대표적인 원인인 알츠하이머, 역시 유전적 요인의 병인의 큰 비중을 차지하는 헌팅톤병(신경계 질환)과 파킨슨병(신경계 질환), 이밖에도 뇌졸중(신경계질환), 뇌척수손상, 신경근육계 질환 등 뇌신경질환 유전자 치료제를 적용할 수 있는

분야는 무궁무진 하다. 유전자 치료제의 개발에는 전달체도 매우 중요하다. 질환/세포 표적화 유전자치료제의 전달이 중요. 전신 전달, systemic delivery, 용해도 향상, 신속 전달을 위해서 전달체가 필요하다.

○ 현재까지 유전자 치료제의 문제점

치료용 유전자의 디자인은 어렵지 않고 상당히 실용화 가능하다. 그러나 타겟 조직으로 유전자를 안전하게 효율적으로 전달하는 전달체(vehicle)의 개발이 가장 어려운 관건이며, 유전자 치료제 개발의 핵심이다. 즉, 약물은 충분하나 용해도 향상 및 전달 방법이 관건이다.

O 약물 전달체

○ 약효는 좋은데 독성이 문제이므로, 투여용량을 줄여서 독성을 낮추어야 한다.

○ 험난한 신약개발보다 검증된 기존 약물의 전달 방법 개선이 더 유리하다.

○ 기존 약물의 새로운 용도 발굴이 더욱 중요하게 부각되고 있다. 이러한 경향을 Drug repositioning 이라고 한다.

• 약물전달에 리포솜의 응용 사례

1. Amphotericin B
항진균제. ADIS 환자 혹은 항암제 치료 환자의 감염 예방 및 치료에 사용. 매우 toxic 하지만 수용성이라 리포솜으로 formulation 가능
2. Doxorubicin
항암제(특히 유방암). 친수성. 리포솜으로 전달 임상시험 중

3. Transferasome
Ultraflexible liposome. 피부장벽을 통과할 수 있을 만큼 부드러움. 피부질환치료제, 주사 없이도 바르기만 해서 전신전달 가능
4. 유전자 전달체
DNA는 음전기를 띠므로 양전기를 띠는 리포솜에 쉽게 결합함. DOTAP
5. 바이러스를 이용한 전달
Adenovirus, Lentivirus, Herpesvirus, Parvovirus...

• 프로테오리포솜을 이용한 유전자 전달체, 약물 전달체 개발

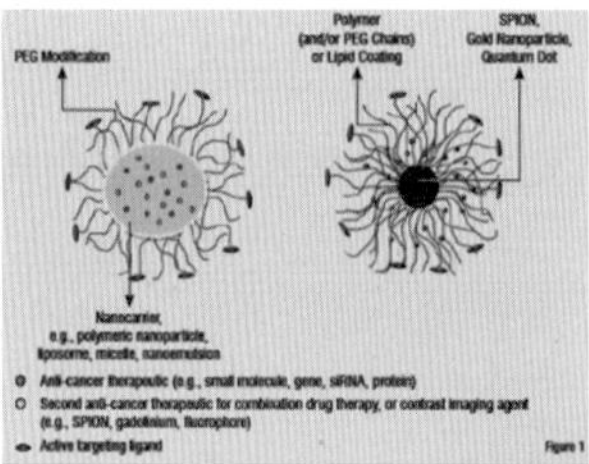

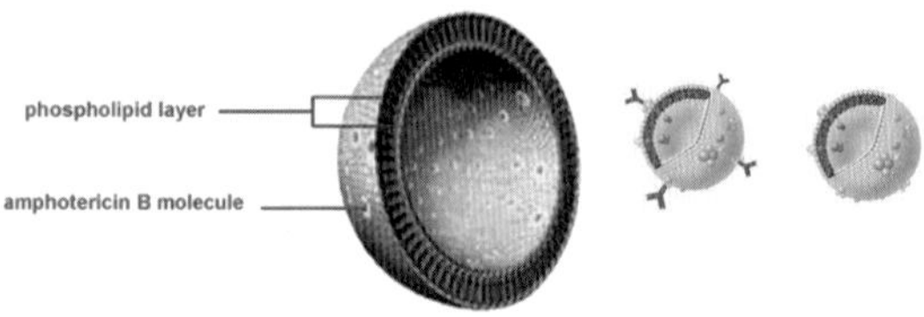

다양한 약물/유전자 전달체들

인지질 이중막 안에 음전기를 가지는 DNA를 집어넣을 수도 있고 이중막에 단백질을 위치시켜 리간드로서 세포수용체에 전달이 쉽게 할수도 있다. 따라서 유전자전달체로 사용되기 위해서는 인지질과 단백질이 모두 필요하다. 필요에따라 인지질 이중막에 음전기를 가지는 인지질을 사용할수도 있고, 항체를 인지질이중막에 위치시켜 특정 조직(유방암, 난소암 등) 으로 전달을 유도할수있다. 가장대표적인 것이 고밀도 지단백질인데 특히 인지질 이중막과 콜레스테롤 조성이 일반세포의 구성과 유사하여, 세포와 세포수용체와의 상호작용이 원활하여 전달능력이 좋아진다.

유전자 치료제 전달체: 고밀도지단백질
(인지질+단백질의 복합체)

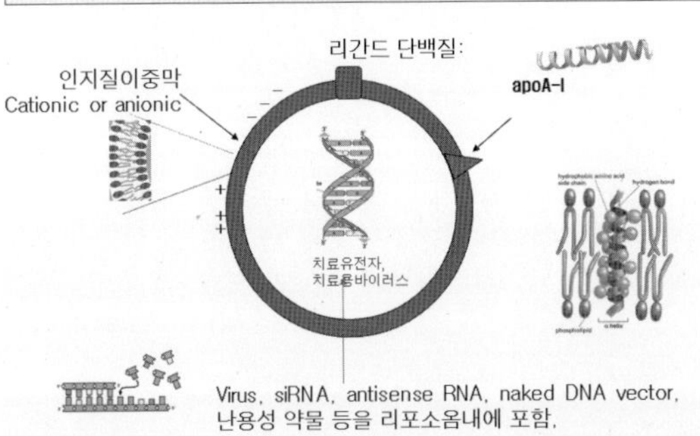

고밀도지단백질 (프로테오리포솜) 전달체의 효과

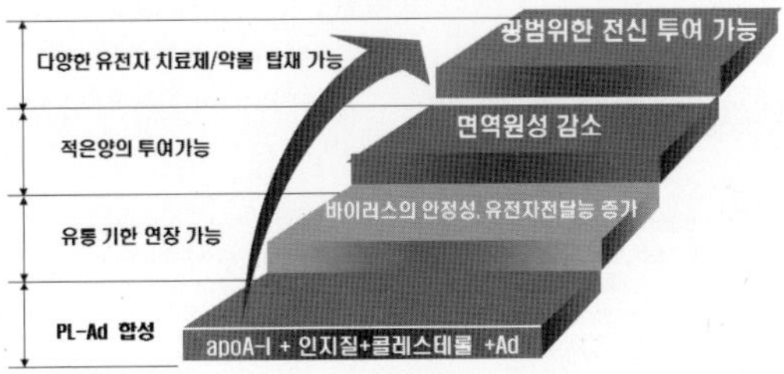

아데노바이러스를 재조합 고밀지단백질에 혼입하여 실온에서의 안정성과 보관성을 향상시켰고 세포모델에서 유전자발현 능력이 우수함을 증명하여 논문을 작성하여 Human Gene Therapy 저널에 투고하

였다. 그러나 심사위원들이 동물실험을 통하여 증명해달라는 요청을 받고 고민하다가 제브라피쉬의 근육에 인젝션해 보았다. 그 결과 아데노바이러스를 V156K-고밀도지단백질에 혼합하였을 때 가장 우수한 유전자 발현능력을 보여주었다. 아래의 그림과 같이 아데노바이러스 단독 인젝션인 경우에는 거의 유전자발현이 관찰되지 않았으나 V156K에 혼합된 아데노바이러스는 10배 이상의 녹색형광 발현을 보여 주었다. 이결과는 살아있는 동물의 조직에서 아데노바이러스가 고밀도지단백질에 의해 발현능력이 향상됨을 보여준다. 이렇게 향상된 아데노바이러스의 유전자전달은 3주까지 지속됨을 관찰하였다.

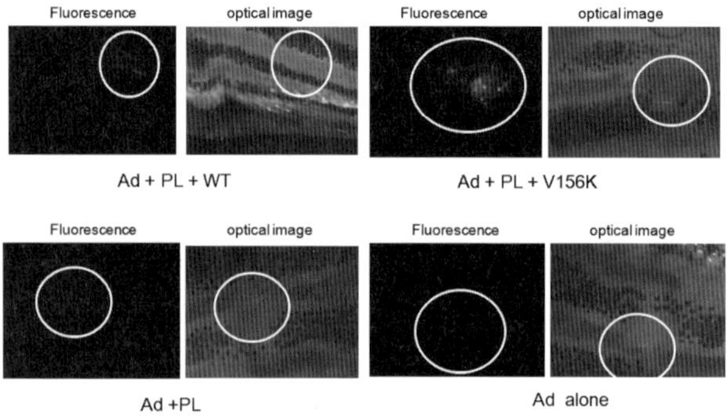

HUMAN GENE THERAPY 21:1–9 (May 2010)

DOI: 10.1089/hum.2008.207

Enhanced Delivery of Adenovirus, Using Proteoliposomes Containing Wildtype or V156K Apolipoprotein A-I and Dimyristoylphosphatidylcholine

Ki-Hoon Park,[1,*] Chae-Ok Yun,[2,*] Oh-Joon Kwon,[2] Cheol-Hee Kim,[3] Jae-Ryong Kim,[4] and Kyung-Hyun Cho[1]

조선일보 제27710호 | 대구·경북

"유전자치료제 효과 10배 이상 높였다"

영남대 조경현 교수 연구팀 척추동물 통해 증명

암·심혈관질환·에이즈 등 난치병 치료에 활용되고 있는 '유전자치료제'의 효과를 획기적으로 개선시킬 수 있는 연구결과가 나왔다.

영남대는 생명공학부 조경현(曺京鉉·42) 교수가 기존 유전자치료제의 전달효율을 증가시키고, 유통가능성을 높여 경제적 부담까지 낮출 수 있는 방법을 세계 최초로 개발했다고 27일 밝혔다.

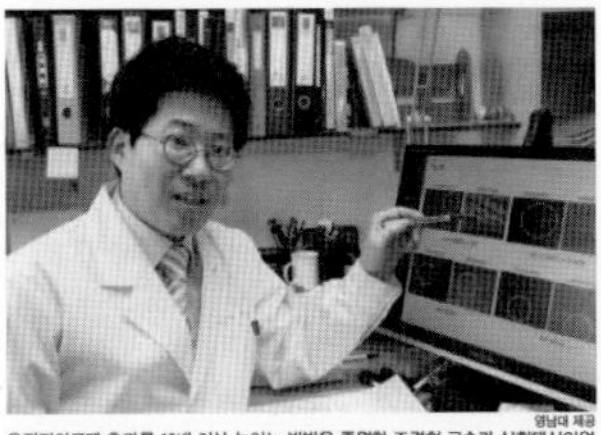

영남대 제공

유전자치료제 효과를 10배 이상 높이는 방법을 증명한 조경현 교수가 실험대상이었던 제브리피시를 가리키며 연구결과를 설명하고 있다.

영남대에 따르면, 유전자치료제는 결손 혹은 고장 난 유전자를 외부에서 공급해 각종 질병을 치료하는 의료기술로, 외부의 유전자를 얼마만큼 효율적으로 세포 내에 전달하는가가 관건이었다.

현재 가장 널리 쓰이는 유전자 전달 방법은 '아데노바이러스(adenovirus·인두 결막염과 유행성 결막염 등을 일으키는 바이러스)'를 이용한 유전자 전달 방법. 그러나 이는 실온에서 불안정해 유통기간이 짧고, 체내 혈액에서 유전자 전달능력이 약화되는 문제가 걸림돌이 됐었다.

이에 조 교수는 나노바이오기술을 이용해 프로테오리포솜이라는 물질을 만들어 아데노바이러스를 포장, 유전자 전달효율을 10배 이상 향상시키고 안정성도 2배 이상 증가시키는 방법을 소형 척추동물인 '제브라피시'를 통해 증명했다.

영남대 노인성혈관질환연구센터와 지식경제부의 지원을 받아 지난 2007년부터 3년 동안 진행된 이번 연구결과는 유전자치료 분야의 SCI급 권위지인 '인간유전자 치료(Human Gene Therapy)' 2010년 1월호에 게재됐다. 영남대측은 "조 교수의 연구 결과는 아데노바이러스뿐 아니라 RNA 저해제, 플라스미드 DNA 등 모든 유전자치료제와 약물전달체의 전달효율을 증가시킬 수 있을 것"이라며 "특히 최근 각광받고 있는 '바이오시밀러 제약산업'(특허기간이 만료된 약 가운데 단백질 합성물과 관련된 복제약을 개발하는 것으로, 현재 시장규모만 30조원에 이를 것으로 추정된다)의 발전에 전기를 마련할 것"이라고 기대했다.

이에 따라 조 교수 연구팀은 이번 연구결과와 관련된 특허를 등록하고, 기술이전을 위해 국내외 유전자치료제 생산기업과 협의하고 있다.

최재훈 기자 acrobat@chosun.com

제6장

순환기 질환

제6장

순환기 질환

1. 심장과 혈관의 구조와 기능

우리가 흔히 병원에 가면 순환기 내과라는 간판 표시를 볼 수 있는데 순환기라는 말이 알 듯 하면서도 쉽게 와 닿지는 않는 사람들이 많다. 순환기는 혈액 순환에서 유래한 말인데 정의는 심장과 동맥 혈관을 포함하여 산소와 영양분 수송이 목적인 기관을 통칭한다. 따라서 대부분 심혈관계를 지칭한다.

• 사람의 심장의 구조 :
아래 모형 사진과 같이 2심방 2심실 구조로 위쪽은 심방, 아래쪽은 심실로 구성되며 좌우로 구분하여 부른다. 동맥혈을 뿜어내는 기능으로 좌심실이 중요한데 좌심실은 심실은 심장안의 왼쪽 아래 부분에 존재하며 기능은 좌심방에서 오는 피를 대동맥으로 보내는 일을 한다. 좌심실은 심장의 4개의 방 가운데 벽이 가장 두꺼운데, 이는 혈액이 동맥을 통해서 온몸으로 가도록 강하게 펌프질을 해야 하기 때문이다. 좌심실 벽이 두꺼워 지면 심혈관 건강에 적신호가 켜진 것으로 해석한다.

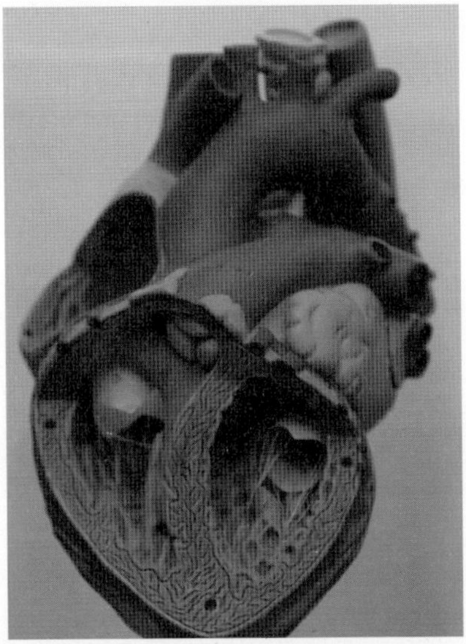

동시에 산소를 가진 혈액은 폐 모세혈관으로 가서 폐정맥이 되어 심장으로 돌아온다. 4개의 폐정맥이 산소가 가득한 혈액을 양쪽 폐로부터 심장으로 되돌아오게 한다. 새롭게 산소를 받은 혈액은 폐정맥으로부터 좌심방으로 들어간다. 좌심방의 벽이 수축하면 혈액은 아래에 있는 좌심실로 간다. 심장의 4개의 방 가운데 좌심실의 벽이 가장 두터우며 우심실의 3배나 된다. 이는 혈액이 동맥을 통해서 온 몸으로 가도록 온 힘으로 펌프질을 해야 하기 때문이다. 좌심실에서 혈액은 대동맥 판막을 통해 대동맥으로 가 온몸으로 나가게 된다. 대동맥 판막은 펌프질을 할 때 좌심실로 혈액이 역류되지 않도록 한다.

• 산소를 포함한 혈액의 순환과 동맥으로의 유입

CO_2 충만한 정맥혈이 우심방으로 복귀하면 우심실에서 폐동맥

을 경유하여 허파로 전달, 가스 교환이 일어나고 산소 충만해진 적혈구, 동맥혈이 폐동맥을 따라 좌심방 경유하여 들어오면, 좌심실에서 펌프질하여 대동맥으로 전신으로 수송된다. 자세한 경로는 아래 그림과 같다.(6-1 그림.)

2. 심혈관질환의 종류

○동맥혈액 순환 질병
○동맥 혈압 질병
○폐동맥 고혈압(PAH)
○당뇨성 혈관질환

A. 동맥 혈액 순환 질병

동맥혈액 순환 질병은 우리가 흔히 동맥경화라고 알고 있는 심혈관 질환을 통칭한다. 가장 흔한 동맥경화의 출발은 고지혈증이다.

- 고지혈증 :

  혈중 콜레스테롤과 중성지방이 기준치 이상으로 증가한 경우이다. 과도한 콜레스테롤은 동맥경화 발생과 직접 비례하고, 과도한 중성지방은 각종 염증성 질환과 동맥경화의 가속화, 췌장염을 유발시킨다.

- 고중성지방혈증 :

  일반적인 급성 췌장염의 10% 이상이 고중성지방혈증과 연관 있고, 특히 임신 중의 췌장염 50% 이상이 고중성지방혈증과 연관 있다. 특히 혈청 중성지방이 1000 mg/dL 이상이면 췌장염의 발병위험이 매우 높은데, 중성지방 분해 유전자 변이, 환경 영향 혹은 생활습관과 유관한 경우도 많다. 고중성지방혈증의 이차적인 연결 장애는 비만, 당뇨, 임신장애, 알콜 중독 등이 있다.

혈액의 순환과 가스 교환

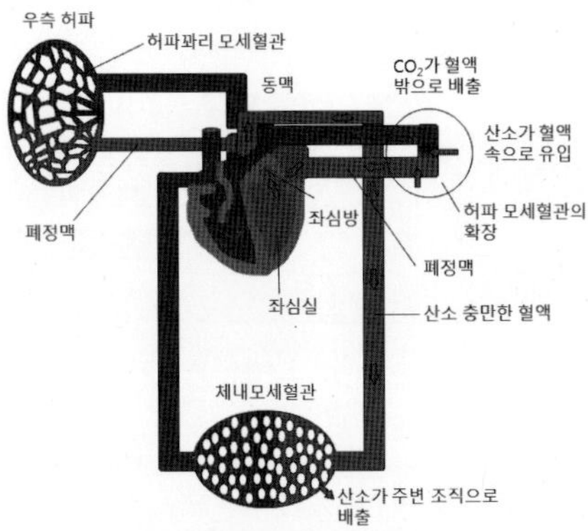

• 고콜레스테롤혈증

콜레스테롤이 혈액에 고농도로 존재하는 경우(260 mg/dL)이다. 체내에서 합성되는 양이 활발하고, 소비가 적기 때문에 주로 발생한다. 음식을 통해 먹는 콜레스테를은 혈청 콜레스테롤 농도에 크게 영향을 주지 않는다.

• 동맥경화

동맥경화는 혈관의 딱딱해짐과 막힘, 아래와 같은 복잡한 원인과 증상이 있다.

관상동맥질환이란?

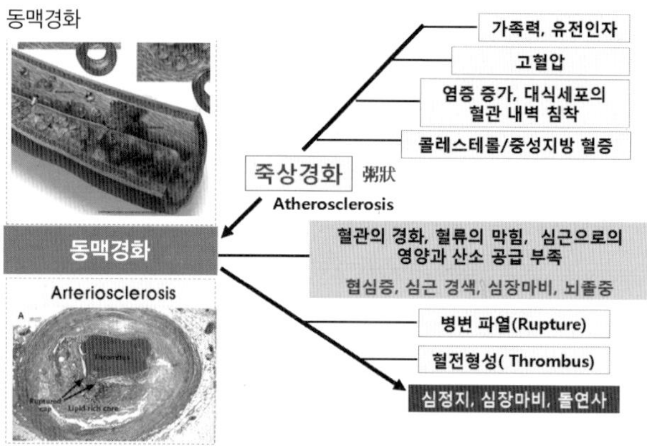

동맥경화arteriosclerosis 는 동맥혈관이 막히는 현상인데, 막히면 혈관이 탄력을 잃고 굳어진다는 뜻에서 경화(hardening, 경화)라고 부른다. 경화된 혈관은 쉽게 파열된다.

○ 죽상경화(粥狀, atherosclerosis)

동맥경화의 근본적 원인으로 혈관 내부가 막히는 원인이다. 산화된 저밀도지단백질LDL과 죽은 혈관 대식세포 찌꺼기는 서로 달라붙어 끈적끈적해져(athero, 죽과같이 끈적함), 동맥내강의 상처부위에 달라붙게 된다. 또한 점점 성장하면서 동맥병변이 형성되어 혈관이 막히기 시작한다.

• 말초동맥질환peripheral artery disease

말초동맥질환은 하지에 혈액 공급이 원할 하지 않아 걸으면 장딴지나 허벅지의 통증을 유발하지만 쉬면 좋아지는 파행증상을 보인다. 그러나 심하면 피부에 괴사가 일어나고 하지 절단을 하기도 하는 흔한 질환임에도 위험에 대한 인식이 부족한 상태다. 흔히 흡연자들 혹은 만성 당뇨환자들 중에 발가락 끝이 썩는 증상 즉, 버거씨병이나 당뇨발 등의 환자들이 대부분 말초동맥질환으로 분류된다.

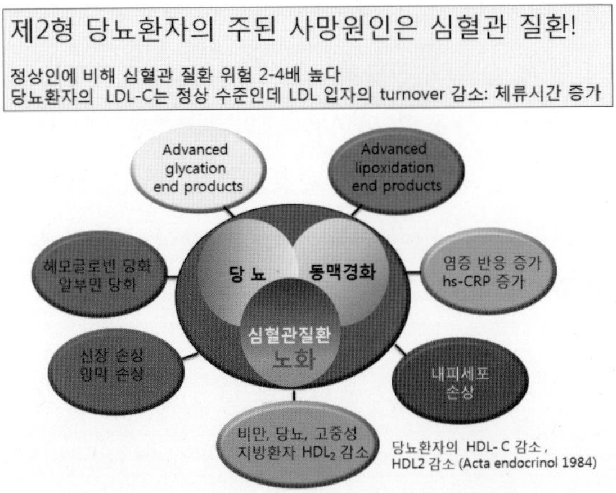

주된 증상은 수족 냉증, 피부 건조증, 탈모인데 발생 부위에 맥박이 없거나 급감소한다. 또한 잦은 궤양과 괴저(세균 감염과 썩는 증상), 주로 발가락 끝부터 피부의 진한 탈색 혹은 변색된다.

당뇨성 족부궤양은 당뇨환자에게서 가장 흔한 합병증인데 발가락이 썩어가는 심각한 부작용으로 하지절단의 위험이 증가하는 매우 위험한 합병증이다. 위의 그림에서 보는 바와 같이 당뇨환자는 모세혈관에 동맥경화가 발생하여 혈관내피세포의 염증이 증가하고 말초동맥의 혈액순환이 잘 되지 않는 임상적 특징을 보인다. 또한 신장이나 눈의 망막은 모두 말초동맥이면서 모세혈관으로 구성되어 있어서 한번 손상되면 회복하기가 매우 어렵다. 또한 당뇨와 동맥경화는 동반하여 발생하는 경우가 많은데 실제로 당뇨환자의 30% 이상이 심근경색으로 사망하고 있다.

관리 요령은 즉시 금연해야 하고, 고혈압이나 당뇨 등의 동반질환을 완화시켜야한다. 체중 감량 프로그램에 참여하고, 고콜레스테롤 혈증을 낮추는 것도 필요하다. 팔과 다리, 발을 따뜻하게 해야 하지만 그렇다고 뜨겁게 가열할 필요는 없다. 특히 세균 등에 감염되지 않도록 해야 하고, 노인들은 걷기와 발마사지를 통해 수족의 혈액 순환이 원활하도록 도와준다. 저용량의 아스피린이 심근 경색이나 중풍의 위험을 낮추는데 도움이 되기도 하지만, 의사의 진단과 처방을 받아 복용하는데, 몇 주 이상의 장기복용은 위험하다. 특히 다리 절뚝거림을 완화하기 위해 혈관확장제를 복용할 필요는 없다.

심장, 뇌혈관질환과 말초동맥질환은 혈관의 노화와 죽상동맥경화증에 의한 증상으로 침범 부위에 따라 증상이 달리 나타나는 것으로 알려져 있다. 이와 관련 본 연구 결과에서는 각각의 질병이 중복되는 비율이 서구의 결과와 비슷해 우리나라도 고 위험군에서는 말초동맥질환의 위험성을 인식할 필요가 있다.

B. 말초동맥질환의 종류

1. 레이노Raynauds 질병

레이노 질병은 동맥의 경련(spasm, 쥐남)으로 인해, 손가락 혹은 발가락 끝에 산소 공급이 원활치 못해 일어나는 냉증이다. 매우 흔한 질병으로 전체 인구의 5%가 발병하며, 대개 젊은 여자가 많이 발병한다. 발가락 보다는 손가락에서 훨씬 더 많이 발병하며, 증상이 발생하면 몇 분에서 몇 시간까지도 다양하게 지속가능하다.

손가락이나 발가락 혈관이 발작적으로 수축하고, 혈액이 공급되지 않아 피부가 창백해지며 곧 청색증이 나타난다. 혈관 수축은 자극이 시작된 지 약 10분에서 15분 가량 지속된 후 풀린다. 그러면 손가락이나 발가락의 색깔은 정상으로 돌아오고, 붉어지면서 얼룩덜룩해진다. 이때 손발 저림, 통증 등의 증상이 동반될 수도 있다. 특별한 치료방법은 아직 없다. 손과 발을 따뜻하게 해주는 것이 가장 자연스러운 예방법이 되며, 고혈압 때문에 베타차단제를 복용하고 있다면 금지해야한다.

※ 베타-차단제Beta-blocker

고혈압을 조절하고 혈류 조절에 도움을 주는 약물이며, 운동 시 나타나는 흉통의 조절에 도움이 된다. 여러 종류가 시판되고 있지만 대부분 아드레날린을 억제하는 작용을 한다. 아드레날린은 심장박동을 빠르게 증가시키므로 관상동맥

질환자에게 위험할 수 있다. 그러나 천식, 당뇨, 심부전이 있는 환자는 베타차단제의 복용을 조심해야한다. 부작용으로 위의 동반질환을 악화시킬 수 있기 때문이다.

2. 버거씨병

주로 젊은 흡연자들이 아래 다리의 작은 혈관들에서 급성 염증이 발생하여 혈관이 막히고 발가락 끝에 괴저가 일어나 결국 절뚝거리는 불구가 된다. 동맥경화와 유사한 증상으로 시작하나 발가락 말단 혈관이 손상되는 특징이므로 구별된다. 치료는 말초동맥질환과 유사하게 진행하며, 환자는 반드시 금연해야 한다.

3. Aortic aneurysm (대동맥류)

대동맥의 굵기 팽창으로 직경이 1.5배 이상 확장되는 현상을 말한

다. 주로 혈관벽이 부풀어 돌기나 풍선 형태로 변형되는 질병이다. 대동맥류는 흔히 혈관벽에 지방이 가라앉아 들러붙은 침착 물이 쌓여 일어나는 결과이거나 유전, 외상trauma 또는 혈관벽을 약하게 하는 기타 질병이 원인이 되기도 한다. 시간이 경과함에 따라 혈관벽은 탄력성을 잃고 정상 혈압에도 혈관이 파열하게 될 수도 있다. 동맥류는 우리 몸에 있는 동맥 어디에나 생길 수 있지만, 가장 동맥류가 가장 흔히 생기는 곳은 대동맥이다. 일반적으로 대동맥의 어느 한 부분이 정상 지름의 1.5배보다 커지면 대동맥류라고 하며, 약 75%는 배의 아래 부분에 생기고(하복부 대동맥류) 25%는 흉부(胸部, 가슴)에 생기는데 흉부대동맥류라고 한다.

쉬어가기

말초모세혈관 관찰

우리 손가락 끝에는 미세모세혈관이 자리 잡고 있어서 쉽게 현미경으로 관찰이 가능하며 어느 정도의 건강 상태를 예측할 수 있게 한다. 손톱 아래쪽의 상단부 를 지나는 모세혈관은 사람에 따라 건강상태에 따라 차이가 날 수 있다.
정상적인 모세혈관은 아래의 20대 비흡연자처럼 혈관이 선명하며 간격이 일정하고 가지런하게 배열되어 있는 반면, 좋지 않은 모세혈관은 아래의 20대 흡연자의 모습처럼 혈관의 성상이 흐릿하며 구부러져 있고 간격이 일정하지 않다. 이는 흡연에 의해 나빠진 혈관건강이 손가락 모세혈관에도 그대로 반영된다는 것을 의미한다.

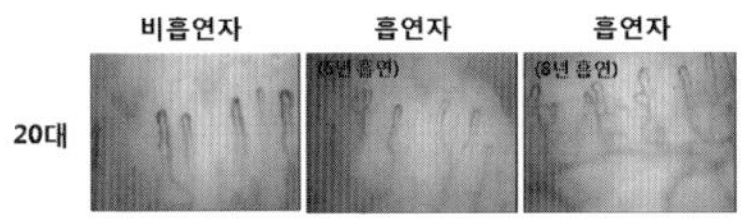

흡연뿐만 아니라 식생활 습관도 모세혈관의 모습에 영향을 주는데 아래의 그림과 같이 같은 16세의 나이에도 비만도에 따라 혹은 식생활습관에 따라 모세혈관의 성상이

다를 수 있다.

BMI가 30에 해당하는 비만남학생은 혈관이 구불구불하고 간격이 일정치 않고 흐릿하며 BMI가 24인 남학생은 혈관이 잘 보이지 않아 식생활 습관을 조사해 보니 하루 2번 교내 편의점에 가서 잦은 군것질을 하는 습관을 가지고 있었다.

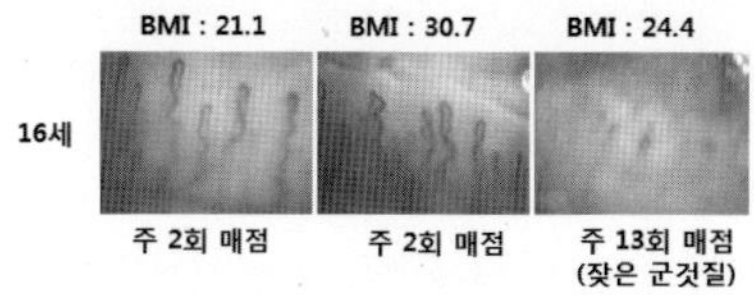

같은 40대라도 건강관리에 따라 모세혈관의 모습은 매우 다를 수 있는데 아래의 그림처럼 비흡연자이면서 주 4회이상 매 30분 조깅을 하는 40대는 혈관이 선명하고 가지런하게 배열되어 있는 반면, 20년 넘게 흡연을 해오면서 운동을 별로 하지 않은 40대는 혈관이 흐릿하고 일정하지 않은 배열을 가지고 있었다.

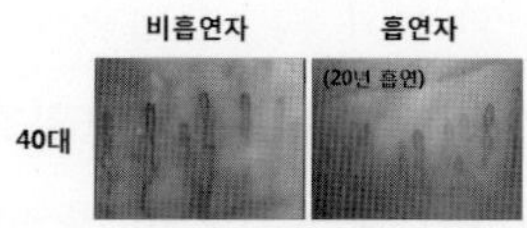

50대가 되면 고지혈증에 시달리는 경우가 많아 스타틴과 같은 콜레스테롤 합성 저해 약물을 복용하기도 하는데 57세이면서 스텐트 시술을 3회나 실시한 환자의 경우에 스타틴 복용으로 인해 콜레스테롤 숫자는 105mg/dL 로 감소해 있었지만 모세혈관의 성상은 매우 흐릿하여 겨우 형태가 관찰될 수 있었다.

혈당이 높으면서도 평소 식습관이 면 종류를 좋아하여, 일주일내내 면 종류로만 식사를 한적도 있다는 50대는 중성지방농도가 300mg/dL로 높았고 모세혈관의 성상은 거의 관찰되지 않을 정도로 나빠져 있었다.

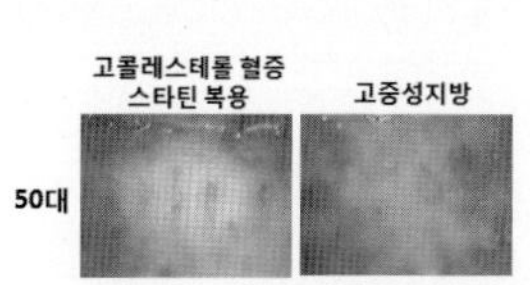

4. 동맥 혈압 질병(동맥고혈압)

흔히 우리가 혈압이라고 할 때 대부분 동맥혈압을 의미하며, 혈압은 수축기와 이완기 혈압으로 구별하여 측정한다. 심장은 끊임없이 수축과 이완의 펌프질을 통해 심실이 수축하여 혈액이 동맥 속으로 뿜어져 밀려나갔을 때의 혈압을 수축기혈압systolic pressure이라 하고, 심실이 확장하여 혈액이 밀려나가지 않을 때에도 동맥벽에 탄력이 있어 혈액을 압박하는데, 이때의 혈압을 이완기(혹은 확장기) 혈압 diastolic pressure이라고 한다.

키와 체중처럼 혈압은 개인마다 달라 그 사람의 고유한 특성이 되지만, 연령증가와 건강상태에 따라 얼마든지 변할 수 있다. 마치 암이나 당뇨가 생기면 체중이 감소하는 것과 같이 혈압도 증가 혹은 감소할 수 있다.

대부분의 경우 연령 증가와 함께, 혈압은 증가하는데 70세까지 증가한다고 한다. 특히 수축기의 혈압이 계속 증가하는데 남자의 경우 더욱 증가하는 특징을 보인다. 이완기 혈압은 증가 현상이 크지 않고 70세 이후에는 오히려 감소하는 경향을 보인다. 고혈압은 선진국 혹은 개발도상국에서 안고 있는 만성 질환의 하나인데 전체인구의 20-30%의 사람들이 고혈압 환자라고 한다. 특히 아프리카 흑인 인구에서 40-45%의 성인들이 고혈압 환자라고 한다. 고혈압은 사망률과 질병 발생율을 증가시키는데 특히 수축기 혈압이 증가하는 고혈압은 심혈관질환의 사망률을 2배-3배 이상 증가시키는 것으로 보고되었다.

따라서 모든 성인은 최소 5년에 한번 씩은 혈압을 측정해야 하는데, 앉아서 혈압을 측정할 때는 앉은 상태에서 최소 5분 이상 휴식한 후 측정해야 더욱 정확하다. 노인이나 당뇨환자는 서있을 때의 혈압도 측정해야하는데, 기립성저혈압orthostatic hypotension의 가능성을 배제하기 위해서이다. 기립성저혈압은 갑자기 일어났을 때 어지러움과 현기증을 느끼는 현상인데 당뇨합병증에 의한 교감신경계의 부조화에 의한 신경학적인 원인과 노화로 인한 원인으로 일어날 수 있다. 노인의 경우에는 신경학적 이상이 없더라도 체내 압력을 감지하는 반응이 느려져서 일시적인 기립성저혈압이 나타날 수도 있다.

고혈압의 원인은 혈압의 증가인데 대개 아직 잘 모르는 이유가 많고, 대개 장기적인 약물요법으로 증상 완화와 치료가 필요하다. 현재까지 알려진 고혈압 유발 원인은 아래와 같다.

① 유전적 소인

가족력이 고혈압에 기여한다. 아직 유전자가 규명되지는 않았지만 고혈압이 가족 구성원들에게서 빈발한다.

② 임신기 소인(태아 소인)

출생 시의 체중이 낮으면 고혈압으로 발전한다는 보고가 수차례 있다. 태아일 때의 영양 공급이 혈관계의 발달과 호르몬 조절 체계에 영향을 주기 때문인 것으로 해석되고 있다. 임신 중에 산모가 충분한 영양공급을 받는 것이, 출생 후 아이의 고혈압을 예방하는데 중요함을 시사하고 있다.

③ 환경적요인

a. 비만

뚱뚱하면 혈압이 증가하는 경우가 많이 보고되었고, 비만과 고혈압은 정비례관계에 있다. 그러나 이때 주의할 점은 혈압 측정 시에 비만인의 팔이 굵어 측정기의 커프가 꽉 끼이는 상태에서 측정하지 않도록 한다. 커프가 너무 조여진 상태에서 측정하면 실제보다 고혈압으로 나올 가능성이 크다. 비만의 합병증 중의 하나인 수면 부족이 동반되면 고혈압의 발생이 증가된다.

b. 알콜 소비

많은 연구에서 알콜 소비 증가는 고혈압 발생과 비례한다고 보고되었다. 그러나 소량의 알콜을 소비하면 알콜을 전혀 먹지 않는 것보다 오히려 혈압이 감소하는 것으로 알려져 있다.

c. 소금 섭취

소금의 섭취 증가와 고혈압의 증가는 전 세계적으로 증명되었고, 시골지역에서 도시지역으로 이주해도 혈압증가가 보고되었는데 이는 도시생활이 소금을 더 섭취하는 것과 연관이 있다. 소금 섭취를 제한하면 혈압이 감소하고, 소디움 대신에 포타슘(칼륨)의 섭취를 늘리면 혈압이 감소하는 것으로 보고되었지만, 과도한 포타슘은 신장 기능의 손상을 가져올 수 있으므로 조심해야 한다.

d. 스트레스

갑작스런 고통이나 스트레스는 혈압을 상승시키지만, 만성적인 스트레스 특히 직업상 받는 업무 스트레스가 고혈압을 유발하는지에 관해서는 아직 확립된 연구 결과가 없다.

④ 체액성 Humoral 기전

체내 자율성 신경계(레닌-안지오텐신, 칼리크라인-키닌 시스템)가 고혈압 유발 시스템에 관여하고 있는데 아직 자세한 메커니즘은 알려진 바 없다.

⑤ 인슐린 저항성

당뇨와 고혈압은 오랫동안 같은 유발 원인으로 지목되어 왔는데 인슐린 과다증, 포도당 불내성증, 낮은 HDL-콜레스테롤, 높은 중성지방이 비만과 고혈압과 밀접하다. 이런 증상들을 통칭하여 X-신드롬이라고 부른다. 이들은 모두 심혈관질환의 위험 증가에 바로 기여한다.

C. 동맥고혈압 : 혈압이 증가하는 병리적 현상으로 아래와 같은 4단계로 구별된다.

	혈압 범위
정상	120/80 mmHg 이하
초기고혈압	120/80 – 139/89 mmHg
제1기 고혈압	140/90 – 155/99 mmHg
제2기 고혈압	160/100 mmHg

고혈압과 심혈관질환의 위험 상관성은 아래의 표와 같이 혈압이 155 이상 되면 심혈관질환의 위험도가 4배 이상 증가하므로, 혈압약을 복용하여 혈압을 낮추어야 한다. 특히 심혈관질환자는 더 고혈압과 중풍 심장질환의 위험이 높다.

혈압	위험도
115/75	정상
135/85	2배증가
155/95	4배증가
175/105	8배 증가

고혈압에 대한 상식

혈압은 잴 때마다 다르다. 혈압은 신체활동, 감정, 계절에 따라 변한다.

고혈압의 증상은 대부분 초기 증상이 없지만 장기적으로 아래와 같은 증상이 있다.

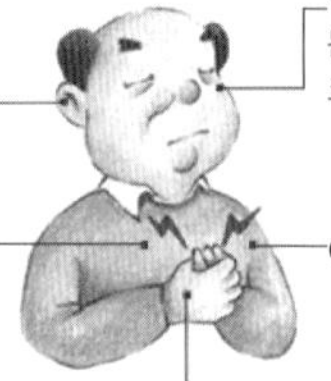
머리가 무겁고 아프다.
어지럽다.
귀가 울린다.
숨이 차고 두근거린다.
얼굴이 빨개진다.
눈에 충혈이 나타난다.
코피가 잘 난다.
어깨가 쑤신다.
손발이 저리거나 부어오른다.

고혈압의 합병증

뇌졸중, 동맥경화성 심장혈관질환(협심증, 심근경색증).

심장비대(좌심실벽이 두꺼워짐), 심부전, 신부전

고혈압약 한번 쓰면 평생 써야 하는가?

- 약을 쓰는 이유는 혈압을 정상으로 유지하여, 고혈압에 의한 합병증을 예방 하기 위한것임.
- 약을 안쓰고도 혈압을 정상으로 유지할 수 있으면 굳이 약을 쓰지 않아도 된다.

고혈압의 발생 시기는 아래 그림과 같이 20대부터 이미 시작되며 60대의 58%이상 인구가 고혈압에 시달리고 있다. 특히 여자는 40대 후반까지는 남자보다 현저히 낮은 고혈압 빈도를 보이나 5,60대 이후에는 남자와 동일한 발생빈도를 보인다. 아마 폐경기와 관련있는 것으로 보인다.

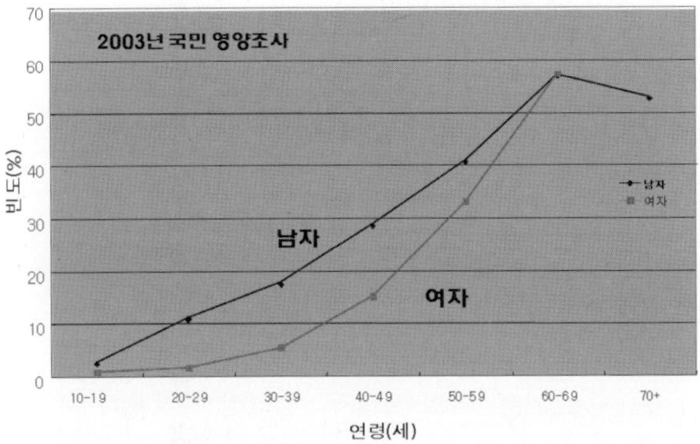

○ 혈압관리 및 치료

1) 혈압이 200/110 이상일 경우 : 매우 심한 고혈압이므로 1~2주 동안 측정하고 확진한 후 즉시 치료와 약물처방을 한다.

2) 혈압이 160-199/100-109인 경우 : 첫 번째로 160/100이상인 경우에는 즉시치료. 두 번째 140-159/90-99인 경우 조직의 손상이나 심혈관계 질병 혹은 당뇨의 합병증이 있는 경우, 혹은 10년이상 심근경색의 우려가 15%이상 있는 경우에는 즉시 치료와 약물처방 한다.

3) 140-159/90-99인 경우 : 표적손상기관이 없는 경우 혹은 심혈관합병증 혹은 당뇨합병증이 없는 경우, 심근경색의 우려가 15%이하인 경우 치료 없이 매년 관찰 주시한다.

4) 135-139/85-89인 경우 : 매년 관찰 주시한다.

5) 135/85 인 경우 : 5년 마다 관찰한다.

● 혈압과 HDL농도의 관계

우리 연구실의 선행 연구에서 20대의 학생들과 30대-50대의 교직원을 대상으로 혈압과 체질량지수 HDL성상에 관한 연구를 진행하여 유의적인 결과를 도출한 적이 있는데, 아래의 그림과 같이 수축기의 혈압과 혈중 HDL 콜레스테롤을 분석하여 보면 혈압이 높을수록 혈중 HDL 콜레스테롤의 비율이 감소한다는 매우 흥미로운 관계를 발견하게 된다. 이는 남녀를 불문하고 20대와 50대 모두에서 일어나는 공통적인 현상으로 HDL이 낮으면 고혈압의 위험이 증가한다는 것을 시사한다.

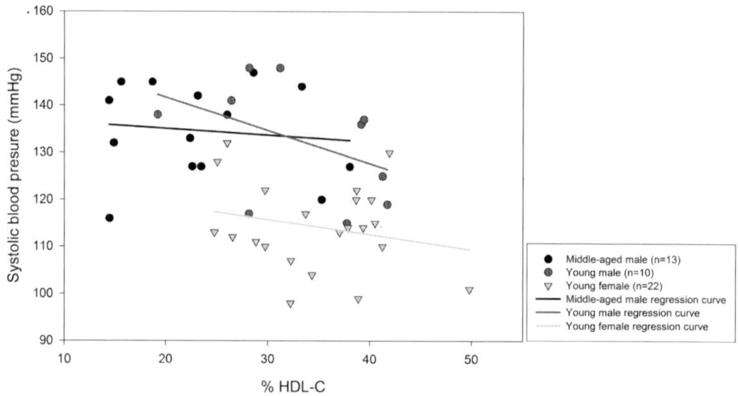

이완기 혈압의 경우에도 HDL 콜레스테롤 비율이 증가할수록 혈압이 낮아지는 패턴을 남녀 모두 모든 연령대에서 보여주었다. 따라서 고혈압을 예방하려면 HDL 콜레스테롤을 올리는 것이 필요하다.

5. 폐동맥고혈압Pulmonary artery hypertension

폐동맥은 전신에서 심장으로 돌아온 정맥혈액을 허파로 보내는 혈관인데, 즉 전신에서 모아진 혈액이 심장에서 모아져, 깨끗이 걸러지기 위해 우심실에서 폐로 나가는데, 이 혈관을 폐동맥이라고 부른다.

정상적인 폐동맥은 14 mmHg 혈압인데 폐동맥고혈압 환자(PAH)는 두배 이상의 혈압(약 25-30 mmHg) 보인다.

- 주된 증상은 다음과 같다.

  dyspnea(호흡이 짧아짐.):힘을 쓰지 않으면 숨쉬기가 어렵거나 숨쉬는데 고통을 느끼는 상태

  피곤 : 조금만 움직여도 쉽게 피로하다.

  syncope(의식 불명,기절) : 수축기 혈압이 60 mmHg 이하로 떨어지거나 뇌혈류가 6~10초 이상 중단될 때 나타난다. 증상은 비교적 갑자기 시작되고 지속기간이 짧으며,보통 실신을 표현하는 방법은 일시적 혼란, 기운 없음, 핑돌음, 아찔함, 취한듯함, 어지럼증, 기억상실, 의식소실, 쓰러짐, 혼수, 졸도 등이 수반된다.

폐동맥 고혈압(PAH)이 심해지면, 심장 박동 능력이 떨어져 휴식기에도 증상 발병한다. 치료하지 않으면 평균 생존기간이 3년으로 단축된다.

- 약물치료와 산소공급이 필수적이며 필요한 경우 폐이식 등을 고려할 수 있다.

특히 임산부가 폐동맥고혈압이 발병하면 매우 위험한데 특히 진통, 분만할 때와 분만 1주 후까지도 위험하다. 임신 초기에 발견되면 유산시키는 것이 현명하다는 말이 있을 정도이다. 이유는 아직 잘 모르

지만 만성적인 허파 색전증(막힘), 만성적인 허파질병, 좌심실 기능 이상 등이 관여하는 것으로 알려져 있다. 특히 산모의 저산소증이 대개 태아에게도 문제를 일으킨다. 병의 종류와 환자의 상태에 따라 다르지만 조산율이 50%를 넘으면 태아 성장 장애도 잘 생겨서 태아 및 신생아 사망률이 높다.

혈압을 줄이려면

- 체중을 줄여라! : 가장 효과적인 비약물요법
- 운동하라! : 하루 30분, 1주에 3번만 운동해도 효과
- 알코올의 소비를 줄여라! : 술은 혈압상승의 원인
- 지방의 섭취를 최소화하라! : 채소와 과일의 섭취를 늘릴 것
- 소금의 섭취를 최소화 하라! : 하루에 2400mg(1 tea spoon) 이하로

콜레스테롤, 심장뿐 아니라 치매에도 영향 : 아밀로이드 플라크와 연관

콜레스테롤 수치를 체크하는 것은 심장 건강뿐만 아니라 치매 예방을 위해서도 중요하다는 연구결과가 나왔다. 미국 캘리포니아대학교 연구팀이 70세 이상의 남녀 성인 74명을 상대로 밝혀낸 결과다. 연구팀은 이들을 대상으로 콜레스테롤 수치와 인지 기능 손상 및 치매 증상 간의 상관관계에 대해 조사했다.

이들 중 3명이 경미한 치매 증상이 있었으며 33명은 별 문제가 없었고 38명은 두뇌 기능에 가벼운 손상이 있었다. 연구팀이 콜레스테롤 수치와 두뇌 스캔 결과를 분석해 본 결과 '좋은 콜레스테롤(HDL)' 수치가 낮고 '나쁜 콜레스테롤(LDL)' 수치가 높을수록 치매나 인지기능 손상이 있는 경우가 많았다.

이번 연구를 이끈 브루스 리드 교수는 "좋은 콜레스테롤 수치가 높고 나쁜 콜레스테롤 수치가 낮으면 치매를 유발하는 물질인 두뇌 속의 아밀로이드 플라크 수치가 낮아지는 것으로 나타났다"고 설명했다.

왜 이 같은 상관관계가 나타나는지는 연구팀이 규명하지 못했다. 그러나 연구팀은 그러나 "심장 건강 여부와는 별개로 콜레스테롤 수치가 적절한지 점검하는 것은 치매 예방에도 중요하다는 것을 보여주는 결과"라고 말했다. 이 같은 연구결과는 '자마 신경학(JAMA Neurology)' 저널에 실렸다.

요염분 검사의 나트륨 수치 (mEq/L)	80	120	160	200
실제 하루 나트륨 섭취량 (mg)	2000	3000	4000	5000

〈자료 : 서울아산병원〉

ㅇ 음식 섭취와 심혈관 질환 : 트랜스지방의 폐해

트랜스 지방이 위험한 줄은 잘 알지만 그 원인과 메커니즘은 잘 모르고 있는데, 막연히 해롭다고만 알려진 트랜스지방*이 어디에 어떻게 해로운지 실마리를 저자의 연구진이 찾아냈다.

*트랜스지방 : 액체 상태인 불포화지방산에 수소를 첨가해 만든 고체상태의 지방. 불포화지방산과 유사한 구조이나 체내에서 배출 속도가 매우 느리다. 연구에 사용된 트랜스지방은 가장 흔한 형태인 탄소 18개짜리 엘라이드산(Elaidic Acid)이다.

o 영남대 생명공학부 조경현 교수 연구팀(BK21플러스 사업팀, 혈청바이오메디칼연구 및 전문인재육성사업팀장, 영남대 단백질센서연구소장)이 미래창조과학부와 한국연구재단이 추진하는 중견연구자지원사업(핵심연구) 및 교육부와 한국연구재단이 추진하는 일반연구자지원사업 등의 지원으로 수행한 이번 연구결과는 영양생화학, 분자영양학 및 영양유전체학 분야 최상위급 국제학술지 Molecular Nutrition & Food Research지 온라인판 5월 25일자에 게재되었다. (논문명 : Elaidic acid (EA) generates dysfunctional high-density lipoproteins and consumption of EA exacerbates hyperlipidemia and fatty liver change in zebrafish)

Mol. Nutr. Food Res. 2014, *00*, 1–9 DOI 10.1002/mnfr.201300955 1

RESEARCH ARTICLE

Elaidic acid (EA) generates dysfunctional high-density lipoproteins and consumption of EA exacerbates hyperlipidemia and fatty liver change in zebrafish

Ki-Hoon Park[1,2,3], Jong-Min Kim[1,2,3]* and Kyung-Hyun Cho[1,2,3]*

[1] School of Biotechnology, Yeungnam University, Gyeongsan, Republic of Korea
[2] Research Institute of Protein Sensor, Yeungnam University, Gyeongsan, Republic of Korea
[3] BK21plus Program Serum Biomedical Research and Education Team, Yeungnam University, Gyeongsan, Republic of Korea

Scope: It is well known that *trans*-fatty acids have proatherogenic properties while HDL has antiatherogenic activities in plasma. However, there has been no report on the effects of *trans*-fat on the functional and structural properties of HDL.

Received: December 19, 2013
Revised: March 16, 2014
Accepted: April 7, 2014

□ 연구팀은 제브라피쉬*를 이용해 트랜스지방이 혈관청소기로 주목받는 혈청 고밀도지단백질**을 변형시켜 세포독성과 혈관독성을 유발하는 것을 알아냈다.

* 제브라피쉬 : 유전체 구조가 사람과 비슷하고 수백 개의 알을 낳아 대량의 유전체 기능 연구와 신약 및 독성물질 검증에 적합한 잉어과의 어류(길이 2–3 cm)

** 고밀도지단백질(HDL, high–density lipoprotein) : 혈청에 존재하는 단백질로 사용하고 남은 콜레스테롤을 수거하여 간세포로 되돌려 담즙산으로 분해, 배설하고 혈관 벽에 쌓인 동맥병변 노폐물을 제거하는 이른바 혈관청소기 역할을 한다.

o 트랜스지방이 혈관 벽에 쌓인 노폐물을 제거해 주는 유익한 고밀도지단백질이 제 기능을 못하도록 변형시킨다는 설명이다.

□ 나아가 제브라피쉬에서 트랜스지방이 지방간과 간염증을 악화시키는 것을 알아내 향후 간기능 개선 연구 등에 기여할 것으로 기대된다.

o 한편 연구팀은 트랜스지방을 섭취한 제브라피쉬에서의 사람 피부세포 노화 유발 효과와 제브라피쉬에서의 배아 독성 및 발달장애 효과를 확인했다.

연구결과개요

1. 연구배경

트랜스지방의 생산과 소비는 매년 크게 증가하고 있으며, 건강에 해로운 것은 일반적으로 알려져 있다. 당뇨와 심혈관질환, 유방암, 대장암 등의 위험 그리고 기형 유발 등이 증가하는 것은 보고되어 있지만, 발병 원인과 전신으로 독성이 나타나는 이유에 대해서는 알려진 바가 없다.

트랜스지방이 건강에 해로운 것은 잘 알려져 있지만 지단백질의 대사에 미치는 영향은 아직 불분명하다. 섭취된 트랜스지방은 장에서 흡수 후 혈류를 통해 운반되므로 지단백질과 트랜스지방의 상호작용은 연구되어야 한다. 특히 HDL은 트랜스지방과 같은 외부 분자들에 의해 기능과 구조가 변형될 가능성이 크다. 본 연구는 트랜스지방의 다양한 독성이 몸 전체의 여러 장기에서 나타나는 이유를 규명하기 위해 시작되었다.

2. 연구 방법

본 연구에서는 18개의 탄소를 가지는 세 가지 유형의 지방산인 스테아르산포화지방, 올레산불포화지방, 시스, 엘라이드산불포화지방, 트랜스의 생리적인 기능을 비교하였다. 본 연구팀은 HDL을 구성하는 주요 단백질인 apoA-Iapolipoprotein A-I을 이용하여 각 지방산을 다양한 분자비로 결합된 재조합 HDLrHDL을 합성하여 구조와 기능의 변화를 관찰하였다. 세 가지 유형의 지방산은 같은 탄소수와 유사한 구조를 가지고 있지만, 지단백질 대사에서의 생리적인 기능과 배아의 발달에 미치는 영향은 다를 가능성이 있다.

트랜스지방을 포함하는 HDL을 합성 하여 혈관 세포와 피부세포에 처리하여 염증 유발 및 세포 독성, 노화 유발정도를 비교하였다.

제브라피쉬를 이용하여 트랜스지방을 20주간 섭취시켜, 흡수되어 혈액으로 노출되면 혈액의 단백질들 그중 특히 고밀도지단백질HDL과 만나게 되는 상황을 재현하였다. 트랜스지방이 혈청의 HDL 을 변형시켜 혈관을 타고 이동하여 배아 사멸 및 발달지연 등의 독성을 나타내며, 지방간의 악화를 유발한다는 것을 제브라피쉬를 이용하여 분자 수준에서 증명하였다.

3. 결과

1. 트랜스지방을 포함하는 재조합 HDL 합성

세 종류의 각각 다른 지방이 결합된 재조합 고밀도지단백질을 합성하였고, 입자의 크기를 비교한 결과 결합된 지방의 분자비가 증가 할수록 HDL의 입자 크기(89-94Å)와 알파 헬릭스 구조가 감소하였다. 트랜스지방인 엘라이드산의 결합 분자비가 증가함에 따라 rHDL에서 78Å의 작은 입자가 가장 많이 관찰되었다. 결합된 지방의 분자비 증가에 따라 HDL의 입자크기가 감소하였는데, 특히 트랜스지방인 엘라이드산에서 HDL의 입자크기가 가장 많이 감소하였다.

2. 과당에 의한 혈관 대식세포의 염증유발 악화 비교

혈관 대식 세포에 과당을 처리한 후 dihydroethidium(DHE) 염색법을 통하여 생성된 염증을 붉은색의 강도로 비교 하였다. 정상의 HDL과 올레산이 결합된 HDL을 처리하면 과당에 의한 염증의 생성이 감소함을 붉은 형광의 감소로 확인하였다. 하지만 트랜스지방인 엘라이드산이 결합된 HDL은 과당에 의한 염증을 오히려 악화시키는 것을 관찰하였다. 이는 HDL의 항염증 활성이 트랜스지방의 결합에 의해 손상되었음을 뜻한다.

3. 트랜스지방에 의한 사람피부섬유세포의 노화 촉진

사람피부섬유세포를 배양하면서 각각의 rHDL을 처리하였고 노화의 정도는 SA-beta-gal 염색법으로 확인하였다. 푸른색으로 염색된 세포는 노화가 일어났음을 뜻한다. 불포화지방산인 올레산이 결합된 rHDL과 정상의 rHDL을 처리한 세포는 노화가 거의 일어나지 않았다. 하지만 트랜스지방인 엘라이드산이 결합된 rHDL을 처리한 세포에서 가장 많은 노화가 유발되었다.

4. 트랜스지방에 의한 제브라피쉬 배아의 염증 유발 및 사멸 증가

제브라피쉬 배아에 산화된 LDL과 각각의 HDL을 혼합한 시료를 미세주입하여 배아독성과 염증유발 및 발달속도를 조사하였다. 트랜스지방인 엘라이드산이 결합된 HDL을 미세주입 한 그룹(생존율: 52%)에서 정상의 HDL과 올레산이 결합된 HDL을 미세주입 한 그룹(생존율: 69%, 65%)에 비해 배아의 사멸이 촉진되었다. 또한 배아의 발달속도가 느리고 산화된 LDL에 의한 염증유발을 오히려 증가시킴을 DHE 염색을 통해 확인하였다.

5. 트랜스지방 급여에 의한 제브라피쉬의 지방간 및 간 염증 유발

제브라피쉬(10주령) 모델을 이용하여 20주 동안 트랜스지방을 급여하였을 때, 지방간이 촉진되는지를 비교하였다. 정상적인 식이 normal diet, ND에서 포화지방산스테아르산 보다 트랜스지방엘라이드산이 훨씬 더 지방간이 심함을 발견하였다. 동시에 산화물의 증가도 트랜스지방을 섭취한 그룹에서 가장 많이 일어났다. 고지혈식이를 급여한 그룹에서는 트랜스지방인 엘라이드산을 섭취한 제브라피쉬 그룹에서 혈청 콜레스테롤과 혈청 중성지방, 간염증 수치가 가장 많이 증가하였다.

고지혈식이(high cholesterol diet, HCD)를 섭취하면 지방간이 생기는데(대조군), 트랜스지방을 동시에 섭취하면 더욱 심각한 지방간이 유발됨을 확인하였다(빨간색으로 지방간이 염색됨). 또한, 간 조직에서 염증을 일으키는 산화물의 축적이 가장 증가함을 빨간 형광 발색을 통해 확인하였다.

4. 기대효과

본 연구를 통해 트랜스지방의 생산과 소비에 경각심을 주는 자료로 활용 될 수 있다. 특히 액상과당이 많은 탄산음료와 트랜스지방이 많은 인스턴트 식품의 동시 섭취가 염증유발과 지방간을 악화시키는 경고자료로 활용될 수 있다.

이번 성과 뭐가 다른가	막연히 해롭다고만 알려진 트랜스지방의 구체적 유해성을제브라피쉬에서 증명, 기존 심혈관 독성 뿐만 아니라, 피부 독성, 배아 독성, 지방간 독성을 밝힌 것이다.
어디에 쓸 수 있나	보건복지부, 식약청 등의 식품안전관리기준이나 1일 섭취량 권고 기준 마련 등에 기초자료로 활용될 수 있기를 기대한다. 트랜스 지방의 새로운 부작용 유해성 권고기준 작성에 활용될 수 있기를 기대한다.
연구를 시작한 계기는	트랜스지방이 해로운 줄 알면서도 즐겨 먹기 때문에 어디에 어떻게 해로운지를 구체적으로 밝히는 것이 중요하다.
신진연구자를 위한 한마디	영남대 생명공학부 1기 입학생이 박사과정을 마무리하면서 제1저자로 게재한 최상위 논문이다. 지역 대학 학생이 자신감과 긍지를 갖는 계기가 되면 좋겠다.

용어설명

1. Molecular Nutrition & Food Research지

○ 독일에서 발행하는 영양생화학, 분자영양학 및 영양유전체학 임상 및 기초 연구 학술지
(2012년 Impact Factor 4.310) 당해분야 1위 논문

2. 트랜스지방

○ 탄소와 탄소와의 이중결합을 포함하는 불포화지방산은 건강에 이로운데 이중결합 옆의 두 탄소의 위치가 같으면 시스(cis-), 다르면 트랜스(trans-)로 부른다. 흔히 시스형은 건강에 이롭지만 트랜스지방은 해롭다고 알려져 있다. 그러나 어디에 어떻게 해로운지는 구체적으로 알려져 있지 않았다.

○ 트랜스지방은 일반적인 시스구조의 불포화지방산에 수소를 첨가, 트랜스구조로 변형시켜 만드는데, 액체상태인 불포화지방과 달리 트랜스지방이 되면 고체상태로 되어 보관이 용이하고 맛이 좋아져 장기보관 식품제조, 인스턴트 음식제조에 자주 사용된다. 특히 엘라이드산은 탄소 18개를 가지며 이중결합이 하나있는 가장 흔한 형태의 대표적인 트랜스지방이다.

○ 트랜스지방은 몸에 좋은 HDLhigh-density lipoprotein 콜레스테롤의 수치를 낮추고 몸에 나쁜 LDLlow-density lipoprotein 콜레스테롤 수치를 높게 하여 관상동맥심장질환 위험도를 증가시킨다고 알려져 있으나 구체적인 기작은 아직 알려진 바 없다.

3. 제브라피쉬zebrafish

○ 잉어과에 속하는 인도산 소형 어류로 척추동물이기 때문에 유전

체 구조가 사람과 닮아 유전체의 기능 연구가 가능하며 체외 수정으로 한 번에 200여개의 알을 낳기 때문에 대량의 유전체 기능 분석이나 신약 또는 독성물질 검증에도 적합하다.

○ 본 연구팀에서는 제브라피쉬를 고지혈증, 당뇨 모델로 사용할 수 있음을 증명하고 또한 염증유발 물질 스크리닝에도 제브라피쉬 배아가 유용하게 사용 될 수 있음을 증명해왔다.

4. 지단백질lipoprotein

○ 혈청에 있는 단백질 가운데 하나로 지단백질은 밀도와 크기에 따라 저밀도지단백질LDL, low-density lipoprotein과 고밀도지단백질HDL, high-density lipoprotein이 있다.

○ 정상적인 HDL은 유익한 단백질로 항산화, 항염증, 항감염 활성 등을 갖는다. HDL은 주변세포에서 사용하고 남은 콜레스테롤을 수거하여 간세포로 되돌려 담즙산으로 분해하여 배설하고 혈관벽에 쌓인 동맥병변 노폐물을 제거하는'혈관청소기'역할을 한다. 최근에는 재조합된 HDL을 동맥병변제거 및 동맥경화 치료제로 개발하려는 연구가 활발히 이뤄지고 있다.

○ LDL은 혈액 내에서 약 75%의 콜레스테롤을 영양이 필요한 주변세포로 수송해주는 역할을 한다. 따라서 LDL은 원래 나쁜 것이 아니나 혈중에서 산화에 더욱 민감하여 산화된 LDLoxidized LDL, oxLDL로 쉽게 변화한다. oxLDL이 동맥경화 · 당뇨의 주범이며 건강에 해로운 것으로 알려져 있다. 한편 HDL은 LDL의 산화를 억제한다.

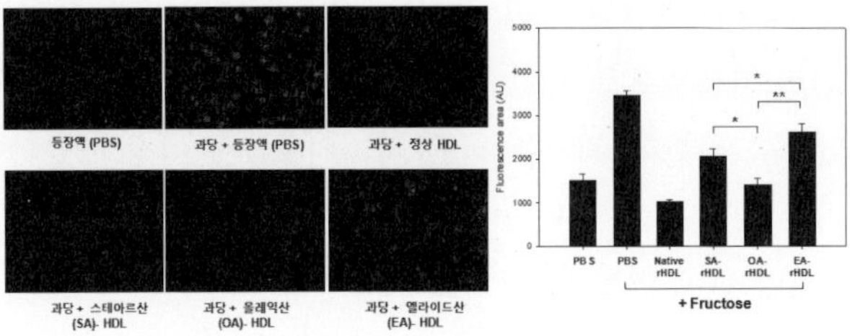

그림 1. 과당에 의한 사람 혈관 대식 세포의 염증유발 악화 비교

본 연구진은 액상과당의 염증유발 위험을 발표한 바 있고 그 결과를 토대로 트랜스지방과 같이 있을 경우 염증이 더욱 악화되는지 비교하였다. 사람 혈관 대식 세포에 과당을 처리한 후 dihydroethidium(DHE) 염색법을 통해 생성된 염증을 붉은색의 강도로 비교할 수 있다.

정상 HDL과 올레익산이 결합된 HDL을 처리하면(아래 가운데 패널) 과당에 의한 염증의 생성이 감소함을 붉은 형광의 감소로 확인하였다. 하지만 트랜스 지방인 엘라이드산이 결합된 HDL(아래 오른쪽 패널)은 과당에 의한 염증을 악화시키는 것을 알 수 있다.

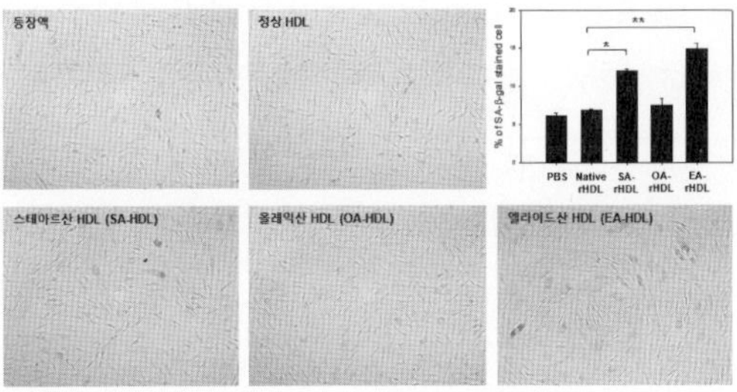

그림 2. 트랜스지방에 의한 피부섬유세포의 노화 촉진

사람 피부섬유세포를 배양, 자연적인 노화를 진행시키면서 정상

HDL과 트랜스지방이 결합된 HDLEA-HDL을 각각 처리하며 노화의 정도를 SA-beta-gal염색법으로 확인하였다. 푸른색으로 염색된 세포는 노화가 일어났음을 뜻한다. 각 지방산을 처리하고 2주 이상 배양하여 노화정도를 비교하였을 때 트랜스지방이 결합된 HDL을 처리한 세포(아래 오른쪽 패널)에서 가장 많은 노화가 유발됨을 확인하였다.

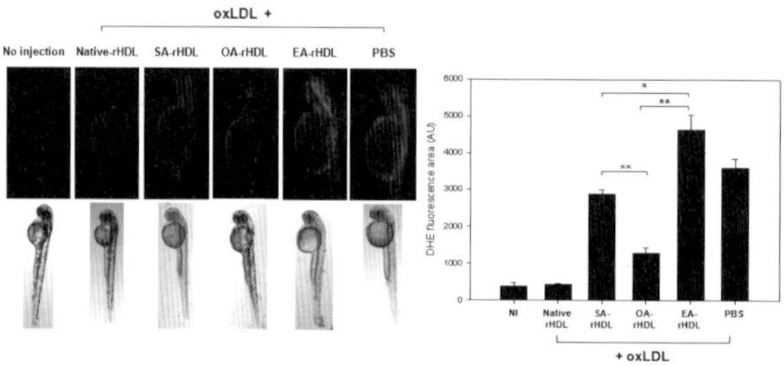

그림 3. 트랜스지방에 의한 제브라피쉬 배아의 염증 유발 및 사멸 증가

제브라피쉬 배아에 산화된 LDL과 트랜스지방이 결합된 HDL을 혼합한 시료를 미세주입하여 배아의 염증유발 및 발달속도를 비교하였다. 트랜스지방에 의해 변형된 HDL을 미세주입한 제브라피쉬 배아에서 정상 HDL을 미세주입한 그룹에 비해 배아의 사멸이 현저히 증가하였다. 또한 배아의 발달속도가 느리고 염증을 일으키는 산화물(빨간색 형광 염색)이 현저히 증가함을 확인하였다.

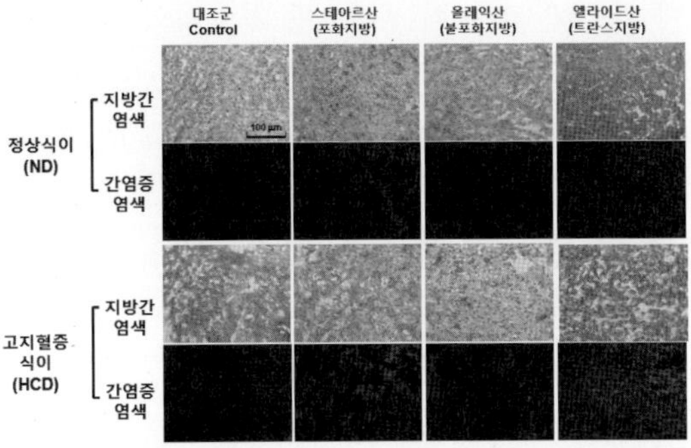

그림 4. 트랜스지방 섭취에 의한 제브라피쉬의 지방간 및 간 염증 유발 악화

제브라피쉬(10주령) 모델을 이용하여 20주 동안 트랜스지방을 섭취시켰을 때 지방간이 촉진되는지를 비교하였다. 정상적인 식이normal diet, ND에서 포화지방산스테아르산 보다 트랜스지방엘라이드산이 훨씬 더 지방간이 심했다. 동시에 산화물의 증가도 트랜스지방을 섭취한 그룹에서 가장 많이 일어났다.

고지혈식이high cholesterol diet, HCD를 섭취하면 지방간이 생기는데대조군, 트랜스지방을 동시에 섭취하면 더욱 심각한 지방간이 유발됨을 확인하였다(빨간색으로 지방간이 염색됨). 또한 간 조직에서 염증을 일으키는 산화물의 축적이 가장 증가함을 빨간 형광 발색을 통해 확인하였다.

트랜스지방이 섭취된 후 장을 통해 흡수되면 혈액으로 흘러나오며, 혈청에서는 반드시 지단백질들과 만나게 된다. 그 때 지단백질과 상호 작용하면서 지단백질의 기능과 구조에 변형을 일으키는데, 특히 고밀도지단백질의 좋은 기능을 훼손하는 변형을 일으키게 된다. 그 때의 상황을 재현하기 위해, 고밀도지단백질을 재합성 하는 과정에 트랜스지방을 첨가하였다. 다양한 분자비 대로 트랜스지방을 증가시키면서 고밀도 지단백질을 재합성하여 기능과 성상을 비교한 결과, 분자비가 증가하면서 트랜스지방elaidic acid을 첨가한 경우, 정상적인

rHDL 의 경우 보다 더 작은 HDL이 생성됨을 확인하였다.

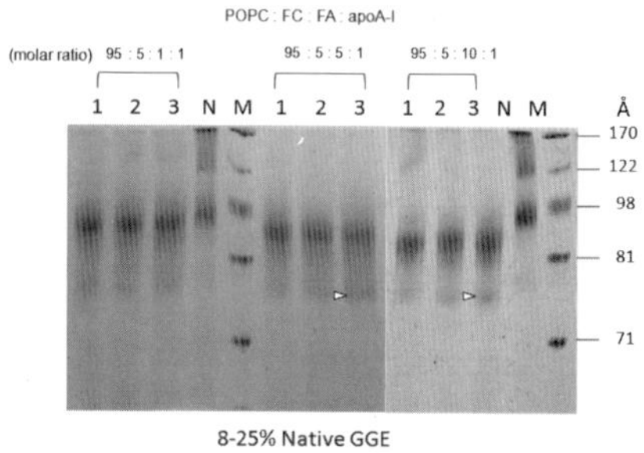

1. stearic acid, 2. oleic acid, 3. elaidic acid

특히 모든 지단백질 재합성에서 트랜스지방 함유량이 증가될수록 입자의 크기가 작아지는 경향을 보였는데, 이는 HDL의 크기가 트랜스지방에 의해 감소할 수 있고, 크기가 작은 HDL은 기능이 감소한다는 기존의 보고와 일치한다.

스테아르산, 올레익산, 일라이드산을 나란히 항산화 활성을 비교해 보면, 트랜스지방인 일라이드산이 가장 빠른 LDL 산화 촉진을 보인다는 것을 알수 있다.

Fig. 1

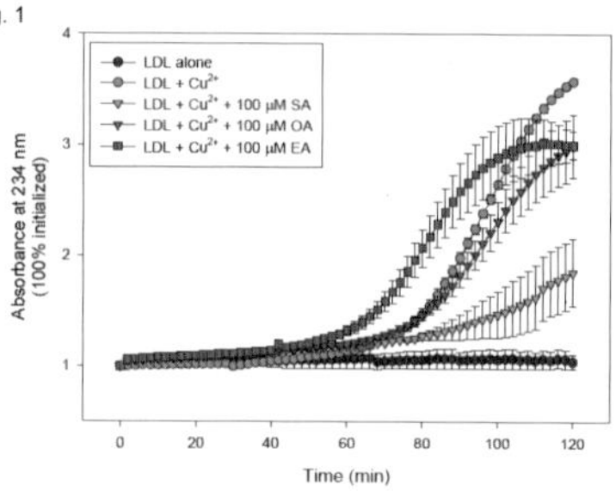

여러 가지 지방산의 구리이온에 의한 LDL 산화 유발 및 억제효과

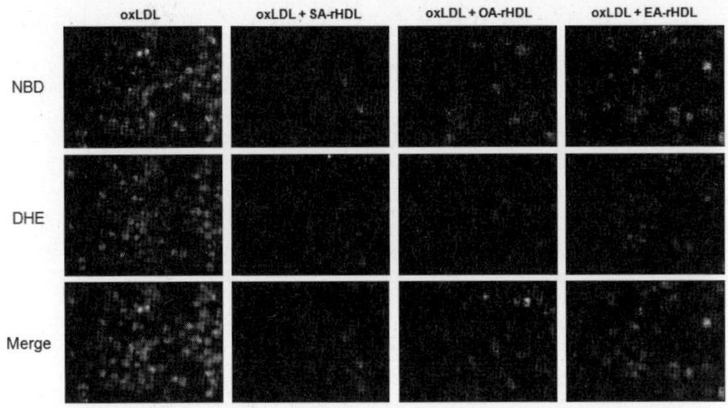

여러 가지 지방산의 산화된 LDL (oxLDL) 의 탐식에 대한 효과

위의 결과에서 보는 바와 같이 혈관세포에 산화된 LDL(oxLDL) 단독으로 처리한 경우 혈관 대식세포내부로 oxLDL이 탐식되어 콜레스테롤이(녹색형광) 염색된다. 동시에 산화물도 현저히 발생하여 빨간색 형광이 증가하게 된다. 두 염색 사진을 병합해보면 oxLDL 탐식과 ROS의 형성이 정확히 일치하고 있다. rHDL을 처리한 군에서는 EA-rHDL 이 가장 많은 oxLDL 의 탐식을 유도하고 염증을 유발하는 것과 잘 일치하고 있다. 스테아르산은 oxLDL의 탐식은 크지 않으나 ROS 형성이 더욱 크다. 그러나 올레익 산이 포함된 HDL(OA-rHDL)은 LDL의 탐식을 억제하고 ROS의 형성을 억제한다.

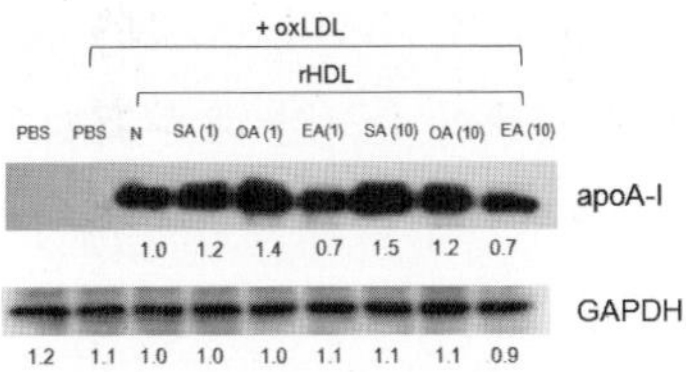

여러 가지 지방산의 산화된 LDL의 세포처리에 의한 apoA-I의 단백질 발현 변화

1, 1:1; 10, 1:10 SA, stearic acid; OA, oleic acid; EA, elaidic acid; N, native.

각세포에서 세포 파쇄 후 apoA-I 단백질의 발현정도를 비교해본 결과 올레익산-rHDL을 처리한 경우 가장 많았고, 트랜스지방-rHDL을 처리한 경우 apoA-I 의 발현 비율이 가장 낮았다. 이러한 경향은 분자비가 증가할수록 더욱 두드러지게 나타났다.

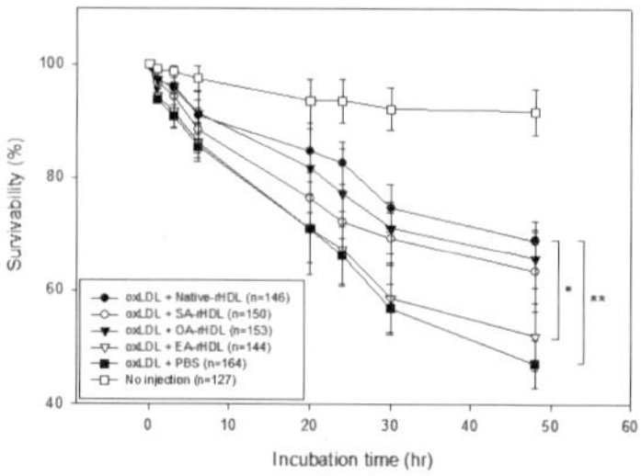

산화된 LDL과 여러 가지 지방산의 미세주입에 따라 제브라피쉬의 배아 생존률 비교

*, p 〈 0.05; **, p 〈 0.01; #, p 〈 0.05 versus PBS; §, p 〈 0.01 versus PBS

각 지방산이 포함된 rHDL을 제브라피쉬 배아에 미세 주입하였을 때 EA-rHDL을 주입한 경우 보다 배아의 사멸율도 현저히 증가하였다. 이는 oxLDL 만 주입한 경우와 유사한 배아 독성을 보여, 트랜스 지방산이 포함된 HDL은 좋은 기능을 상실하여 배아독성이 더 커지는 것으로 나타났다.

위의 연구결과들은 트랜스지방의 섭취가 HDL의 좋은 기능을 훼손하여 피부 세포를 노화시키고, 지방간을 악화시킨다는 것을 보여준다. 본 연구 결과는 미래창조과학부를 통해 언론에 홍보되었고, YTN과의 인터뷰를 통해 연구의 중요성이 소개되었다.

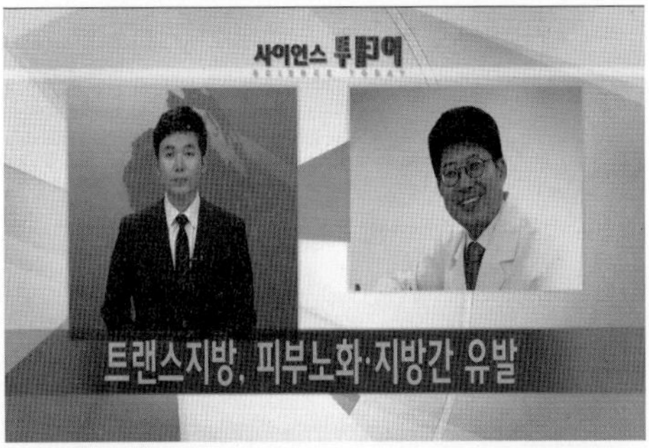
사이언스 투데이
트랜스지방, 피부노화·지방간 유발

6. 하지정맥류Varicose veins

미국의 경우에는 남자는 약 여섯 명 중 한 명, 여자는 네 명 중 한 명 발생하는 것으로 알려져 있지만, 우리나라에서는 하지정맥류가 여성에게 2배 이상 많은 것으로 나타났다. 특히 최근에는 몸에 꽉 끼는 스키니진이 유행하면서 20대 여성 환자가 연평균 5.4%씩 증가해 2012년 인구 100만명당 2천7백 명에 달했다.

국민건강보험공단은 하지정맥류로 진료를 받은 환자가 2007년 12만명에서 2012년 14만명으로 연평균 3.2%씩 늘었다고 5일 밝혔다. 하지정맥류 환자는 여성이 남성보다 2배 이상 많았다. 연평균 증가율도 여성이 3.6%로 남성의 2.4%보다 높았다.

특히 40~50대 여성이 절반 이상으로 많았다. 2012년 하지정맥류 여성 환자 가운데 29%가 50대, 25%가 40대였다. 20대 여성은 전체 여성의 9%로 비중은 적었지만 전체 여성의 연평균 증가율보다 2배 가까이 빠르게 증가한 것으로 나타났다.

의료용 압박 스타킹은 발에서 허벅지로 갈수록 압력이 줄도록 만들어져 혈액 순환을 돕는 반면, 꽉 끼는 옷은 정맥 순환을 방해하여 하지정맥류를 방해한다. 하이힐이나 잦은 피임약도 원인이 될 수 있다.

하지정맥류가 생기면 다리나 발이 욱신거리며 아프거나 부종이 무겁게 느껴질 수 있다. 대개 정맥류가 눈에 보이며 초음파로 정맥 순환의 이상을 진단한다. 유전적 원인도 있지만 장시간 서서 일하는 사람에게 생기기 쉽다. 나이가 들면 정맥 탄력이 줄어 더 잘 생긴다.

하지정맥류를 예방하려면 혈액 순환을 위해 다리를 구부렸다 펴는 동작, 제자리 걸음, 까치발, 근육 마사지 등을 반복한다. 쉬거나 잘 때 다리를 심장보다 높게 유지하고 의료용 압박 스타킹도 도움된다. 그러나 이미 하지정맥류가 생긴 상태에선 이 같은 방법이 오히려 해가 될 수 있다.

- 몸의 모든 정맥에서 발생할 수 있지만, 대부분의 하지정맥류는 하반신(다리와 발)에 집중된다
- 주로 오랫동안 앉아 있거나 서있는 직업에서 빈발한다
- 임신, 암, 유전적 소인, 비만이 원인
- 증상에 따라 치료
- 밴드 혹은 스타킹 착용, 걷기, 다리 펴기 체중 감량등이 치료 방법이 될수 있다.

하지정맥류가 특별히 눈에 보이지 않더라도 다리가 묵직하거나 뻐근하거나, 터질 것처럼 붓거나, 쥐가 잘 난다면 정맥 질환을 의심해야 한다. 정맥 순환의 이상이 서서히 진행되기 때문에 증상을 인식하지 못하는 경우도 많기 때문이다.

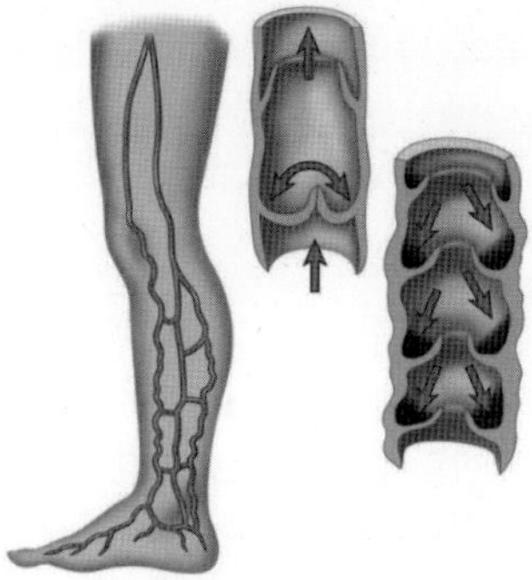

7. 스파이더 정맥

정맥류가 작고 촘촘하게 밀집되어 거미줄처럼 보이는 것인데, 원인은 잘 모른다. 가느다란 모세혈관들이 확장하여 정맥류가 작고 촘촘하게 밀집, 아직 원인은 모르지만 하지정맥류와 동반하여 생기는 경우가 많다. 남녀 모두에게 나타나지만 여자에게 더 흔하고 사춘기, 피임약, 임신, 호르몬 대체요법 등이 유발원인이 되며 레이저로 치료가 능하다. Compression sclerotherapy압박 경화 치료 방법으로 치료 가능하다. 고농도의 식염수 용액을 정맥류 혈관에 주사하여 혈관 내벽에 상처를

유도하고 혈관이 닫히게 유도한다. 몇 주간 반복하여 혈류의 재유입을 차단한다. 치료 후 회복기 몇 주 동안 매일 걷기 하여 다리근육의 정맥흐름을 촉진한다.

8. 정맥혈액순환질병

a. 만성정맥부족

정맥혈액이 심장으로 되돌아오는 비율이 매우 낮아 정맥 혈액이 부

족해지는 질병이다. 따라서 정맥이 부족해지는데, 하지 정맥에 주로 생긴다. 따라서 아래쪽에 다리에 찌릿 찌릿한 통증이 느껴진다. 흡연, 비만, 임신, 연령증가 등이 원인이며, 남자는 70-79세, 여자는 40-49세에 주로 발병한다.

b. 정맥 혈전증

심장리듬장애혈전증이라고도 하는데, 혈관 안에서 액체 상태로 흘러야 할 피가 고체로 굳어서 피가 흐르지 못하도록 혈관을 막는 질환이다. 다리의 큰 정맥인 장골정맥 · 대퇴정맥 · 슬와정맥 등에 한쪽으로 침범하는 것이고, 제때에 적절한 치료를 받지 않으면 폐동맥색전증이나 만성정맥허혈 등 심각한 합병증 유발한다. 증상은 종아리의 통증, 주로 종아리 뒤쪽에 통증과 부종 · 열감 · 발적 등이 생기고 때로는 정맥이 딱딱하게 만져지기도 한다.

위와 같은 정맥혈액 순환 장애를 방지하기 위해서는 아래와 같은 요령이 필요하다.

1. 한자세로 오래 서있거나 앉아 있는 것은 피한다.
2. 규칙적이고 적당한 운동을 한다.
3. 앉아 있을 때는 다리를 꼬지 말고 발목운동을 해준다.
4. 지나치게 더운 곳에서 장시간 머무는 것을 피한다.
5. 균형이 있는 식사로 적정체중을 유지한다.
6. 지나치게 짜게 먹지 않고 섬유질이 풍부한 야채를 많이 섭취한다.
7. 다리를 심장보다 높게 하고 잠자리에 든다.

8. 활동 시에는 고탄력 압박스타킹을 착용한다.
9. 몸을 조이지 않는 편안한 의복을 착용한다.

9. 관상동맥질환

심장근육으로 산소와 영양을 공급하는 혈관들을 통칭하여 관상동맥이라고 부르는데, 관상동맥은 심장을 감고 있는 형태이며 관상동맥이 막히면 심장근육은 금방 죽는다. 우리가 흔히 심장병이라고 부르는 질병 대부분은 관상동맥 질환이다. 관상冠狀동맥이라는 말은 혈관이 심장을 감고 있어서 마치 머리에 모자를 쓰고 있는 형상을 의미한다. 대부분의 혈관은 근육 속에 숨어있는 것과 달리 심장 근육에 존재하는 혈관은 심장 근육을 감고 있는 형태라서 특별히 관상동맥이라고 부른다. 그런데 이 관상동맥은 심근에 산소와 영양을 공급하는 중차대한 의무를 담당하고 있어, 이 혈관이 막히면 심근의 괴사가 일어나 사망에 이르게 된다. 관상동맥질환이 막혀, 심장근육이 죽고 결국 심정지에 이르는 의학적 현상을 전문용어로 "심근경색myocardial infarction"이라고 부른다. 삼성 그룹의 이건희 회장이 2014년 5월 10일 저녁에 쓰러진 이유도 심근경색이었다. 언론에 보도된 것을 종합해보면, 자택에서 심장마비와 심정지가 왔고, 바로 집 근처 순천향대 서울병원에서 심폐소생술을 받은 다음, 삼성서울병원에서 스텐트 시술을 받았다. 만약 자택에서 간호원이 이 회장의 증세가 심근경색임을 알아채지 못했다면, 응급조치가 늦어 큰 화를 부를 뻔 했지만 상주 간호원이 노련하여 그렇게 빠른 응급조치로 이 회장을 살린 것이다.

심근경색의 결과 및 예후

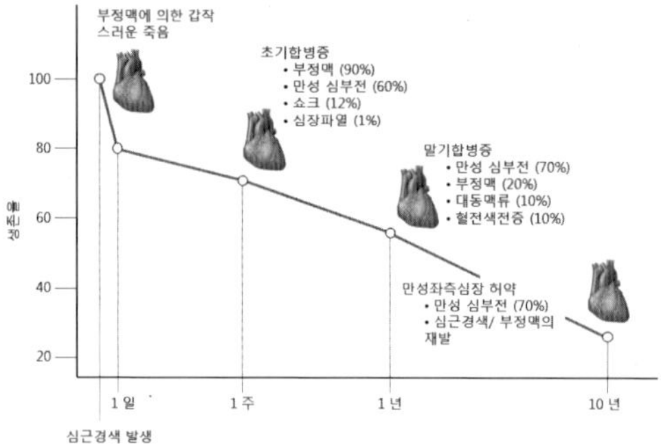

- 선진국을 중심으로 미국과 세계인구의 제1사망원인이며, 개발도상국에서도 급속히 사망자가 증가하고 있다.
- 증상은 협심증, 심박급속증, 심근경색과 동반되며 발병 후 10년 이내 사망률 25%에 달하는 무서운 질병이다.

a. 심혈관질환 위험인자

주위험 : 흡연, 혈압증가, LDL-콜레스테롤 증가, HDL-콜레스테롤 감소, 당뇨, 대사

증후군, 인슐린 저항성 등이 있으면 악화되고

- 혈전형성, 염증증가가 수반되면 조기 발병한다.
- 잠재적이고 환경적인 원인으로 트랜스지방 고지방식사, 탄산음료 등 액상과당섭취 증가, 비만, 운동부족, 가족력 등이 있다. 실제로 트랜스지방 식품과 콜라가 없었던 시대에는 관상동맥질환의 발병율이 현재보다 낮았으며, 1886년 코카콜라의 개발과 1900년대 코카콜라 등의 탄산음료 섭취 증가로 폭발적으로 늘게 되었다. 그에 따라 관상동맥질환과 당뇨도 폭발적으로 늘었다.

a-1. 당뇨 : 단맛.

아래 그림을 보면 맥도날드 햄버거 매장의 1인용 콜라 사이즈는 1955년에 7온스(약 207 mL)였는데, 1974년에는 21온스(약 621 mL)로 20년만에 세배 증가하고, 마침내 2004년에는 42온스(악 1.24 L)로 50년 만에 6배 이상 소비하게되는 것을 보여준다.

그만큼 심혈관질환과 당뇨의 환자수도 증가하고 있음을 많은 연구결과들이 보여준다. 지금은 무려 128온스짜리 컵을 사용한다. 무려 3.8 L에 육박한다.

콜라 컵의 크기 변화

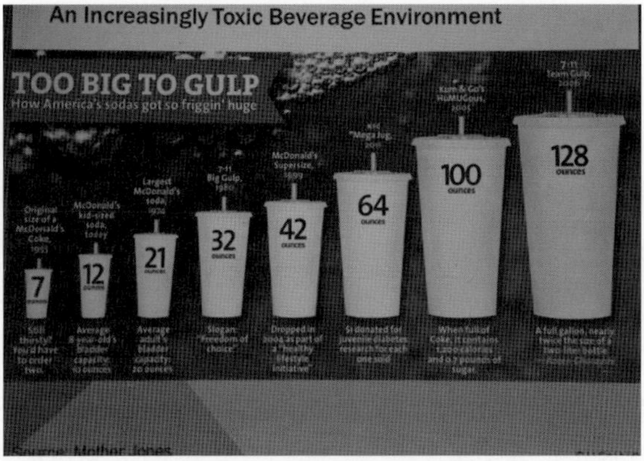

그러나 원산지인 미국에서도 콜라는 원래는 많은 양을 마시는 청량음료로 개발된 것이 아니라, 커피 혹은 차처럼 우아하게 마시는 소량음료로 개발된 것임을 아래 광고사진이 보여준다. 1900년대의 콜라 광고 사진에는 우아한 차림의 귀부인이 찻잔 같은 작은 잔에 담긴 콜라를 들고 있다. 지금처럼 운동이나 등산, 레져 시간이 아니라, 아무데서나 먹는 일반음료가 아니라, 조용한 명상과 대화의 시간에 즐기는 고급 음료임을 암시하고 있다. 1900년도 당시 가격은 5센트 였고 당시의 물가로는 만만찮은 가격이었을 것이다!

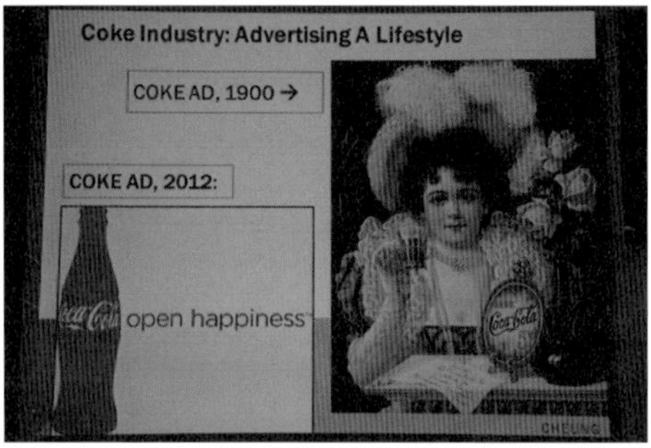

2차 세계대전 당시에는 미국에서 콜라를 전투보급품으로 배급하여 전쟁터에서 군인들에게 청량감을 주는 음료수로 인기가 있었다고 한다.

우리나라에 코카콜라는 1957년 처음 수입되었고, 한미콜라가 1968년 코카콜라를 생산할 당시에 콜라 값은 190mL 한 병에 30원, 당시 휘발유의 8배 값에 달할 만큼 고가여서 연말연시 선물로도 사용될 정도 였다. 당시의 콜라는 순설탕을 넣었다고 강조했고, 지금은 설탕을 기피하는 사람들이 많지만 당시에는 설탕이 부족한 칼로리를 채워주는 중요한 열량 공급원이었다. 설탕제조 업체에서 최고 선물은 영양 많은 설탕이라고 강조했고, 가정에서도 손님이 오면 설탕물을 대접하곤 했다. 지금처럼 설탕공포증 시대가 올 줄 누가 알았을까? 그러나 사실은 설탕이 무서운 것이 아니라 더 위험한 것은 과당이고, 그 중에서도 액상과당이 가장 위험하다. 액상과당의 소비가 많은 나라일수록 당뇨 비만 환자가 20% 더 많다. 우리는 연간 액상과당 소비량이 2012년 8위로 올라서면서 당뇨 발생 확산도 그만큼 빨라졌다. 싸구려 단맛에 입맛이 길들여지는 동안, 우리 혈액의 단백질은 변형되고 응집되면서 당뇨, 동맥경화, 치매에 더욱 노출되었다. 콜라의 생산 초기 당시에는 천연 설탕을 사용하므로 가격이 비쌌지만, 이후에 값싼 인공 감미료를 사용하고 특히 유전자변형GMO 작물에서 액상과당을 대량으로 저렴하게 생산하게 되면서 가격은 더욱 감소하였다. 가격이 싸지면서 소비는 더욱 늘었지만 그만큼 당뇨, 비만 환자도 더욱 증가하였다.

코카콜라의 기업시가 총액은 2014년 6월을 기준으로 시가총액 1830억 달러를 보였고 이는 삼성전자의 시가총액 1766억 달러 보다 높은 4위를 기록하였다. 다양한 스마트폰 모델 개발로 세계 휴대폰 시장을 석권하고 있는 삼성전자보다, 콜라 한 종류만으로 세계 4위의 시가총액 기업이 되었다는 것은 전 세계에서 얼마나 많은 사람들이 콜라를 소비하고 있다는 뜻인가?

타임지가 발표한 코카콜라의 달러 현금 보유액은 2013년도를 기준으로 203억 달러를 보유하였다. 이는 페이스북이 114억 달러를 보유하고 아마존이 124억 달러를 보유하고 비행기 제조회사인 보잉 사가 153억 달러를 보유한 것에 비하면 음료수 회사로서 대단히 많은 현금을 보유하고 있으며 이는 세계시장에서 많이 팔리는 이유도 있지만 제조원가에 비해 이득이 엄청남을 시사한다. 흥미로운 것은 휴대폰 제조 기술의 원천 기술을 가진 미국의 퀄컴은 316억 달러를 보유하고 있지만 한국의 삼성전자는 순위 안에 들어가 있지 않다.

시가총액은 주가에 총 발행 주식 수를 곱한 것으로 기업 가치를 평가하는 주요 척도로 쓰인다. 글로벌 회원 13억명을 확보한 페이스북의 시가총액은 삼성전자, 아마존, IBM등 유명 IT(정보기술) 기업뿐 아니라 코카콜라, GM과같은 전통 거대 기업도 넘어선 상태다. 페이스북 창업자 겸 CEO(최고경영자)인 마크 저커버그의 재산도 345억 달러(약 35조원)로 늘었다.

아침식사를 하는 것이 체중관리와 당뇨관리에 도움이 될까 안될까? 미국연구

많은 사람들은 많은 연구결과를 바탕으로 아침을 먹지 않으면 당뇨의 위험이 높아진다고 잘 알고 있다. 그러나 아침을 굶는 것이 오히려 비만 치료에 된다는 최근의 연구결과가 미국임상영양과학회지(AJCN,AmJClinNurrdoi:10.3495/ajcn.114.089573.)에 발표되어 주목을 끌고 있다. 보건직 공무원들은 흔히 아침을 먹으면 비만이 감소한다고 추천하지만 그러나 이것이 과연 사실인지에 대해서는 아직 논란이 있다. 그래서 미국의 알라바마 대학교와 컬럼비아 대학교 공동연구에서는 아침을 굶은 사람과 먹은 사람의 최종 변화를 관찰하여 논문을 발표하였다. 16주 동안 세군데 지역에서 BMI가 25와 40사이인 사람(20~65세)를 대상으로 체중변화를 관찰하였다. 그 결과 실험군에서 체중이 유의적으로 감소한것에 대한 결고를 얻지 못하여 283명을 대상으로 아침을 굶는 것이 체중 감소와 유의성이 없다고 주장하였다.

아침식사와 에너지 균형의 관계 영국연구

또다른 연구인 영국의 배쓰Bath 대학에서는 아침을 먹는 습관과 에너지의 발란스가 어떤 관계를 가지고 있는지를 연구하였다.(Bath Breakfast Project) 21세와 60세 사이의 영국 서남부지방 코호트cohort사람들을 대상으로 엑스레이를 통한 에너지 흡수 측정기와 지방 fat 메스인덱스를 사용하여 대사율과 육체적 운동률의 생산, 에너지의 흡수 등을 측정하였고 24시간의 당화지수를 6주 동안 측정하여 비교하였다.

그 결과, 많은 사람들의 오랜 믿음과 달리 아침을 굶거나 먹거나의 차이에 의한 대사적인 적응은 일어나지 않았다고 한다. 또한 아주 작은 식욕의 억제가 수반되었다. 오히려 신체대사에 의한 열의 생산이 아침을 굶은 사람에 의해서 더 많이 일어났다.(442kcal -아침을 굶은 사람, Cl:34,851 kcal/d)

바디매스 인덱스체질량 지수와 지방세포는 아침을 굶거나 먹거나에 따른 큰 차이를 보이지 않았다. 아침을 굶은 경우 높은 당지수glycemia with fasting는 아침과 저녁 사이에 더 많은 변화를 보였는데 비해 아침을 먹은 경우에는 큰 변화를 보이지 않았다. 또한 전체적인 심혈관 건강지 결론적으로 매일 아침을 먹는 것은 주로 많은 신체적 활동과 열생산을 하는 마른 체형의 성인에게서 많이 나타났다. 심혈관 건강지수는 아침을 굶거나 먹거나에 큰 차이를 보이지는 않았지만 아침을 먹으면 아침과 저녁 사이에 혈당의 변화가 크지 않으므로 조금 더 당대사 유지에 조금 더 유리하다고 할 수 있다.(The causal role of breakfast in energy balance and health : a randomized controlled trial in lean adults). Am J Clin doi:10.3945/ajcn.114.083402

흡연

흡연하면 비흡연자에 비해 더 늙어 보인다는 속설이 있고 얼굴 사진으로 증명한 논문도 있다. 그러나 왜 그런지에 대한 이유나 메카니즘은 아직 알려진 바가 없고 보고되지 않았다. 흡연을 많이 하면 더 늙어 보이는 이유를 과학적으로 설명하기 위해, 저자의 연구실에서는 젊은 흡연자들의 혈청 단백질을 비교 분석하여 피부노화 유발효과를 미국독성과학회지(상위 9% 저널, IF 4.328)에 보고하였다.

24세의 젊은 흡연 학생들(하루 평균 10개피 이하, 3년 흡연)을 대상으로 혈청 지단백질 분획을 비교해본 결과, 같은 나이의 비흡연자에 비해 모든 지단백질에서 현저하게 노인과 같은 산화와 당화가 많이 일어나 있음을 발견하였다.

특히 젊음을 유지하고 건강에 이로운 고밀도지단백질(HDL)-콜레스테롤이 크게 감소하며, apoA-I 단백질에 변형이 일어나 전기영동 상에서 단백질 분리대가 흐릿해지면서, 이동속도가 느려져 이동성과 성상이 변화함을 발견하였다.

이러한 HDL의 변형은 70대 노인들의 혈청에서 일어난 양상과 유사하며(사진 왼쪽), 하루 10개피씩 3년 정도의 흡연으로도 70대 노인과 유사한 혈청단백질 모습을 보였다(사진 오른쪽).

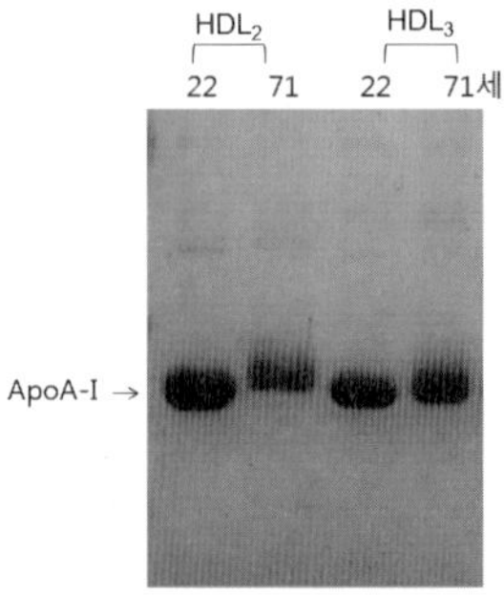

청년 (22세) 과 노인 (71세)의 HDL 단백질 변화

Park KH, **Cho KH**. High-density lipoproteins (HDL) from elderly and reconstituted HDL containing glycated apolipoproteins A-I share proatherosclerotic and prosenescent properties with increased cholesterol influx. *J. Gerontol. A. Biol. Sci. Med. Sci.* 2011;66:511-520.

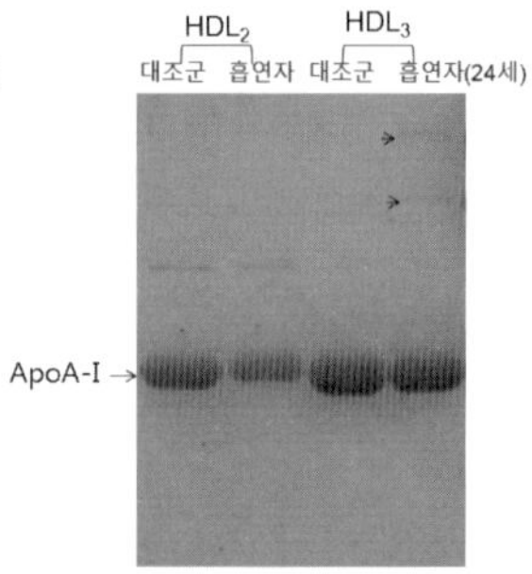

청년 (24세) 들: 흡연자와 비흡연자의 HDL 단백질 변화

지단백질을 이용한 흡연 판별방법, 특허출원번호 10-2013-0095947

아가로오스 겔 상에서의 전기영동 결과도 흡연자의 단백질이 더 빨리 아래로 이동하며 크기도 작다는 것을 의미한다.

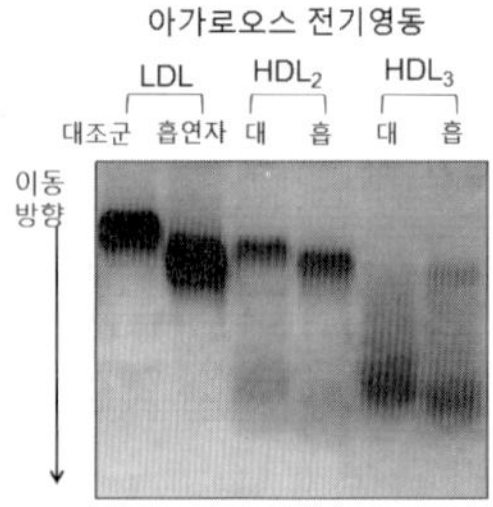

흡연자 단백질이 더욱 빠른 이동
LDL: 저밀도지단백질
HDL: 고밀도지단백질

이렇게 변형된 흡연자의 혈청 단백질은 혈관내에서 동맥경화 유발 위험이 높음을 알 수 있었다. 특히 아래 그림과 같이 혈관 대식세포로 탐식되는 산화된 저밀도지단백질이 흡연자에게서 훨씬 더 증가 하였다. 이는 흡연자에게서 동맥경화, 당뇨와 같은 혈관 대사질환의 위험이 증가함을 설명하는 근거가 될 수 있다.

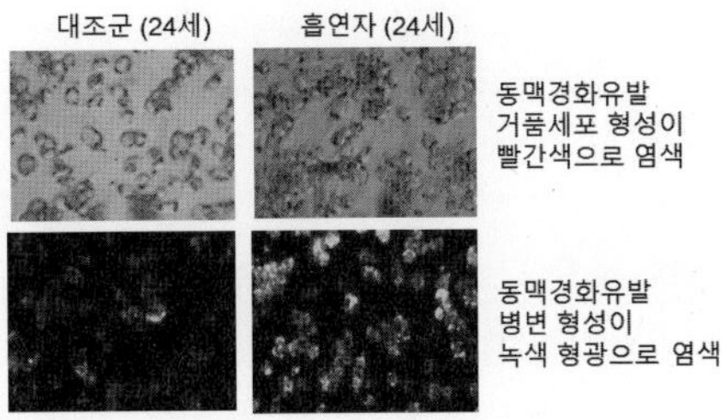

흡연자의 혈청 단백질 HDL에 변형이 일어나 산화물이 많고 당화가 많이 일어나므로, 흡연이 사람 피부세포에 어떤 영향을 주는지를 알아 보기 위해, 사람 피부 섬유세포에 같은 농도로 처리 해보았다. 그 결과 아래 그림처럼 흡연자의 HDL이 피부세포의 노화를 더욱 촉진함을 알 수 있었다(녹색으로 염색된 늙은 세포). 흡연 스트레스로 인해 변형된 HDL은 원래의 좋은 기능을 상실하여, 동맥경화를 촉진하고, 피부 세포의 노화를 촉진할 수 있는 것으로 나타났다.

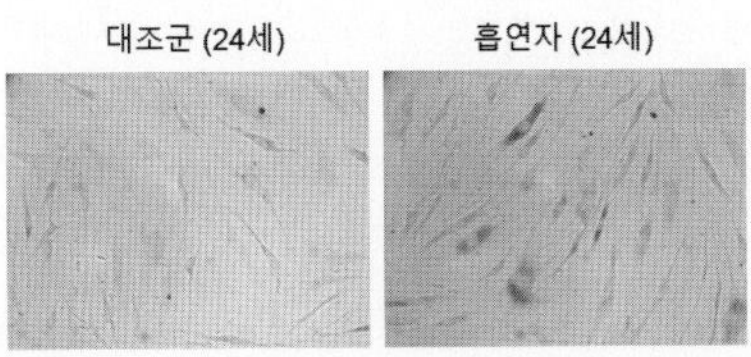

흡연자의 지단백질이 사람 피부섬유세포 노화 유발 악화

전자 현미경으로 HDL의 모습을 촬영해 본 결과, 대조군에 비해 입자의 수는 비슷하지만, 아래 사진처럼 입자의 모양이 선명하지 않고 윤곽이 흐릿함을 알 수 있었다. 지단백질의 변형이 일어난 것이고, 이러한 변형은 70대 노인의 지단백질 모습과 유사하다.

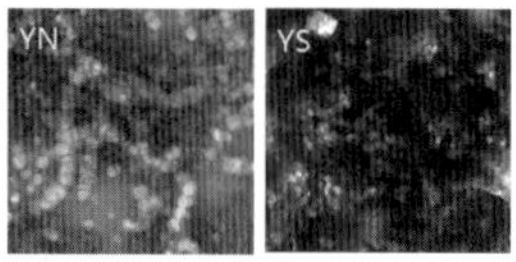

HDL_2 (1mg/mL)

위와 같은 흡연에 의한 손상진단방법은 논문게재와 함께 특허로도 출원되었고 2015년 3월 특허 등록되었다.

특허 : 지단백질을 이용한 흡연 판별방법 10-2013-0095947(출원일2013년 08월 13일) 등록번호 제 10-1493164 호 영남대학교 산학협력단

10. 심근 혹은 심장내부 질환

- Myocarditis심근염 : 심장근육에 염증이 생기는 질병인데 주로 바이러스에 의한 감염에 의한 것이 가장 흔하다. coxsackie virus, 아데노바이러스, echovirus가 가장 흔한 감염 바이러스이다. 이외에도 다양한 원인에 의하여 심장 근육에 급성 또는 만성으로 염증 세포가 침윤한 상태를 말하는데 급사의 약 1.3% 정도가 심근염 때문이라는 보고가 있다. 심근염의 주된 원인은 바이러스 감염, 약물이나 주변 환경의 독소에 의한 독성 심근염, 면역학적 이상이 대부분이다.
- 대개 무증상으로 시작하지만, 흉통이나, 호흡곤란, 열, 오한, 근

육통이나, 관절통 및 기운 없음 등의 호소를 하면서 병원을 찾는다. 찌르는 듯한, 날카로운 양상 의 흉통이나, 때로는 쥐어짜는 듯한 통증으로, 이러한 양상의 통증은 급성심근경색의 증상일 수도 있어 심근염과 급성심근경색의 감별이 어려울 때도 있다. 하지만 심장 근육이 죽지는 않으므로 심장근육의 단백질(Troponin I, Troponin T 등)이 혈액으로 흘러나오지는 않으므로 심근경색과는 구별할 수 있다.

- 심부전 증세가 동반된다면 호흡곤란, 기좌호흡누워 있을 때 호흡곤란이 악화되는 경우 등을 호소할 수 있다. 어린이에게는 열, 호흡곤란, 식은땀, 청색증 등이 발생할 수도 있으며, 단순히 감기와 비슷하게 열, 오한, 근육통 등으로 발현될 수도 있다.
- 환자는 대부분 바이러스 질병 전력이 있는 경우가 많고, 열, 심장마비 유사한 가슴통증이 있고, 빠른 심장 박동을 보이는데 주로 빈맥(1분 간에 70~80회가 정상, 90회 이상이면 빈맥으로 진단)을 보인다.
- Cardiomyopathy심장근육병증는 심장근육의 기능 이상을 보이는데, 유전적인 원인, 만성 알코올 중독, 심근의 아밀로이드증, 갑상선기능저하증, 비타민 결핍에 의한 각기병, 장근육 축적성 질병, 신경증, 심내막 탄력섬유증, 심내막 탄력증 등으로 알려져 있음. 원인불명인 경우를 특발성 심장근육병증이라고 하는데, 대부분이 여기에 속한다.

심장근육에 염증성 병변이 거의 없이 만성적인 심장근육 질병 때문에 진행성 심부전을 일으키기도 하고, 돌연사로 이어지는 경우가 있는데, 이러한 심장장애를 심장근육병증이라고 한다. 허혈성 심장질병, 심근염, 판막증, 고혈압, 선천성 심장질병 등에 의해 2차적으로 심장근육병이 발생한 경우는 제외된다. 심장의 근육수축력이 심하게 약화되어 정상의 약 30% 이하가 될 때는 심장이식의 대상이 된다.

- 울혈성 심부전Congestive heart failure
  심장이 점차 기능을 잃으면서 폐나 다른 조직으로 혈액이 모이는 질환
- 심장근육의 탄력성이 떨어져서 혈액을 심장 밖으로 충분히 내보내지 못하면 심장에 혈액이 고이는데, 경우에 따라서는 혈액이 폐나 간 등 다른 기관으로 역류하기도 한다.
- 심장에서 필요한 양의 혈액을 내보내지 못하므로 심장에서 생산해서 내보내는 산소와 영양분이 신체가 요구하는 만큼 충분하지 못하고, 따라서 체내 곳곳에서 혈액부족 현상이 일어난다. 폐울혈, 심장판막증, 허혈성 심장병, 고혈압성 심장병, 선천성 심장병, 심근질환 등으로 인한 장애 때문이다.
- 그밖에 빈혈, 감염성 질환, 부정맥, 임신, 갑상선기능 항진증, 고혈압, 과도한 염분섭취나 평소 투약 중인 심장약 중지, 정신 및 육체적 과로 등이 원인이 될 수 있다.

② 원인
- 베타차단제와 디기탈리스 과다 사용, 지방이나 염분 과다 섭취, 고열을 동반한 염증, 흡연, 비만증, 과음 등을 들 수 있음.

베타차단제는 고혈압을 조절하고 혈류 조절에 도움을 주는 약물이며, 운동 시 나타나는 흉통의 조절에 도움이 된다. 여러 종류가 시판되고 있지만 대부분 아드레날린을 억제하는 작용을 한다. 아드레날린은 심장박동을 빠르게 증가시키므로 관상동맥 질환자에게는 위험할

수 있다. 그러나 천식, 당뇨, 심부전이 있는 환자는 베타차단제의 복용을 조심해야한다. 부작용으로 위의 동반질환을 악화시킬 수 있기 때문이다. 또한 베타-차단제는 혈중 HDL-콜레스테롤을 낮추므로 장기적으로는 관상동맥질환에 해로울 수 있다.

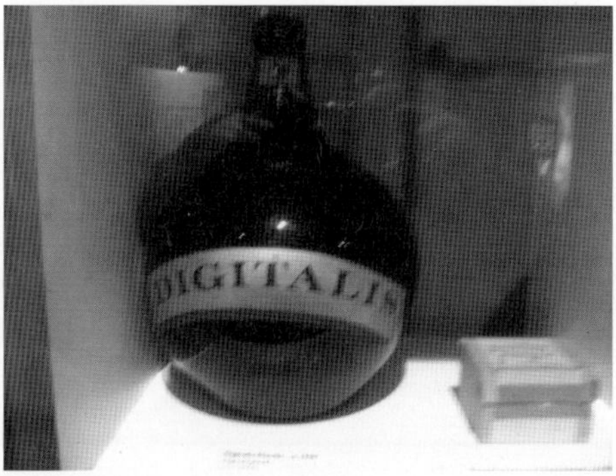

디기탈리스는 심근의 수축성을 높이는 작용으로 초기에는 강심제로 심부전과 심방세동 환자의 치료를 위해 사용되었지만, 오히려 일부 환자에서 심방세동 악화 등에 의한 사망 등의 부작용 때문에 사용이 금지되었다. 보통 경구 투여로 1 mg 섭취하는데 체격이나 신장 기능에 따라 투여량을 줄여야 한다. 아래 사진은 저자가 독일 뮌헨의 도이치 박물관을 방문했을 때 전시 보관 중인 디기탈리스를 찍은 것이다. 독일에서 심장발작을 치료하기 위해 처음으로 개발되었다.

③ 울혈성 심부전의 증세 :

움직이거나 누울 때 숨이 차고 가래를 동반한 기침을 한다. 복부 · 다리 · 발목 등이 붓는 증세. 불규칙적인 심장박동, 빈맥, 저혈압, 간비대, 경정맥의 팽창 등이 나타나는 경우도 있다.

11. 쇼크

혈압의 급감으로 혈액이 주변 조직으로 순환하지 못해 생기는 매우 위험한 질병

주된 증상은 심장의 박동 저하, 정맥의 순화 능력 감소이다. 쇼크의 종류와 병리적 원인은 아래와 같이 분류할 수 있다.

쇼크의 유형	병리적 원인
심혈관 관련 (Cardiogenic)	심장 부정맥, 심근경색
혈류량 감소, 혈류저항 증가 (Hypovelemic)	출혈, 트라우마, 수술, 과도한 화상
과민성 면역 반응 (Anaphylactic)	과도한 앨러지 반응으로 쇼크
감염성 (Septic)	세균감염에 의한 독소 분비
신경성 (neurogenic)	중추신경계 손상

심혈관질환 치료에는 아래와 같은 다양한 방법들이 사용된다.

① 혈압 강하제:

고혈압은 미국에 5천만 명, 우리나라에 800만 명이 겪고 있을 만큼 국민 질병인데도 사람들은 대수롭지 않게 생각하는 경향이 있다. 그러나 고혈압은 대부분 심장 질환의 발병으로 이어진다. 따라서 혈압 조절약물 복용을 통해 심혈관 질환의 위험을 낮추어야 한다. 수축기 혈압(높은 숫자)이 120mmHg 이하, 이완기 혈압이 80mmHg 이하 유지가 바람직하다. 150/90 이상은 고혈압으로 진단하고, 혈압이 1mmHg만 떨어져도 심장질환 위험도는 2-3% 감소한다.

② 안지오텐신 전환효소 저해제Angiotensin converting enzyme inhibitors

줄여서 ACE 저해제라고 흔히 부르는데, 이 약물들은 혈압을 낮추기 위해 혈관을 확장시키는 작용을 한다. 심부전 환자에게 사용되기 시작하여 단기적인 효과가 우수하여, 지금은 관상동맥 질환의 응급조치에도 사용되고 있다.

③ 혈액희석제아스피린 등 : 혈소판 장애

백년이 넘게 사용되어 온 친근하고 흔한 약인 아스피린이 심근경색 환자의 목숨을 살리는데 기여한다는 것이 알려진 것은 불과 20년 이내이다. 아스피린은 혈소판의 작용을 방해하여 혈액응고를 막는다. 심혈관 질환 사망자의 대부분이 혈류 내에서 동맥병변이 터지게 되면 그것에 대한 방어를 위해 혈액응고가 빨리 진행되는데, 그때 형성되는 피딱지 때문에 혈관이 완전히 막혀 죽게 된다. 원래 혈액응고란 사람이 상처를 입으면 출혈과다를 막기 위해 일어나는 자연스런 방어 작용이고, 혈액응고가 제때 되지 않으면 혈우병이 된다. 그런데 피부 밖의 외상에 의한 혈액 응고는 필요하지만, 혈관 안에서 일어나는 혈액응고는 오히려 관상동맥질환을 악화시킨다. 이럴 때, 아스피린을 먹으면 효과를 볼 수 있다.

그렇다고 아스피린을 과신하여 남용, 과용하는 것은 금물이다. 아스피린을 상시 복용한 중풍 환자들에게서 뇌출혈이 발생하였고, 일반인이 몇 년간 장기간 복용하였을 때 위장, 소장에서 출혈이 발생하였다는 많은 보고가 있었다. 장기적이고 상시적인 위장관 출혈은 심심치 않게 위암, 대장암 등으로 발전하니 각별히 조심해야 한다.

그렇다면 예방 차원에서 어떤 정도의 심혈관 질환 위험이 있는 사람이 아스피린을 복용해야 하는 것인가? 미국질병관리본부에서 연구하여 발표한 바에 다르면 '6% 규칙'을 따르는 것이 좋다. 6%란 앞으로 십년간 관상동맥 질환 발생 위험도가 6%가 넘는 사람만이 아스피린을 처방받는 것이 좋다고 한다.

④ 이뇨제

이뇨제는 심부전, 혹은 부종이 심할 경우 사용하며, 신장콩팥에 직접 작용하여 물과 나트륨의 배설을 높여 요량을 증가시키는 약제로서 Thiazide류, Loop류, 삼투압이뇨제 등이 있다. 이온의 균형과 독소 제거를 위해 요량의 증가나 혈량을 줄여, 심부전, 고혈압 등의 치료에 사용한다. 그러나 과도하게 사용할 경우 전해질 불균형의 부작용이 발생할 수 있는데, 구토, 설사, 경련 등이 일어날 수 있다.

⑤ 니트로글리세린 :

니트로글리세린과 같은 Nitrate 화합물들은 혈관 근육의 이완을 도와 혈관 벽을 느슨하게 하여, 심장혈관의 빈혈을 막아준다. 관상동맥 질환은 혈관이 경직되고, 혈관 벽이 딱딱해지고, 내강이 좁아져서 혈류가 막히는 빈혈 때문에 심근세포가 죽게 되는 응급상황을 만든다. 이때 니트로글리세린을 복용하면 혈관 확장이 일어나 당장의 긴급한 순간을 모면할 수 있다. 그러나 이 효과는 오래 지속되지 않으므로, 위기를 넘겼다고 안도하지 말고 즉시 병원에 가야한다. 니트로글리세린 제형은, 알약, 스프레이, 피부 패취, 연고 등 여러 가지로 판매된다.

※ 노벨과 니트로글리세린

노벨상의 창시자인 알프레드 노벨은 니트로글리세린과의 악연으로도 유명한데, 노벨은 말년에 심장병으로 몸져 누웠을때, 주치의가 응급상황에서는 노벨의 발명품인 다이나마이트의 원료인 니트로 글리세린을 처방하여 복용 하면 고비를 넘길 수 있을 것이라고 하였으나, 니트로글리세린이 폭약의 원료 성분에서 유래되었다는 말을 듣고 그 약의 복용을 거부하였다고 한다. 자신이 잘 알고 늘 다루는 물질이기 때문에 이까짓게 무슨 약효가 있겠는가 라고 니트로글리세린을 무시하고 신뢰하지 않은 것이다. 결국 노벨은 위기를 넘기지 못하고, 심근 경색으로 사망하게 된다. 우리도 가끔 자신이 너무 잘 안다고 생각하는 물건이나 사람의 가치를 절하하는 경향이 있는데, 노벨의 일화를 생각해보면 다시 돌아 볼 일이다.

⑥ 리피드농도 강하제리피토르 등 스타틴

가장 흔하고 성공적인 약물 치료제들인데 스타틴류라고도 부른다.

- LDL-cholesterol 30% 이상 감소,
- 총 콜레스테롤 20% 이상 감소
- 심장 질환 사망률을 20-40% 감소

관상동맥 질환 치료제로, 가장 많이 사용되는 것은 스타틴들이다. 콜레스테롤의 생합성을 초기에 차단하는 작용으로 간에서 생산을 막아, 효과적으로 혈중 콜레스테롤을 낮출 수 있다. 심장 질환 사망률을 20-40% 감소하여 현재 전 세계에서 팔리는 모든 약품군 중에 매출 1위를 기록하고 있으며, 이는 휴대폰, 스마트폰 시장 매출 보다 크다고 한다. 리피토르, 크레스터, 조코아, 프라바콜의 상표로 다양한 스타틴들이 팔리고 있다. 그러나 부작용으로 근육 분해에 의한 심각한 근육통Rhapdomyolysis이 생길 수 있고, 간 기능, 신장 기능의 저하와, 졸림, 구토, 어지러움 등이 생길 수 있다고 보고되고 있다. 특히 기형아 유발 우려가 있으므로 가임 여성은 복용 금지되어 있다(사실, 폐경 이전의 젊은 여성은 심혈관질환 위험이 낮아 이 약을 처방 받을 가능성은 희박하지만).

1987년에 처음 출시되었고, 아직 30년 이상의 장기 복용에 대한 안전성 연구 결과는 없으므로 조기 복용, 장기 복용에 대해서는 신중해야 한다. 또한 모든 스타틴이 모든 사람에게 똑같이 적용되는 것은 아니므로 자기에게 맞는 스타틴을 찾아야 한다. 좋은 의사를 만나야 하는 이유가 여기에 있다.

※ 스타틴 복용환자는 포도 섭취를 피해야 함.

⇒ 포도와 스타틴을 같이 섭취하면 혈중 스타틴의 농도가 12배 증가함.

- 출시 된지 20여 년 된 약품이라 30년 이상의 장기 복용에 대한 안전성 연구
  결과는 없음.
- 리피토르 • 크레스터 • 조코아 • 프라바콜 • 메바코아
  근육통(허벅지, 허리 등)
  ⇒ 특히 fibrate류와 함께 복용할 때 크게 증가됨.
- 간 기능 저하 ⇒ GOT, GPT 증가
- 신장 기능 저하
- 기형아 유발, 가임 여성 사용금지
- 졸림, 구토, 어지러움, 변비(드물게 보고)

스타틴의 남용에 대한 시나트라 박사의 의견에 대한 국내 전문가 10인의 인터뷰(조선일보 2015년 2월 11일). 그러나 저자는 시나트라 박사의 의견을 100% 동의하는 것이 아니라 콜레스테롤에 대한 막연한 공포를 없애자는 것에 동의하며 콜레스테롤이 높은 사람은 스타틴의 복용을 통해 낮출필요가 있다. 따라서 콜레스테롤이 높다고 좋은 것만은 아니다.

저자의 연구실에서는 스타틴을 10년간 복용한 50대 남자의 혈청을 확보하여 지단백질의 성상에 어떤변화가 있는지를 조사하였다. 그 결과 환자(P)에서 저밀도지단백질의 산화물이 대조군control에 비해 2배

이상 증가하였고, 고밀도지단백질HDL2 에 apoA-I의 발현이 현저히 감소하였다. 그러나 HDL3의 경우에는 apoA-I의 발현이 차이가 없으므로 초기에 만들어지는 apoA-I의 양에는 차이가 없으나 HDL의 성장과정을 통해 HDL2로 전환될때, 스타틴의 복용으로 인해 apoA-I이 감소한다고 해석된다.

저밀도지단백질(LDL)에 산화물 제거

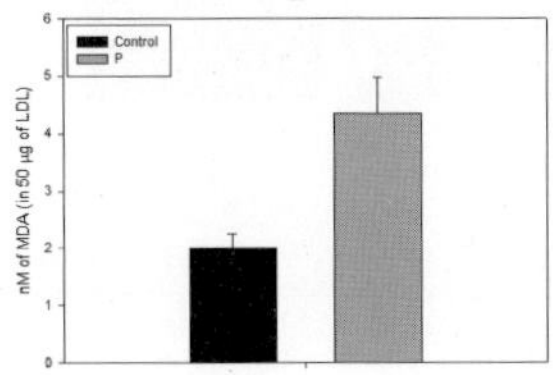

리피토르 10년 복용한 고지혈증 환자의 지단백질: HDL2에서 apoA-I 급감

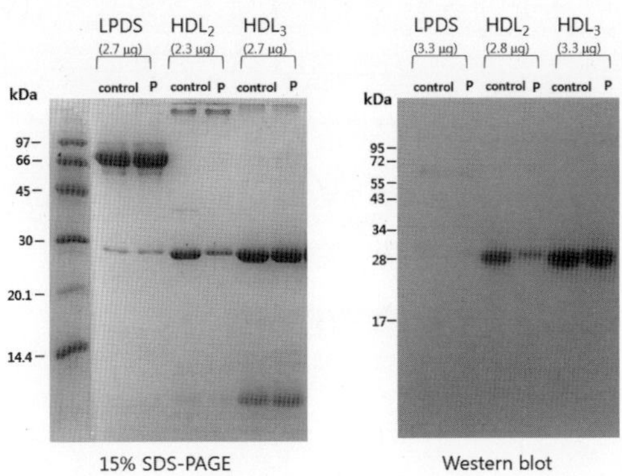

이 결과들은 HDL의 성장에 스타틴이 좋지 않은 영향을 줄 수 있다는 것을 시사한다. 스타틴은 HDL의 크기에도 영향을 미치는데, 전자현미경으로 HDL의 성상을 관찰한 결과 스타틴 복용 환자의 HDL의 크기가 현저히 감소 하였고, 입자의 수도 감소하였음을 발견하였다.

리피토르 10년 복용한 고지혈증 환자의 지단백질: HDL 크기 감소

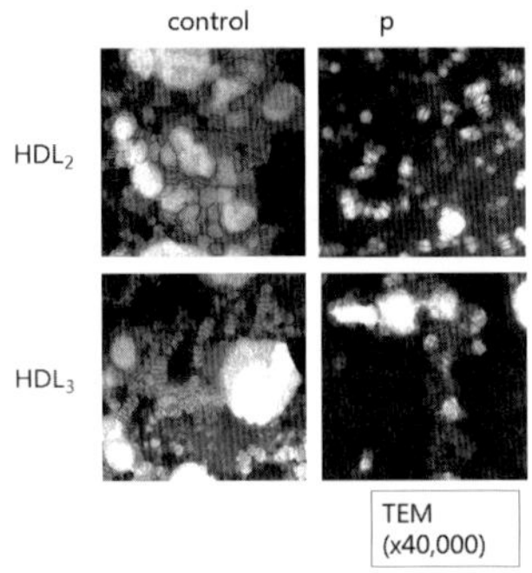

환자의 HDL3를 랩온어칩 분석을 통해 대조군과 비교한 결과 밴드의 모양이 부서지고 길게 늘어지는 현상을 발견하였다. 이는 저자의 선행 논문들에서 증명한 바와 같이 노인들의 HDL에서 나타나는 현상으로, 스타틴의 복용이 동일 연령에서 더욱 노화를 촉진할 수 있다는 것을 시사한다.

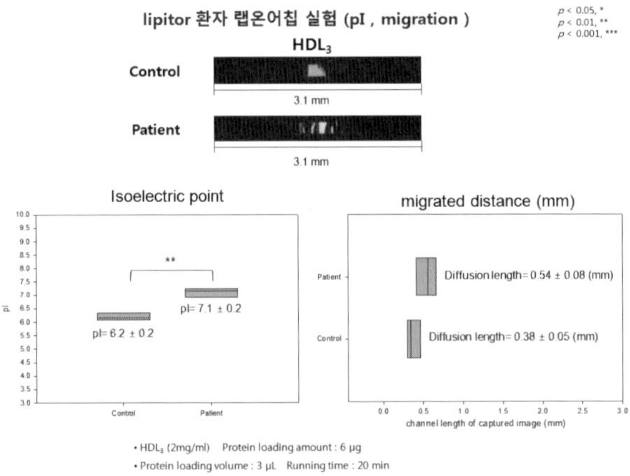

관상동맥 질환의 위험을 낮추기 위해서는 과도한 총 콜레스테롤의

농도와 LDL-콜레스테롤을 낮추고, HDL-콜레스테롤을 올려야 한다. 또 혈청중성지방의 농도도 낮추어야 한다. 지난 수십 년간 고지혈증 치료제는 총 콜레스테롤과 LDL-콜레스테롤을 낮추는 약물 개발에 집중해 왔으나, 지난 40 여년간의 연구를 통해 한계를 깨닫고 21세기 이후에는, HDL-콜레스테롤을 증가시키는 약물 개발에 박차를 가하고 있다.

저자의 연구실에서도 리피토르를 1년간 제브라피쉬에게 저농도(10 mg/kg)와 고농도(80 mg/kg)로 먹여 보았는데, 콜레스테롤 감소, 중성지방감소, 혈당 감소의 긍정적 효과도 있었지만, 간염증수치 AST/ALT의 증가와 간의 염증 증가가 심각하였고, 생식 능력이 심각하게 감소하고 생존율도 감소하였다.

5. 심혈관질환 치료 방법들

심혈관 질환 치료 시술Angioplasty

- 스텐트 시술 : 부분적으로 막힌 혈관을 뚫어주는 시술
- 스텐트와 풍선을 사용하여 협착된 관상동맥질환을 확장
- 관상동맥우회술CABG
- 1형 당뇨 : 선천적
- 2형 당뇨 : 후천적 인슐린 분비와 작용 이상

당뇨예방

- 운동, 체중조절, 음식조절, 약
  혈당 : 공복시 〈 110 mg/dL

식후 2시간 : 〈140mg/dL

- 당화혈색소(HbA1C) : 〈 7.0%. 특히 당화혈색소는 최근 3개월의 당화정도를 보여주므로 혈당보다 더 정확한 당뇨 진단 마커가 된다.

당뇨와 동맥경화 병변을 동시에 치료하는 단백질치료제

당뇨/당뇨합병증 치료제로서 고밀도지단백질 개발

현재 선진국 제약회사에서 개발 중인 관상동맥 질환 치료제 중에 재조합 고밀도 지단백질(HDL)이 있다. HDL이 피 속의 동맥경화 억제자로서 좋은 역할을 한다는 것이 수많은 논문을 통해 밝혀졌다. 이미 형성된 동맥병변을 제거하는 약물은 아직 개발되지 않았고, 스타틴도 할 수 없는 치료인데, 재조합 HDL은 동맥병변 제거 효과를 가지는 유일한 단백질 신약으로 2003년 임상2상에서 증명되었다. 전 세계적으로 재조합 고밀도 지단백질을 만들기 위해 개발 중인 단백질은 미국 화이자사가 개발한 R173C-apoA-I과 필자가 개발한 V156K-apoA-I이 있다. 이들은 아포지단백질 A-I(apoA-I)의 아미노산 한 개가 치환된 돌연변이 단백질로 기능이 개선되었다.

생활습관 변화(소금섭취제한, 운동) : 소금의 섭취와 고혈압은 잘 알려져 있지만 고지혈증, 당뇨 및 대사증후군의 발생이 밀접함은 비교적 최근에야 알려지게 되었는데, 짠맛과 고혈압 고지혈증의 연관성이 밝혀지고 있다.

특히 소금이 혈청의 단백질을 변형시키고, 동맥경화와 당뇨를 촉진하는 반응을 일으키며, 동물모델(제브라피쉬)에서 체중은 감소하지만 고지혈증이 심각해짐을 발견하였다.

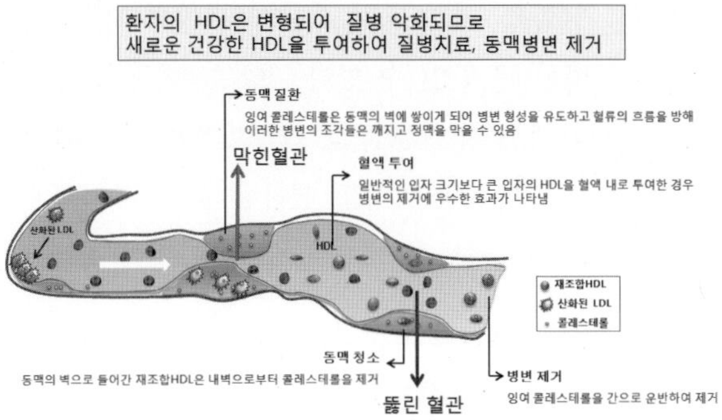

저자가 연구 책임자로 진행한 연구에서, 당뇨 및 당뇨 합병증을 억제하기 위하여 새로운 고밀도 지단백질high-density lipoproteins, HDL을 치료제로 개발하였다. 고밀도 지단백질을 구성하는 주된 단백질인 아포지단백질 A-IapoA-I의 156번 위치 아미노산이 치환된 아포지단백질 변이체 V156K를 포함하는 고밀도 지단백질은 당뇨 합병증의 주범인 최종당화산물Advanced Glycation End-products, AGE의 형성 억제, 인슐린 분비 촉진, 항산화력 증가, 염증 억제 능력 우수할 뿐만 아니라, 특히 조직의 보호 또는 재생력이 우수하여 당뇨병, 당뇨 합병증, 노화 관련 질환의 예방 또는 치료에 효과적이다. 이 HDL 신약은 약품, 건강식품, 화장품 조성물 등으로 활용 가능하다.

우리나라에서도 심각하지만 미국, 유럽 등의 선진국에서도 당뇨와 그 합병증은 심각하고, 사회 경제적 비용이 막대하다. 벌써 몇 해 전의 통계이기는 하지만 당뇨는 미국에서 6번째의 사망 원인이며, 매년 20만 명 이상이 당뇨 합병증에 의해 사망한다. 미국 인구 중에 2천 5백만 명 이상이 당뇨 환자이며, 그 중에 약 7백만 명은 자기가 당뇨 환자인줄 모른다고 한다. 그래서 당뇨 합병증은 더 소리 없이 진행되고 늦게 발견되어 치료 시기를 놓칠 때가 많다. 그중에서도 당뇨발은 당뇨성 망막변성증과 함께, 가장 흔하고 무서운 합병증인데, 이로 인한 사회적 부담이 얼마나 큰지 알 수 있다. 필자가 미국 캘리포니아주립대샌디에고(UCSD)에서 방문 교수로 연구할 당시에, 샌디에고 시내 버스에 있던 광고인데 당뇨발 환자를 모집한다는 내용이다. 의사로부터 무료 진찰과 치료를 받을 수 있고 임상 참여 기간 동안 시간과 이동 비용에 대한 보상도 해준다는 광고 내용이다. 새로 개발된 당뇨 치료 신제품에 대한 치료 효과를 연구하기 위해 환자를 모집한다는 광고를 아직 우리나라에서는 보지 못한 것 같은데, 우리나라도 곧 그렇게 될 가능성도 크다고 하겠다.

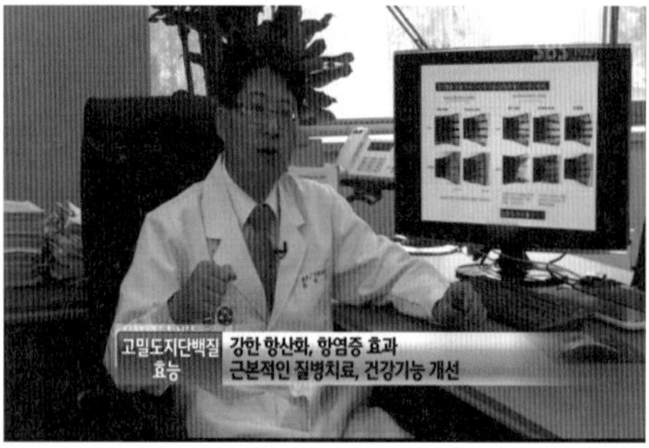
고밀도지단백질 효능
강한 항산화, 항염증 효과
근본적인 질병치료, 건강기능 개선

아무도 생각못했던 지식 : 왜 심장은 암에 걸리지 않는가?

왜 우리는 심장암, 심장조직에 생기는 암이 있다는 것은 잘 듣지 못하였을까?
실제로 심장에는 암이 발생하지 않는다.

2014년 미국에서 가장 많이 진단된 암은 다음과 같다. 여기에 심장암은 없다.
1위 유방암 235,030명
2위 전립선암 233,000명
3위 폐암 224,210명

4위 직장암 96,830명
5위 피부암 81,220명
6위 뇌암 23,380명

심장에 암이 생기지 않는 중요한 이유는 다음과 같다.
1. 암세포는 비정상적으로 증식하는 세포이고 심장세포는 다른 장기에 비하여 세포분열과 증식이 매우 느리거나 일어나지 않는다.
2. 오직 심장은 심장세포의 분열은 태아의 발달 시에만 일어난다. 태아기 때 아주 가끔씩 암세포가 형성 된다.
3. 출생 시에 어떤 스위치가 어떤 세포가 심장세포로 분열할 지를 결정하게 되고, 이때 자궁속에 남아있던 암세포는 기존에 있던 분열을 멈추게 된다.
4. 심장은 대부분 근육세포로 구성되어있다. 이것은 몸의 크기를 증가시키지만 증식하지는 않는다.
5. 심장세포가 분열하지 않는다는 사실은 매우 좋은 뉴스만은 아닌 것이, 암세포가 증식되지 않는 것은 좋지만 그러나 심장마비 이후에 심근경색으로 죽은 심근세포가 다시 살아나지 않는 다는 뜻도 된다. 그래서 심근세포가 죽는 것을 사전에 막는 것이 매우 중요하다.

제7장

혈액 질환

혈액 질환

1. 혈액의 구성

혈액의 중요성

- 혈액은 산소와 이산화탄소, 물과 영양분, 단백질, 호르몬의 수송을 담당하는 중요 기능.
- 영양과 폐기물의 수송으로 세포와 조직의 생존에 필수
- 혈장, 적혈구 백혈구 혈소판으로 구성된다.

피는 건강의 척도이며, 건강의 필수 물질이며, 인체 변화에 민감하게 반응한다!

혈액 성분

a. Eosinophil호산구

- 에오신 호성 백혈구
- 에오신 염색으로 잘 염색되는 세포 또는 과립상 백혈구
- 화학주성인자C5a, fMLP에 의하여 자극됨.

• 산화물형성능은 호중구보다 강력하나 세포 내 살균능은 호중구보다 덜함.
• 기생충과 표적세포에 부착하여 과립 내용물과 H_2O_2 등 산화물을 세포 밖으로분비하여 기생충과 표적세포를 죽임.

b. Neutrophil호중구

• 중성 색소로 쉽게 염색되는 모든 세포, 구조물
• 호중구의 주요 기능 : 살균작용으로 체내에 침입한 세균을 탐식하고 이를 죽여 녹이는 역할을 하는데 기능을 유지하기 위해서 아래와 같은 성분을 포함하고 있음.
• 호중구막은 옵소닌opsonin, 주화인자chemotactic factor, 성장인자growth factor, GM-CSF, G-CSF 등에 대한 수용체와 관련되어 신호 전달에 관여하는 G단백, 그리고 Na+, K+, Ca++등 이온교환에 관여하는 효소들과 인지질로 되어있음.
• 호중구 표면에는 부착에 관여하는 CD11/CD18 복합체가 있음.
• 호중구 세포질에는 actin, myosin, tubulin 등 호중구의 운동과 형 유지에 관여하는 단백질이 있음.

호중구 과립의 종류

• 일차과립이라 불리는 아주르친화성 과립 내 myeloperoxidase는 활성화된 호중구가 산화물인 H_2O_2와 염소이온Cl-으로부터 hypochloriteHOCl를 생성하여 탐식한 세균을 죽이는데 큰 역할을 함.
• 또한 방어소defensin, 살균 /침투촉진단백bactericidal / permeability increasing protein, BPI, 세균성분을 분해하는 lysozyme 등이 있어 항균작용을 함.

- Myeloperoxidase와 방어소는 각각 호중구 무게의 5%에 해당됨.
- Elastase는 인체 조직을 파괴하여 폐기종을 유발하기도 함.
- 이차과립인 특이과립 속에는 lysozyme, collagenase, plasmin activator 등이 있음.
- 삼차과립에는 부착분자adhesion molecules의 저장 장소이며 gelatinase, C3b 수용체 등이 존재함.
- 또한 세포질에는 살균성 산화물microbicidal oxygen metabolite을 생산하는 respiratory burst oxidase, 활성화된 호중구의 산화물 형성 시 전자 공급원 역할을 하는 NADPH, superoxide dismutase catalase, glutathione reductase 등 산화 억제제antioxidants 등이 있음.

호중구의 살균기능 및 조직 손상의 기전

- 순환 호중구는 화학주성물질chemotactic factor을 따라 혈관 내피세포를 통과하여 염증부위로 이동하는데 염증부위에서 옵소닌 작용opsonization을 받은 세균을 탐식
- 탐식된 세균은 탐식소체phagosome에 갇히게 되고, 이 탐식소체와 호중구 과립이 접합되면서 탈과립 현상degranulation이 일어남.
- 호중구의 과립 중에서 아주르친화성 과립에는 myeloperoxidase, 방어소, 살균/침투촉진 단백, lysosome 등이 있어 살균작용 역할을 하고 활성화된 호중구의 respiratory burst에 의하여 생성된 O2-, H2O2, OH, HOCl- 등 산화물 및 이로부터 myeloperoxidase에 의하여 생성된 HOCl가 강한 산화물질로 살균작용을 주도함.
- 호중구가 자극되면서 탈과립 현상이 나타나고 내용물을 분비하는 과정은 주로 리간드-수용체 반응으로부터 시작됨.
- 보체계가 활성화되면서 생긴 C5a는 강력한 주화성, 탈과립, O2-

(superoxide) 생성에 관여하는데, 이 C5a가 호중구에 있는 수용체에 붙어 작동시킴.

- 이 과정에 관여하는 물질로 밝혀진 것은 다른 세포의 신호전달체계의 물질과 같이 G-protein, phospholipase C, lipoprotein, Ca2+, protein kinase C 등
- 염증 부위에서 호중구는 살균작용뿐만 아니라 주화성 물질에 의하여 더욱 활성화되고, 탐식과정 중 과립 내용물인 단백분해효소와 형성된 산화물이 주위 조직으로 새어나가며, 활성화한 호중구가 분해됨으로써 급성사구체염, 관절염, 심근경색, 폐실질염 등 조직 손상을 일으킴.
- 또한 산화물이 돌연변이원(mutagen)으로 작용하여 만성 염증 상태를 거쳐 암으로 전환되기도 함.

c. 호염구

- 호염구와 비만세포는 히스타민 등 염증매개체를 생산하여 과립내 저장하고 있음.
- 세포막의 수용체에 특이 IgE가 결합하면 아나필락시스형 탈과립이 발생하여 히스타민 등에 의한 즉각적인 과민반응 증상이 나타남.
- 또한 비특이성 급성 염증반응을 증진시킴.

d. 림프구

- T-림프구T-조력세포, T-억제세포는 lymphokine들을 생산하고 면역반응을 조절함.
- 세포용해cytolysis : HLA-restricted, antibody-dependent, natural killer기능이 있음.
- B-림프구는 항체와 lymphokine을 생산하며, 자연살해세포natural

killer cell는 자연살해능으로 세포를 용해하고 lymphokine을 생산함.

e. 단핵구Monocyte

- 단구는 탐식능이 있고 살균물질을 분비하여 세균 및 암세포의 성장을 억제하거나 죽인다.
- 분비기능interferon, plasminogen activator, prostaglandin, colony stimulating factor 등이 있다.
- 혈관생성을 자극하고 상처를 치유한다.
- 림프구에 항원을 제공하는 기능이 있다.

쉬어가기

- **인공혈액 개발, 어디까지 왔나?**

매년 응급실과 수술실에서 1억 파인트(pint, 혈액량의 단위로 1파인트는 약 0.57리터)가 넘는 혈액이 환자에게 수혈되고 있다. 하지만 1999년만 해도 혈액은 여전히 부족했다. 긴급을 요하지 않는 대기실(elective surgery) 환자들은 수술을 연기해야 했다. 모든 피는 기껏해야 6주 정도 보관된다. 게다가 헌혈은 질병을 옮길 수도 있다. 혈액형이 같다고 해도 위험한 면 반응을 보일 수도 있다. 헌혈은 생명을 살리기 위한 수단이지만 많은 문제들이 있으며, 그러한 문제가 발생하면 사실상 해결할 방법이 없다. 치명적인 경우도 많다. 혈액에 있어 지금까지 인류가 기울인 노력은 혈액을 손실했을 때 신체가 자체적으로 부한 혈액을 생성할 때까지 활용할 수 있는 혈액 대체물을 만드는 것이었다.

이러한 노력은 1930년대로 거슬러 올라간다. 영국 캠브리지 대학의 생화학과 학생이었던 막스 페루츠(Max Perutz)가 시작했다. 그는 헤모글로빈 구조를 알아낸 공로를 인정받아 1962년 노벨상을 수상했다. 인간의 헤모글로빈은 두 개의 서브유닛(sub unit, 기본 구성단위)으로 이루어져 있다. 각 서브유닛은 철분 원자를 1개씩 함유하고 있다. 철분은 산소와 쉽게 결합하며, 이로 인해 혈액은 몸 전체에 산소를 전달하는 역할을 한다.

완전한 포화분자는 네 개의 산소 분자를 운반할 수 있다. 체온, 그리고 pH와 같은 다양한 요소들이 헤모글로빈 분자가 얼마나 많은 산소를 운반하는지에 영향을 미친다.

적혈구

- Erythrocyte, red blood cell : 혈액의 절반을 구성
- 사람세포에서 가장 흔한 세포
- 남자 1 mm^3 당 5백 만개, 여자 4.5백만 개/1 mm^3
- 디스크형으로 헤모글로빈으로 가득 차 있음.
- Heme + globin(globulin)
- Erythropoeisis : 적혈구의 형성
- Erythropoeitin : 적혈구의 형성을 조절하는 호르몬

헤모글로빈의 특성

- 철을 포함하고 있어 붉은색이며, 산소 4분자와 결합할 수 있는 구조로 되어 있음.
- 산소가 많은 곳(폐)에서는 산소와 결합하고, 산소가 적은 곳(조직 세포)에서는 산소와 쉽게 떨어지는 성질이 있음.
- 헤모글로빈은 일산화탄소CO와의 친화력이 산소의 약 200배나 되기 때문에 연탄가스에 중독되기 쉬움.

자살 사이트의 인기 품목 : 연탄, 번개탄, 청산가리! 원리나 알고 거래 하였으면…

2. 혈액 질환

혈액질환의 진단

- 혈액검사는 특이적 질환, 시스템 질환 모두 해당
- 적혈구, 백혈구, 혈소판 수

• 헤모글로빈수 혈액세포수, 혈청화학분석, 효소분석
• 골수 smear test : 골수를 뽑아서 검사

a. 빈혈anemia

• 개도국의 5억 명 이상의 여성이 빈혈
• 피로, 운동능력 감소, 호흡장애, 심박 증가
• 적혈구의 수 감소
• 출혈, 특히 내장 출몰에 의한 빈혈은 알아채기 힘들다.
• 적혈구의 파괴, 영양결핍, 만성 질환
• 주변세포로 산소공급 부족 적혈구의 현미경 관찰로 확진
• Hypoxia 유발 : 산소 부족, 급성 출혈로 저산소 쇼크
• Hemolysis(적혈구의 터짐) : 용혈현상. 황달과 비장 팽창 유발

b. 철분부족 빈혈

• 철분의 양은 엄격히 조절, 출혈시와 피부와 창자에서 배출된다.
• 하루 1-1.4mg 배출된다.
• 임신, 성장기에는 철분 소비가 많아 요구량이 증가
• 임신 빈혈 : 체내에 저장된 철분이 고갈되면 빈혈 자각
• 헤모글로빈의 합성이 중단되고 적혈구의 모양이 변화(둥근 원반 모양에서 길쭉한 모양으로)
• 가장 흔한 빈혈로 개도국 임산부의 52%, 선진국 임산부의 23%
• 남자 혹은 폐경 이후의 여자에게 빈혈이 있는 이유는 위장관 내 출혈

c. 만성 빈혈

• 만성 감염, 자가면역 질환

- 조혈모세포의 결핍
- 관절염, 만성 감염(결핵)등으로 철분 결핍
- 심장질환협심증, 운동 부족(내성)등으로 약한 빈혈 유발
- 위의 원인 질병을 치료하면 빈혈 호전
- 조혈모세포erythropoietin 이식 치료 등으로 호전

d. 빈혈과 신장 질환

- 신장기능 저하가 다양한 빈혈 유발
- 조혈모세포 작용 장애와 적혈구 감소
- 신장질환자의 철분의 양은 정상이나 투석과정을 통해 다량의 출혈이 일어나 빈혈 유발

e. Megaloblastic 빈혈

- DNA 합성장애에 의한 빈혈
- Megaloblastic 적혈구는 RNA/DMA 비율이 높음.
- 여러 결함으로 인해 골수와 말초 혈액에서 혈액학적 이상을 초래하는 질환
- Cobalamin(Vit B_{12})와 folate결핍의 두 종류가 있음.
- 그 중 cobalamin결핍은 몇 년에 걸쳐 일어나는데 심각한 빈혈뿐만 아니라 광범위한 신경 · 정신학적 이상을 초래

f. 엽산 결핍 빈혈

- 엽산은 과일과 채소에 풍부
- 하루 50 microgram 필요
- 정상인은 체내에 5-20 microgram 저장
- 한 달 이상 섭취 지장 시 발병

• 육류섭취가 많은 서구사회에서 흔함.
• 장염증 동반
• 모유수유중인 임산부, 알콜중독자, 신장질환자가 민감

g. 적혈구 파괴 빈혈 (용혈성)
• 적혈구는 수명이 90-120일
• 적혈구의 파괴가 빨라짐.
• 적혈구수가 감소
• 혈청내 bililubin 증가
• 허약 · 식욕감퇴 · 현기증 · 메스꺼움 · 구토 등 빈혈의 일반 증상과 함께 헤모글로빈 방출에 의한 황달, 색소성 담석, 비장脾臟:지라 비대 등의 증상. 비장에서 용혈이 일어날 경우 비장적출술을 시행

헤모글로빈 이상 질병
• 헤모글로빈의 기능과 구조이상에 의한 질병
• 겸상적혈구 빈혈증
• 헤모글로빈 S

h. Thalassemia지중해성 빈혈
• 유전질병의 하나로서 출생 후 1~2년 후에는 얼굴이 창백해지고, 정신이 혼미해지며, 식욕이 떨어지고, 성장하면서 피부가 노랗게 변하는 증세가 나타남.
• 베타헤모글로빈 사슬β-hemoglobin chain 유전자의 돌연변이point mutation

및 결실로 인한 적혈구의 헤모글로빈 부족에 의한 것으로 α와 β 타입이 있음.

- 이탈리아 · 그리스 · 중동 · 남아시아 · 아프리카 등에서 많이 발생
- 전 세계 2억 명이 보인자이며, 수혈을 자주 하고 철 킬레이션 반복치료를 통해 수명을 20-30년 더 연장할 수 있다.

i. 적혈구 증가증Polycythemia vera

- 적혈구 증가, 백혈구 증가, 혈소판 증가
- 40-65세에 호발
- 증상은 대개 체중감소, 두통, 어지러움, 발한, 시력장애, 가려움증 등 일반적인 증상으로 나타남.
- 검사상, 간비대, 비장비대, 고혈압 등을 보이며 특히 결막충혈 등을 보이고 간정맥폐쇄로 복수,황달 등으로 출현하기도 함.

j. Hemostasis의 질병지혈장애

- Thrombocytopenia혈소판 감소증:
- ecchymosis반상 출혈:
- Petechiae점상출혈:
- Idiopathic thrombocytopenic purpura특발성 혈소판 감소성 자반증
- 응고 장애 : 응고인자의 결핍

k. 유전질병

- 응고인자 VIII의 장애에 의한 혈우병이 가장 흔함.
  Hemophillia A
- 남아 1/5000, X-염색체 열성 유전

• 남자에게 주로 발생

• 지혈장애가 약한 정도와 강한 정도까지 다양

• 응고인자(혈우병 A의 경우 제8응고인자, 혈우병 B는 제9응고인자)의 부족 정도에 따라 증상의 심각한 정도가 결정됨.

• 응고인자가 정상의 1%미만인 경우에는 중증 증상이 나타나며, 1~5%인 경우에는 중등도, 6~30%이상인 경우에는 경도의 증상이 나타남.

• 중등도, 또는 중증 혈우병의 주요 증상으로는 관절 내 출혈, 연부조직 출혈, 근육내 출혈 등 심부 조직의 출혈을 들 수 있음.

• 출혈은 가벼운 상처를 입은 후에 나타날 수 있으나 저절로 발생하기도 함.

• 반복적인 출혈로 인해 관절의 형태적, 기능적 이상이 점차 심해지고, 근육을 비롯한 심부 조직의 출혈로 인해 주변의 혈관 및 신경을 누르는 구획증후군compartment syndrome이 발생할 수 있음.

• 또한 구인두강oropharyngeal spaces, 중추신경계central nervous system 및 후 복강retroperitoneum 내에 출혈이 발생할 경우 치명적일 수 있으며 즉각적인 치료를 요함.

• 기타 위장관, 비뇨기계 등의 점막에 출혈이 나타날 수 있으며, 발치 등의 가벼운 시술 후에 지속적인 출혈이 나타날 수 있음.

• 이에 비해 경도 혈우병은 대부분 외상에 의해 이차적으로 출혈이 발생하고 출혈의 빈도도 상대적으로 낮음.

l. Von Willebrand disease (vWF)

• 성인들에게서 나타나는 출혈

• 혈소판 접착 장애

• 응고인자 VIII은 정상

• 약하게 부딪혀도 쉽게 멍듦.
• 코피가 잦고, 장기간 출혈(과다 출혈 생리), 위장관 출혈
• vWF의 방출을 자극하는 약물치료와 생활습관 변화(쉽게 다치지 않도록)

m. Disseminated Intravascular Coagulation

• 선행질환에 의하여 응고인자, 혈소판 및 항응고 단백 등을 소비하여 혈관 내에 응고가 일어남으로써 광범위하게 혈관 내 섬유소가 침착 되어 조직의 경색 및 괴사와 광범위한 출혈상태, 용혈빈혈의 양상으로 진행하게 되는 질환군

백혈구

• Neutrophil, eosinophil, basophil, monocyte, lymphocyte
• 골수 줄기세포에서 백혈구 생산,
• Nutropenia호중구감소증 혈중에서 호중구가 특징적으로 감소하는 백혈구 감소증
• 항암제 사용으로 면역이 억제되면 호발
• 열, 피부 염증, 간농양(박테리아나 기생충에 의해 간 내에 염증이 생겨 고름이)

Eosinophil의 비정상

• Idiopathic hypereosinophilic 대부분 남자에게서 20-50 세 발생.
• 특발성 호산구과다증후군idiopathic hypereosinophilic syndrome, HES 환자에서는 과분엽 호산구와 저분엽 호산구가 모두 증가함.
• 심장 박동 장애, 심근염 등 유발, 심장 장애로 사망
• 약물화학요법으로 10년 내 생존율이 70%까지 증가

Eosinophillia-Myalgia syndrome

- 만성 근육통, 류마티즘

연령 증가 질병

- 75세 이상에서 빈혈 증가
- 영양부족, 만성질환, 운동감소, 정신 변화
- 백혈구 이상, 혈소판 장애, 면역결핍으로 악성화

제8장

호흡기 질병

제8장

호흡기 질병

1. 호흡기의 구조

호흡기는 코와 입으로 연결되는 인두, 후두, 기관, 기관지, 세기관지, 허파꽈리 등으로 구성된다.

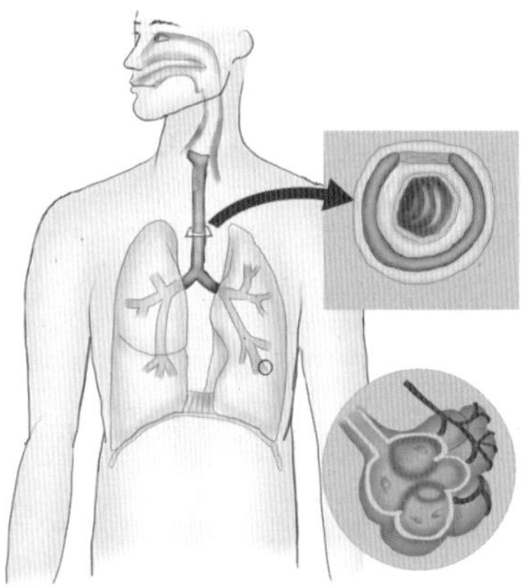

1) 인두(인후, pharynx)

구강(입안)과 식도 사이에 있는 소화기관의 하나, 목뼈 앞을 위아래로 주행하는 짧은 관으로 소화관의 일부이다. 공기와 음식물을 구분하여 섭취하게 한다.

2) 후두larynx

공기의 흐름과 삼켜진 음식물의 흐름이 교차하는 점에 위치

3) 기관Trachea

후두에서 폐로 통하는 엄지손가락 정도 굵기의 관 모양의 기도. 후두 밑에서 시작되어 식도 앞을 내려가 흉강에 들어가 심장 뒤에서 좌우로 갈라짐.

4) 기관지Bronch

기관지는 기관의 말단에서 오른, 왼 주관지로 분지한 다음, 각각의 주기관지가 나뭇가지 모양으로 폐엽 기관지, 구역 기관지, 아구역기관지, 소기관지, 세기관지로 갈라져 폐와 기관 사이를 잇는 공기 흐름의 통로. 기관지는 호흡시 외부로부터 폐포로, 폐포로부터 외부로 공기가 이동하는 통로이다. 또한 기관지에 들어오는 이물질이 있으면 바깥으로 이동시켜 제거하는 역할과 외부에서 침입한 균에 대한 면역작용도 수행한다. 이물질은 기관지 점막의 점액과 섬모운동에 의해 제거된다.

5) 세기관지Bronchioles

기관지로부터 분지한 직경 1mm 이하의 작은 기관지. 좁은 뜻의 기관지(기관분기부)인데 폐포와 가장 가깝고, 굵기가 가장 가는 기관지이다.

6) Alveoli

허파꽈리

7) Surfactant

계면활성제. 표변활성물질. 허파꽈리가 팽창 수축하는 과정에서 찌그러지는 것을 막아 준다.

8) Diaphragm

횡경막

9) Pleura

늑막, 폐의 표면과 갈비뼈로 이루어진 부분의 안쪽을 덮고 있는 장막

- Pleural cavity늑막

  벽측흉막과 폐흉막 사이에는 흉막강이 생기고, 그 속에는 소량의 장액이 존재함. 이 장액이 허파 표면을 윤활 작용

- Intrapleural pressure늑막간 압력

  허파 내의 압력보다 허파 밖과 가슴 벽의 압력이 조금 더 낮은데, 이러한 차이가 진공으로 작용하여 허파의 찌그러짐을 막음

- Respiratory epithelium

  호흡기는 전반적으로 점막으로 구성되어 Cillia가 점막에 머리카락처럼 존재, 빗자루처럼 쓸어내는 역할

허파의 구조

오른쪽과 왼쪽에 두 개의 허파가 갈빗대 사이에 존재하고, 오른쪽 허파는 3엽으로 왼쪽 허파는 2엽으로 구성되어 있다. 3억 개의 허파꽈리가 각 허파에 존재하며 허파꽈리의 전체 면적은 40-80m^2 으로 추정되며(확장기에 배드민턴 코트 크기), 폐동맥과 폐정맥이 실타래처럼 서로 얽혀 허파꽈리를 감싸고 허파과리 내부 공간(폐간질)에 적혈구가 다니면서 이산화탄소와 산소를 교환한다.

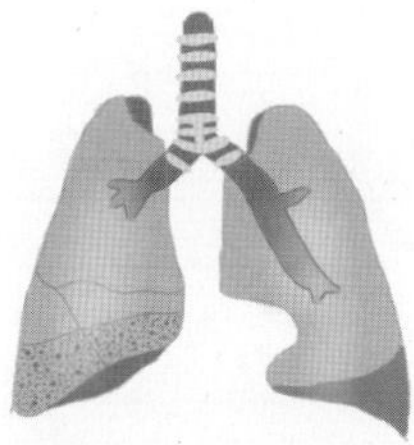

허파의 기능 : surfactant의 중요성. 허파꽈리는 숨을 들이마시고 내뱉을 때 마다 엄청난 압력을 받으며 견뎌야 한다. 만약 surfactant가 없다면 허파꽈리는 견디지 못하고 파열되므로 매우 위험하다. 조산아가 위험한 이유는 surfactant가 제대로 형성되지 않아 호흡시 허파에 엄청난 무리가 가기 때문에 산소 호흡기와 인큐베이터 를 사용한다.

허파에는 3억 개의 허파꽈리alveoli, 실핏줄이 거미줄처럼 얽혀있다.

- 호흡하는 동안 허파꽈리는 산소를 얻기 위해 확장하고, CO2를 내뿜으며, 크기도 줄어든다.
- 허파의 내부면적은 배드민턴 코트(13.4x6.1 m) 만큼 넓다.

  ⇒ 따라서 호흡 전후에 꽈리의 급격한 팽창과 수축이 일어남. 이때 엄청난 압력이 가해진다.

  ⇒ surfactant가 없다면 압력에 의해 꽈리가 터질 수 있다.

- 사람의 경우 인지질(90%)과 surfactant 단백질(10%)이 (계면활성제)로 작용
  ⇒ pulmonary surfactants, surfactant의 도메인 조절에 콜레스테롤이 중요한 관여

허파에서 이산화탄소와 산소의 교환 : 혈액의 고농도 이산화탄소가 허파꽈리로, 허파의 고농도 산소가 혈액으로 이동 교환

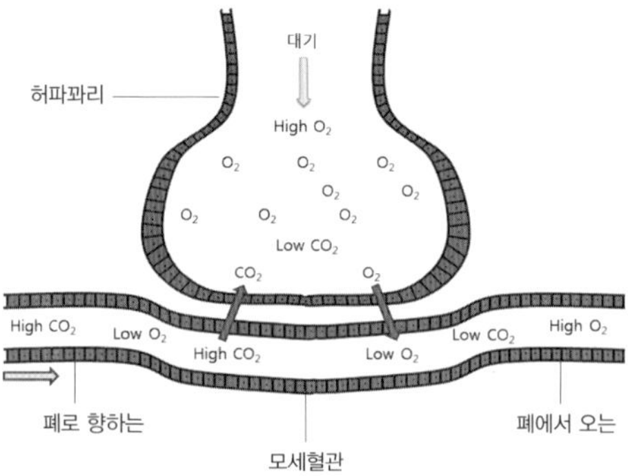

2. 허파를 포함한 호흡기의 방어작용

1) 습도유지

상피세포의 건조 방지

2) 입자제거

직경 10마이크로미터미크론 이상의 입자 90% 는 후두부콧구멍 혹은 비인두에서 걸러진다. 따라서 대부분의 꽃가루 혹은 곡물 화분은 20 미크론 이상이므로 걸러져 호흡기 내부로 들어가지 못한다.

그러나 5-10미크론 정도의 입자들은 걸러지지 못해 기관 분기부 carina Trachea 에 영향을 줄수 있고, 1-5미크론 사이의 입자들은 걸러지지 않고 더욱 깊숙이 허파내부, 폐포허파꽈리까지 침투할 수 있고, 먼지 입자 자체 혹은 먼지에 달라붙은 물질들은 모세혈관에서 녹아 폐동맥, 폐정맥을 타고 심장으로 이동하여, 다시 심장대동맥을 따라 전신으로 이동할 수 있다. 따라서 폐로 흡입된 미세물질 혹은 미세 먼지 등은 모두 온몸의 장기로 퍼져 해악을 끼칠 수 있다.

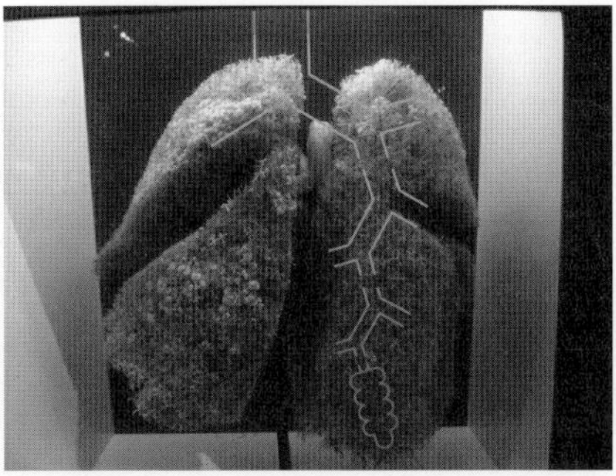

허파의 기능 : 허파꽈리의 중요성

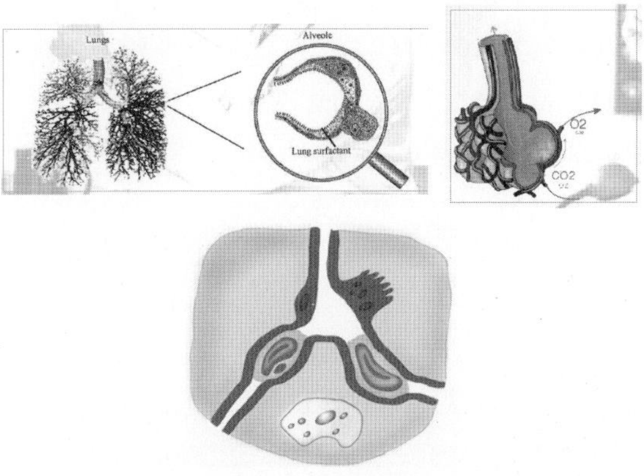

허파꽈리의 내부 구조: 허파꽈리 안쪽 공간에도 적혈구가 이동하면서 산소를 공급한다. 여기에도 대식세포가 존재하여 면역기능을 담당한다.

호흡기 질환의 일반적 증상

불규칙 호흡, 호흡곤란, 잦은 호흡(산소 교환이 충분하지 못하므로)

- 기침, 가래, 객혈로 잔기침이 늘 있고
- Cyanosis산소부족으로 피부가 검푸르게 변하며, 청색증
- 고열, 피로가 잦고
- 안면부, 목, 가슴 통증이 늘 있으며
- 콧물, 근육 무기력, 목소리 변화가 있다.

호흡부 상단 질환

감염, 앨러지, 비강 용종 등, 대부분 건강상태, 면역 민감성, 계절적인 원인

(1) 감기

모든 이에게 감염된다.

- 200종 이상의 원인 바이러스로 면역 형성이 불가
- 치료법도 없다, 자연적으로 나을 때 까지 견디는 수 밖에
- 아스피린의 해열 등으로 통증과 증상을 경감할 수 있다. 그러나 세균과는 무관한 질병이므로 항생제를 먹거나 바르는 것은 어리석은 일이다.

잠깐 퀴즈
머리가 젖은 채로 차가운 밖으로 나가면 감기에 걸린다?

사실일까 아닐까
감기는 바이러스에 의해 감염된다. 그러므로 사실이 아니다.
그러나 비에 젖은 채로 잠자거나 차가운 곳에 오래 있으면 감염 능력이 약해져 바이러스에 감염되기 쉽다.

(2) Sinusitis사이너스 염증

미국인구의 1/7이 부비강염을 가지고 있음.

- 비강鼻腔의 바깥쪽에 좌우 4개씩 있는 부비강의 염증

(3) Nasal polyps

비강내의 양성 종양 증가

- 정확한 원인은 모름.
- 알레르기성 체질인 사람에게 염증이나 감염으로 인한 자극이 비점막에 가해져 생기며, 젊은 남성에게 많이 볼 수 있음.
- 중비도中鼻道에 많이 발생하며, 하나 또는 여러 개가 생김.
- 살짝 건드리기만 해도 쉽게 출혈하는 것도 있다.
- 수술로 적출하지만 재발하는 수가 많다.

증상으로는 아래와 같이 콧구멍이 막힘, 냄새를 잘 맡지 못함, 얼굴이 부은 것처럼 느껴짐, 코에서 분비물이 나옴, 얼굴에 통증이 생김, 두통이 늘 있다. 원래 축농증과 두통이 늘 같이 있으므로 학습효율을 늘일려면 축농증을 치료해야 한다.

증상이 경미할 경우에는 acetaminophen진통 해열제을 사용할 수 있음.

- aspirin은 출혈을 일으키기 쉬으므로 사용하지 말 것!
- 폴립을 수축시키기 위해 수술 전에 단기간 동안 코티손 약물을 분무형태로 또는 경구형으로 투여 받는 것이 유리하다.

(4) 코골이와 폐쇄성 수면 무호흡증폐쇄성 수면무호흡증

깊은 수면 시 인두부위가 폐쇄되면서 숨을 쉬지 않는 증상을 반복하는 증상

- 수면 중 숨을 쉬지 않거나 매우 얕은 숨을 쉬는 행동을 여러 번 반복함.
- 숨을 쉬지 않는 동안에 혈중 산소농도가 감소하고 이산화탄소의 농도는 증가하게 됨.
- 이런 상황에서 연수뇌의 호흡중추가 자극되고 잠결에 숨을 쉬려고 노력을 하게되며 답답함을 느끼고 그러한 자극에 의하여 깜짝 놀라 잠에서 깨게 됨.

  만성적인 폐쇄성 수면무호흡증은 심장에 무리를 주어 부정맥, 서맥(심장박동이 느림), 심장수축정지 등이 생길 수도 있음.
- 폐쇄성 수면무호흡증의 저산소증은 체내 교감신경 계통을 자극하여 고혈압을 유발함.

폐성심pulmonary heart disease

폐의 이상으로 인한 심장질환을 말하는 용어

- 폐쇄성 수면무호흡증 환자에서 교감신경계가 활성화되어 폐로 가는 혈액의 압력이 높아지고 이것이 그대로 심장에 전달되어 심장이 비대해지고 심장수축력 등의 기능이 저하되는 것. 고도비만인의 15-40%정도가 폐쇄성 수면무호흡증.

- 체질량지수가 35이상인 경우 위험군에 속하며 목둘레가 41cm 이상, 남성의 경우에 호발 한다고 알려져 있음.
- 증상 및 위험군임을 고려하여 수면검사를 시행하며 폐쇄성 수면무호흡증을 진단하게 됨.
- 고도비만 안에서 폐쇄성 수면 무호흡증은 비만수술로 완치됨.
- 수술 후 일시적으로 CPAP이라는 비강 양 압환기 기계를 사용함.

(5) 계절성 알레르기 비염Hay fever

화분병花粉病 · 건초열乾草熱이라고도 함.

- 비점막鼻粘膜의 충혈 · 부종 · 가려움증 · 콧물이 심하고, 해마다 일정한 계절에는 재채기가 발작적으로 속발하는 동시에 알레르기성 결막염結膜炎을 일으켜서 눈이 충혈되며 가렵고 눈물이 계속 흐름.
- 기침 · 천식 · 호흡곤란을 수반하기도 함.
- 한국에서는 크게 문제가 되지 않지만, 코감기라 하여 환절기에 발생하는 것이 있음.
- 미국 국민은 8~10%가 이 비염을 가지고 있는데, 치료방법은 알레르기를 일으키는 꽃가루를 피하는 수밖에 없음.
- 대증요법으로 항抗히스타민제劑 · 부신피질 호르몬을 투여하며, 항원탈감작요법抗原脫感作療法을 쓰기도 함.

(6) 독감인플루엔자

바이러스 감염, 다양한 바이러스

- 치료약은 없음.
- 휴식, 수분섭취, 아스피린으로 해열
- 예방 백신 접종으로 예방

⇒ 그러나 모든 바이러스에 대한 예방은 불가능

(7) COPD(만성 폐쇄성 허파 질병, Chronic Obstructive Pulmonary Disease)

- 원인이 되는 폐질환이나 심장질환이 없이 기도폐쇄가 발생하여 기류의 속도가 감소하는 질환군을 말함.
- 임상적으로는 만성적으로 객담을 동반하는 기침을 하는 만성기관지염과 종말세기관지terminal bronchiole 이하의 폐포들이 비정상적으로 늘어나고 폐포격벽이 파괴되는 폐기종이 혼합되어 양자간의 구분이 힘든 경우, 이들을 총칭하여 COPD이라고 함.
- COPD은 천식과 비슷하게 호흡곤란, 기침, 가래 등의 기도 질환 증상을 나타내다가 폐 기능을 악화시켜 사망에 이르게 함.
- 발병 원인은 90% 이상이 흡연 때문인 것으로 알려져 있고 이외에 공해와 선천적 질환, 호흡기 감염증 등이 있음.
  COPD는 사망률 세계 4위, 국내 7위의 질병으로 기관지염, 기관지천식, 폐기증, 낭포성섬유증, 진폐증이 있다.

(8) 기관지염bronchitis

원인은 세균 · 바이러스 · 진균眞菌 등의 감염에 의한 것이 가장 많고, 평소에 감염되지 않은 사람도 전신의 저항력이 약화되었을 때에 감염되기 쉬움.

- 앨러지에 의한 기관지염은 엘러겐Allergen을 흡입함으로써 생기는 직접반응과 전신 알레르기 반응에 의한 부분증세가 있음.
- 외상에 의한 것은 염소나 아황산가스 따위의 화학적 자극에 의한 것, 먼지 등 물리적 자극에 의한 것이 있다.
- 대도시의 오염된 공기는 만성적으로 기관지에 자극을 주어 염증을 일으키기 쉽다.

(9) 기관지 천식Bronchial asthma

천식이라고 불리는 질환으로, 특정된 심장 또는 폐질환에 의하지 않으나, 발병 기구機構는 여러 면에서 해명되지 않은 점이 많음.

- 발작은 넓은 범위에 걸친 중 · 소 기관지의 평활근平滑筋 수축, 점막부종粘膜浮腫에 의한 협착狹窄과 기관지 강내腔內의 담痰에 의하여 야기됨.
- 원인은 여러 가지 설이 있으나 알레르기설이 가장 유력하다.
  정상 세기관지Normal bronchiole. 그림처럼 아래와 달리 천식발작세기관지는 공기 통로가 매우 좁아져 있고, 꼬여있다. 평활근이 수축되어 있고, 점막이 부어올라있으며 과도한 점액질 분비로 세기관지가 수축되어있다.

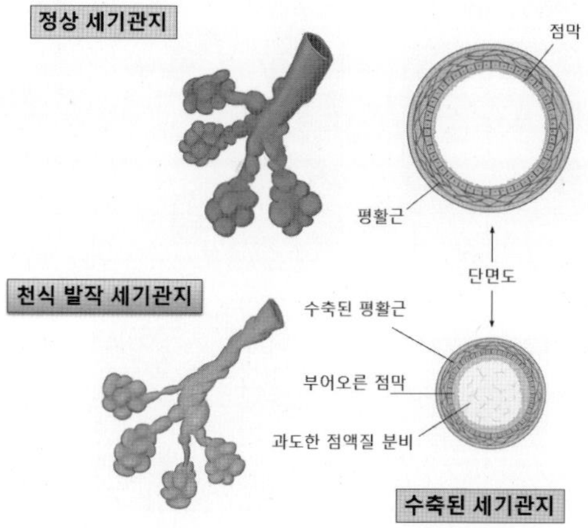

정상 세기관지와 천식 발작에 의해 수축된 세기관지.

앨러지, 감기, 독감의 비교 : 증상과 원인의 비교

증상/싸인 Symptom/Sign	앨러지 Allergy	감기 Cold	독감 Flu
발생 onset	알러젠에대한 반응	느리다	빠르다
지속 Duration	〉1주이상	1주	1–3주
계절 Season	봄/여름	가을/겨울	가을/겨울
열Fever	없다	드물게, 〈 39℃ 이상	40℃ 이상; 3–4일
피로, 무기력 Fatigue, weakness	경미하다, 다양하다	경미하다	약 2–3주 지속
극도의 탈진 Extreme exhaustion	드물다	없다	초기에, 현저하게 있다
일반적 통증 General aches, pains	다양하다	경미하다	흔하다, 자주 심하다
두통 Headache	늘 존재한다	드물다	현저하다
재채기 Sneezing	늘 존재한다	늘 존재한다	다양하다
목따가움 Sore throat	다양하다	보통이다	다양하다
코막힘 Stuffy nose	보통이다	보통이다	다양하다
콧물 Nasal discharge	깨끗하다	노랑/녹색 빛	다양하다
가슴통증 Chest discomfort	가끔있다	경미함에서 보통	흔함; 심해질 가능성 존재
기침 Cough	없음; 마르다	있음	있음; 마른기침
구토, 설사 Vomit and/or diarrhea	드물다; 다양하다	드물다	흔하다

(10) 폐기종emphysema

폐포肺胞가 현저하게 확장하여 폐포 내의 함기량이 증가한 상태

- 가장 보편적으로 볼 수 있는 것은 노인성 폐기종
- 그 밖에 기관지천식 · 만성기관지염 등으로 일어남.
- 직업병으로서는 취주악기의 연주자 등에서도 볼 수 있음. 호흡곤란 · 기침 등의 증세를 나타내며, 천식과 비슷한 호흡곤란도 보임.
- 중증인 경우는 심장에 부담을 주어 폐성심肺性心으로 진행하여 부종浮腫이 나타남.
- 흉부 X선 사진에서는 폐야肺野가 밝게 나타나고, 횡경막이 정상보다 낮은 위치에 있음.
- 치료로서는 기관지확장제 · 부신피질호르몬의 투여가 유효함.
- 중증인 경우는 강심제와 이뇨제의 투여나 산소흡입을 필요로 함.

(11) 낭포성 섬유증Cystic fibrosis

열성으로 유전되는 질병으로 1930년대에 처음 발견되었음. 유럽과 미국 등 서양 인구에서 1/20000 발병하는데 특정 막 단백질의 아미노산 1개가 소실되는 유전질병으로 막 구조의 변화를 야기한다.

- 이 질병이 있는 환자들은 기본적으로 폐와 이자 등에 있는 점막 생성 세포의 결함을 가지고 있음.
- 체내에서 점액이 너무 많이 생산되어 폐와 이자에 이상이 발생하기 때문에 소화 효소가 소장에 도달할 수 없음.
  또 염분이 점막 생성 세포를 투과하지 못해서 두껍고 끈적거리는 점막이 만들어짐.
- 이것이 해당 장기의 기능을 방해하여 호흡과 소화작용에 문제가 생김.

- 이 두꺼운 점막 때문에 쉽게 세균에 감염되고, 이로 인해 당뇨병이나 간 질병, 낮은 수정률 등의 합병증 증세가 생김.
- 염분이 높은 땀을 흘리고, 생식기관의 이상을 동반하기도 함.
- 주로 백인에게 많이 나타남.

낭포성 섬유증(cystic fibrosis)의 합병증

영양실조	**췌관의 폐색은 소화효소의 분비와 소화와 영양분의 흡수를 방해한다.**
호흡곤란	기도 막힘, 기관지 확장증(기도쇠약)
재발 호흡기 감염	비정상적인 점막 내벽, 두꺼운 점액 제거 불능
전해질 불균형	비정상적인 염의 배설

Malnutrition	Blockage of pancreatic duct prevents secretion of digestive enzymes and inability to digest and absorb nutrients
Dyspnea, lung collapse	Blocked airways, bronchiectasis (weakened airways)
Recurrent respiratory infections	Abnormal mucosal lining Inability to clear thick mucus
Electrolyte imbalance	Abnormal salt excretion

(12) 진폐pneumoconiosis

일반적으로는 유해한 분진을 장기간 흡인할 때 폐조직 내에 분진이 침착하여 만성의 섬유증식반응섬유증을 일으킨 상태를 말함.

- 유해한 분진을 취급하는 직업에 종사하는 사람에게서 볼 수 있으므로 직업병에 포함됨.
- 분진은 유기성과 무기성 분진으로 나눔.
- 유기성 분진인 양모분말羊毛粉末 · 목화가루 · 목가루 · 담뱃가루 등을 흡인할 때는 폐보다도 오히려 기도가 침해되어 만성기관지염과 기관지천식과 같은 증세를 일으키는 일이 많음.

무기성 분진은 광석에서 나온 것으로서, 침착하는 분진의 종류에 따라 규폐硅肺 · 석면폐 · 활석폐滑石肺 · 탄폐 · 규조토폐硅藻土肺 · 철폐 · 베릴륨폐 · 시멘트폐 등이 있다. 이들 중 규폐가 그 빈도나 결핵을 합병하는 점에서 중요시 됨.

- 일반적으로 폐포 내에 흡입된 분진, 특히 규산의 미립자는 림프관에 들어가고 일부는 폐포상피세포나 림프구에 섭취되어 림프와 함께 기관지 림프절에 이름.
- 분진이 소량이면 장애가 거의 없으나, 다량인 경우는 폐조직 내에 머물러서 폐 및 림프관에 염증을 일으키고, 결절상변화나 결합직형성을 일으키게 됨.

Spirometer(폐활량계) : 허파기능 측정 방법

노력폐활량 등 여러 지표의 측정에 의해 환기능장애換氣能障碍의 유무와 정도를 진단하기 위해 사용함. 이것에 의해서 안정환기安靜換氣 노력성 환기의 기류량氣流量과 기류속도 곡선을 기록하는 검사를 스파이로미트리spirometry라 하고, 그 기록을 스파이로그램spirogram이라고 한다.

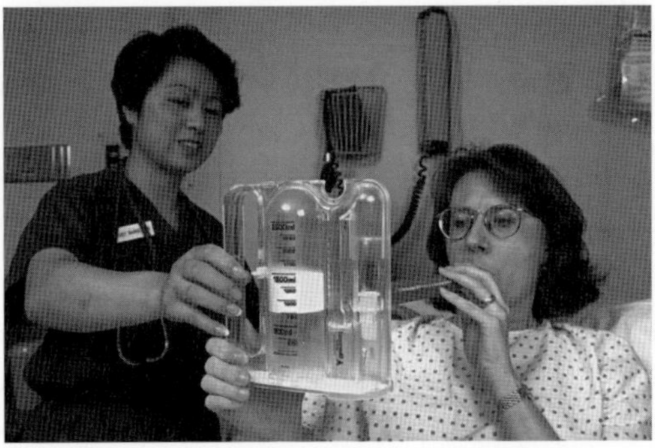

Nebulizer(분무 치료기) : 신속한 호흡기 응급치료를 위해 사용

약제를 분무상噴霧狀으로 흡인시켜서 기도氣道나 폐肺의 환부에 직접 작용시키는 장치를 말함.

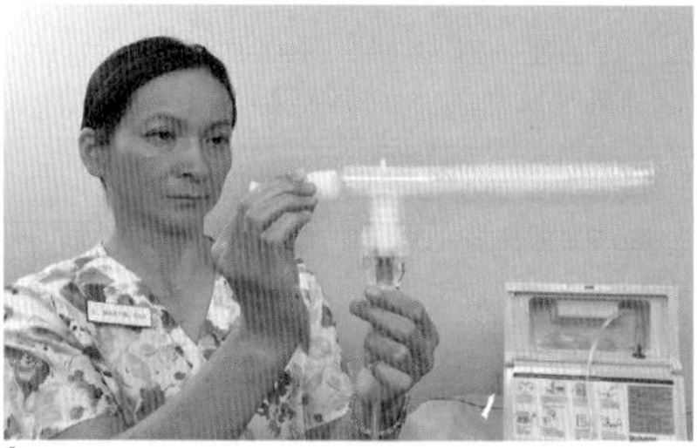
A

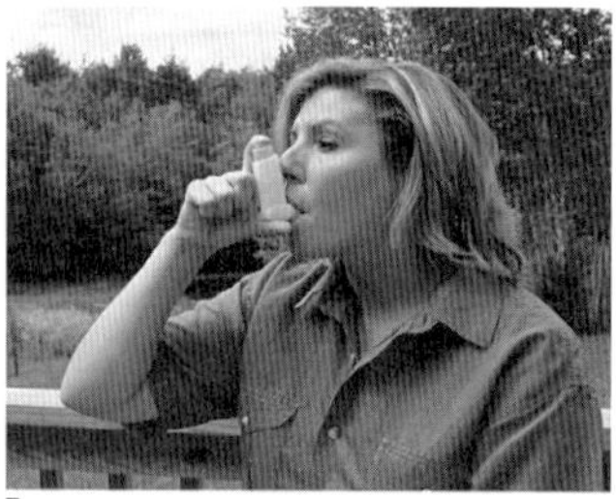
B

분무상으로 흡인된 약제는 기관氣管 안에 분비물이 괴는 것을 방지하며, 또한 그것을 용해시킴으로써 분비물을 제거하여 진해鎭咳 · 폐렴의 예방, 소염消炎 등의 효과를 나타냄.

• 사용하는 약제는 생리식염수生理食鹽水 · 기관지확장제氣管支擴張劑 · 계면활성제界面活性劑 · 항생물질 · 단백질 용해제溶解劑 등인데, 이것들을 혼합해서 사용하기도 함.

(13) 폐렴Pneumonia

폐의 급성 염증을 총징하는 질병 명칭.

- 병리 해부학적으로 폐의 대엽大葉 전부에 염증이 퍼진 대엽성 폐렴lobarpneumonia과, 소엽小葉 단위에 한정된 소엽성 폐렴氣管支肺炎으로 나뉨.
- 병원체에 따라서도 세균성 폐렴과 바이러스성 폐렴 · 알레르기성 폐렴 등으로 나뉨.

기관지폐렴의 진단과 증상

폐렴은 말초 기관지와 폐실질에 발생하는 염증성 호흡기 질환을 말함.

- 폐실질은 일반적으로 허파꽈리라고 하는 폐포 등으로 이루어져 있음.
- 폐렴이 생긴 환자는 주로 열이 나고, 기침을 하며, 가슴 엑스선 사진 촬영을 하면 폐렴 병변을 볼 수 있음.
- 이미 앓고 있는 기관지염이나 세기관지염이 주위 폐실질로 퍼져 생기며 폐실질에 여러 개의 작고 불규칙한 점 모양의 경화硬化가 나타나는 것이 특징.
- 경화 부위의 크기는 수mm부터 3~4cm이며 노인과 어린이에게 잘 발생함.

기관지폐렴의 치료

- 원인균에 가장 효과적인 항생물질을 사용함.
- 호흡곤란이 심할 때는 산소를 흡입하도록 하고 심장이 쇠약하면 강심제를 쓰며, 진통제 · 진해제鎭咳劑 · 해열제 등을 사용함.
- 합병증으로 폐농양 · 고름가슴증 · 화농성 심막염 등이 생길 수 있음.

Primary atypical pneumonia(1차적 비정형 폐렴)

걸어 다니는 폐렴. 공기중의 전파와 접촉으로 쉽게 전염 가능.

- 원발성비정형폐렴
- 바이러스, 세균, mycoplasma 등에 의해 발생
- 주로 Mycoplasma에 의하여 발생됨.
- 폐렴으로 입원한 환아의 10~20% 차지하고, 가을과 겨울철에 많

이 발생함.

- 특히 사람들이 많이 모여 있는 곳에서 잘 발생하므로 주의해야 함.

  임상증상으로는 갑자기 혹은 점진적으로 발생하고 일반적인 전신증상으로 열, 오한(나이든 아동), 두통, 피로, 식욕부진, 근육통이 나타나고 추후에 비염, 인후통, 마른기침과 같은 증상이 나타남.

- 증상 초기의 기침 시 분비물이 없으나 점차적으로 장액성, 점액성, 혈성 분비물이 있음.
- 치료는 대부분이 대증적 치료로 7~10일 뒤 회복되고 대부분 입원이 필요 없음.

Secondary pneumonia (2파 폐렴)

다른 질병에 의해 면역력이 약해져 부차적으로 발생되는 폐렴

- 에이즈 환자
- 독감 환자의 합병증. 1918-1919년에 발생한 스페인독감으로 세계에서 2천만 명이 사망

※ 스페인 독감

1918년에 처음 발생해 2년 동안 전 세계에서 2,500만~5,000만 명의 목숨을 앗아 간 무서운 독감.

- 14세기 중기 페스트가 유럽 전역을 휩쓸었을 때보다도 훨씬 많은 사망자가 발생해 지금까지도 인류 최대의 재앙으로 불림.

스페인 독감으로 총 50만 명의 미국인이 사망

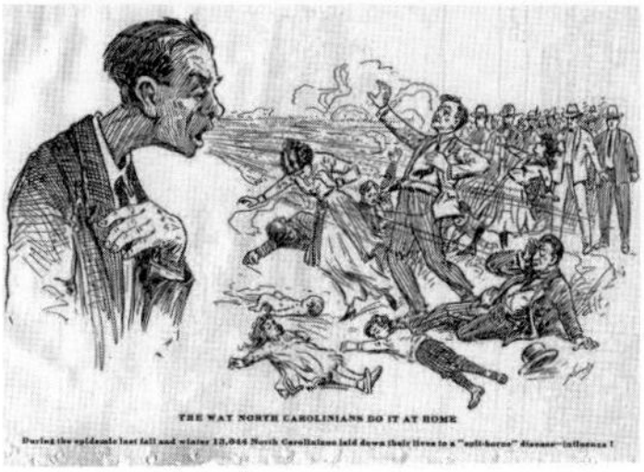

• 한국에서도 740만 명이 감염되어 이 가운데 14만 명 이상이 사망한 것으로 알려져 있음.

(14) Legionnaire's disease재향군인 폐렴

• 레지오넬라 폐렴균이 원인
• 미국에서만 매년 4만-7만 명이 사망
• 대규모 냉방시설 등에서 세척불량 오염 등으로 폐렴균이 증식하여 전염
• 폐렴형 레지오넬라병은 "재향군인병"이라고도 불리는데 거기에는 이 병이 알려진 이유가 재향군인들의 모임과 관련이 있기 때문
• 1976년 필라델피아 호텔에서 열렸던, 미국 재향군인회의 필라델리아 주 대회에 참석한 사람들 중 182명이 폐렴에 걸리게 되었고 일상적인 폐렴구균이나 기타균을 치료하는 약으로는 치료가 되지 않아 결국 29명이나 사망하였다. 폐렴형의 경우 20-10일 정도의 잠복기를 거친 뒤에 전형적인 고열(거의 40℃ 혹은 그 이상)과 두통을 호소하며 흔히 오한과 전신무력감을 호소.
• 폐와 흉막에 염증이 생김으로 인해 숨이 차고 흉부 및 복부에 통증이나 불쾌감이 있음.
• 화농성 혹은 혈성 가래.
• 소화기 증상으로 설사, 구토, 복통이 수반 됨.

- 치사율이 35-39%로 높음.
- Erythromycin 으로 폐렴균을 억제할 수 있고, 균을 많이 배출하는 환자가 주된 전염원이므로 격리해야한다.
- 기침이나 재채기 등으로 공기 중에 퍼진 병원균이 호흡 기관지나 폐포肺胞로 들어가 감염을 일으킨다.
- 결핵균이 폐에 감염된 정도에 따라 경증 · 중등도 · 진행성 등으로 나누고, 발병 횟수에 따라 나누기도 한다.
- 폐에 들어간 결핵균이 바로 질병을 일으키는 경우를 1차성 결핵, 결핵균이 오랫동안 잠복해 있다가 저항력이 약해졌을 때 발병하는 것을 2차성 결핵이라고 함.
- 아이들에게는 1차성 결핵이 많고 어른들에게는 2차성 결핵이 흔함. 흔히 나타나는 증상은 기침을 하고 가래가 나오는 것인데, 피가 함께 섞여 나오기도 함.
- 그밖에 열이 나거나 불쾌감, 피로, 체중감소, 가슴의 통증 등도 나타남.
- 대부분 가슴 X선 사진을 찍거나 투베르쿨린반응을 보고 가래로 결핵균검사를 해서 진단함.
- 투베르쿨린반응 검사는 보통 X선 검사에서 이상 소견이 나타날 경우에 함.
- 이 검사는 결핵균의 단백질 성분을 팔에 주사하여 나타나는 반응을 통해 알아보는 것인데, 강한 양성 반응이 나오면 결핵검사를 함 치료에는 약물을 쓰는 화학요법과 외과요법이 있음.
- 주로 화학요법을 쓰며, 흔히 쓰는 약에는 이소나이아짓 · 리팜피신 · 에탐부톨 · 피라진아미드 · 스트렙토마이신 · 가나마이신 · 사이클로서린 · 에티온아미드 등이 있음.
- 외과요법은 심각한 합병증이 생기거나 약물에 내성이 있는 결핵

균이 침입했을 때만 사용함.

- 화학요법이 발달하여 대부분 치유되지만 원활한 치료를 위해서는 조기발견과 적절한 처방 및 적절한 약물복용이 필요함.

결핵 증가 원인

미국의 결핵 증가	
주요 원인	결핵 확산의 부가 원인/지지 원인
약물 내성 세균	단일 약물로는 감염억제 불가능 다양한 약물로도 감염억제 불가능 많은 사람들에게 감염 확대
노숙/난민/가난	헬스케어, 진단, 치료 기회 감소 생활여건, 영양실조, 다른 감염에 의한 질병민감성 증가
이민, 이주	의료 · 보건 서비스가 부족하고 풍토병, 전염병, 약물내성이 있는 지역에서 온 이주자
HIV/AIDS	질병에 대한 저항성 감소와 민감성 증가

(15) 호흡부전

호흡부전이란 호흡 기능의 장애가 발생하는 상태를 총칭하는 것으로 원인은 매우 다양하고 임상양상에 따라 다음의 4가지로 분류되며, 대부분은 중환자실 입실의 흔한 원인이 되며 기계 환기요법을 포함한 중환자실의 치료가 필요 하다.

제1형	산소화 장애	급성호흡곤란증후군, 급성폐손상, 폐렴
제2형	이산화탄소 배출 장애	만성폐쇄성폐질환(COPD), 흉벽 혹은 횡경막을 포함한 신경근육 장애, 중추신경계 억제
제3형	가스교환 장애	수술 전 · 후로 생기는 가스교환장애
제4형	쇽과 관련된 가스교환 장애	패혈성 쇽(septic shock)

현재까지도 내과 및 외과계 중환자들의 사망원인에서 높은 비중을 차지하고 있으며, 사망률 역시 높게 나타나고 있다. 급성 폐손상 및 급성호흡곤란증후군ARDS에 대한 치료전략과 치료 방법들이 많이 개발되었으나, 환자들의 이환율 및 사망률은 45%에 이를 정도로 여전히 높음.

급성 폐손상의 경우에는 인구 10만 명당 17.9명, 급성호흡곤란증후군의 경우에는 인구 10만명당 13.5명 정도의 질병 발생률을 나타내고 있다.

최근 미국 National Heart Lung and Blood Institute(NHLBI) 주판하의 ARDS Network에서 조사한 결과를 보면 미국 내에서 연간 인구 100,000명당 64명의 질병 발생률을 보여주고 있음. 한 통계 보고에 따르면 미국 내에서만 매년 190,600명의 급성호흡곤란 환자들이 발생하여 이 중 74,000 명이 사망한다는 보고도 있다.

- 급성호흡곤란증후군ARDS은 연령이 증가함에 따라 같이 증가하게 되어, 75세에서 84세 사이에 정점을 이루게 되며 이 연령대에서는 연간 인구 100,000명당 306명의 환자들이 새로 발생함. 또한 급성호흡곤란증후군ARDS 환자들은 병에서 회복된 이후에도 심폐기능 및 운동능력의 저하, 인지 기능 장애, 우울증이나 사고 후 외상 등과 같은 심각한 정신적 후유증올 겪게 될 수 있다.

급성 폐손상 및 급성호흡곤란증후군(ARDS)의 병태생리

급성폐손상/급성호흡곤란증후군의 병태생리는 내피세포 및 상피세포의 손상, 호중구에 의한 손상, cytokine에 의한 손상, 인공호흡기에 의한 손상 등 다양한 원인에 의해 폐섬유화까지 진행한다. 따라서 하나의 기전으로 질환이 설명되지 않으며, 염증반응, 혈액응고반응,

호중구 및 단백분해효소의 반응 등 여러 반응 균형이 가장 중요한 문제이다.

대부분의 사망은 유발 요인 발생 후 첫 2주 내에 발생하며 질환의 처음 3일 간은 원인 질환의 악화에 의한 사망이 대부분이며 그 후에는 패혈증이 사망의 주된 원인임. 질환의 후기에는 여러 장기의 기능부전이 사망의 주된 원인이 됨.

폐염증이 지속되고 있음을 시사하는 각종 생물학적 표지자율은 환자의 예후가 불량할 것임을 시사한다. 즉, 기관지폐포 세척액에서 호중구가 지속적으로 증가해 있거나 염증 전구 물질들인 IL-1. TNF. IL-8 동의 지속적인 상승, 항염증 싸이토카인인 IL-10과 IL-1 수용체 길항제의 상승 등도 예후가 불량할 것임을 시사한다.

흡입된 고산소증hyperoxia은 활성산소종reactive oxygen species을 유발시키고 이는 호흡기 상피세포와 내피세포를 손상시키는 주요 인자이다. 과산소증Hyperoxia를 통해서 alveole, interstitial macrophage는 IL-1과 TNF를 분비하게 되고 이는 epithelial, endothelial cell 및 monocyte, lymphocyte를 활성화 시키게 된다. 결과적으로 IL-8, CXCL1, CXCL2/3 같은 다양한 chemokine을 분비하게 되고 이는 CXCR2에 부착하여 circulating neutrophil을 염증 부위로 모집시켜 혈관투과성vascular permeability를 증가시키고 염증inflammation을 더욱 증가 악화시킨다. 또한 Hyperoxia에 의해 생성된 ROS는 세포 내의 caspase pathway extrinsic pathway와 intrinsic pathway를 활성화시켜 apoptosis를 유발시킨다.

제브라피쉬 배아에 흡연자의 HDL을 미세주입하여 염증 유발 정도를 비교한 결과 배아의 발달이 느려지고, 산화물인 reactive oxygen species(ROS)가 현저히 증가하였다. 따라서 직접 흡연뿐만 아니라 간접 흡연으로 인한 지단백질의 손상이 배아의 발달 장애를 일으킬 가능성이 크다.

이 연구결과는 다양한 언론 매스컴에 소개 되었으며 KBS 생로병사의 비밀에도 2014년 7월 소개되었고 관련 동영상은 유튜브에 게시되었다.(http://youtube.be/miAStwg7CHQ)

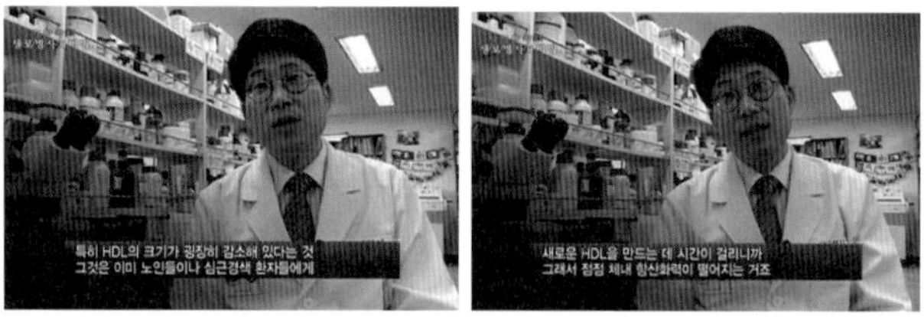

탄수화물의 위험 : 당화

생성된 당화물은 혈액내의 고밀도지단백질에 쉽게 달라붙고 혈관을 따라 전신으로 이동하여 다양한 당뇨합병증을 발생시킨다. 따라서 HDL이 당화되지 않도록 주의해야 하는데 가장 당화를 빨리 일으키는 식품성분은 바로 액상과당이다.

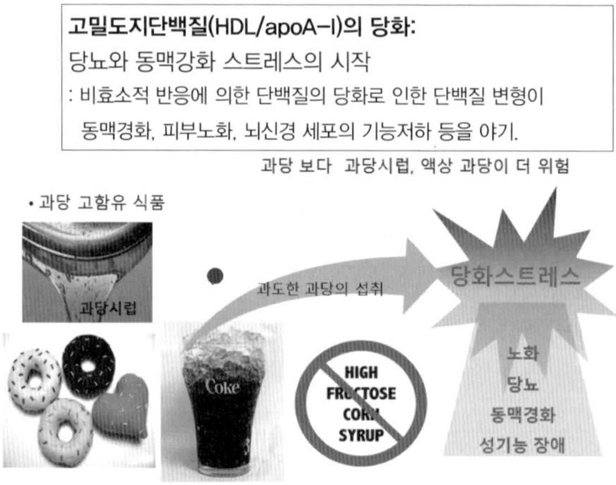

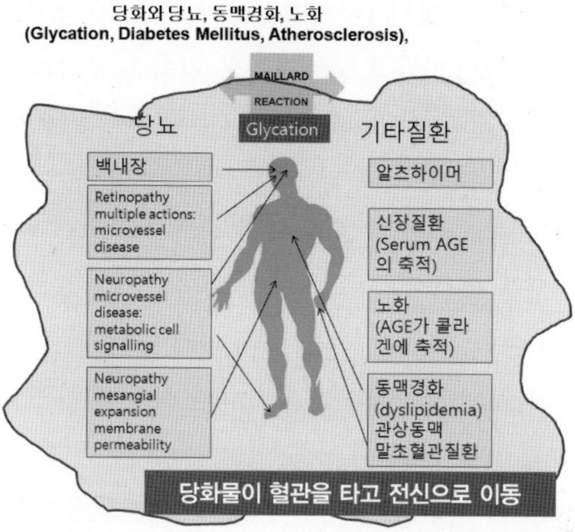

허파기능과 초미세 먼지의 위험 : 혈청지단백질의 변형

초미세 먼지($PM_{2.5}$)의 위험과 해악

머리카락의 30분의 1 굵기도 안 되는 초미세 먼지($PM_{2.5}$)가 요즘 전국을 뒤덮곤 한다. 초미세 먼지는 각종 공해 물질과 중금속의 집합체다. 지난해 세계보건기구WHO에 의해 폐암을 일으키는 발암물질로 공식 지정되었다. 국민 건강과 직결되는 새로운 환경문제로 우리 속 깊이 이미 파고들었다. 황사와 또 다르게 입자 크기가 작을수록 인체에 미치는 영향이 크고 제거하기가 쉽지 않으니 매우 심각하다.

미세먼지의 출처에 대해 아직도 논란 미세 먼지는 화석연료가 탈 때 생기는 탄소 성분과 질산염, 금속, 황산염 등의 독성 복합물이다. 크기가 작아 코털 등에 걸러지지 않고 숨 쉴때 몸속으로 들어온다. 특히 초미세 먼지($PM_{2.5}$)는 폐포를 직접 통과 하거나. 혈액 속에 들어와 몸 전체를 순활할 수 있어 더 위험하다. 미세 먼지 호흡기뿐 아니라 몸 전체에 유해한데, 일차적으로 피부나 점막을 자극해 아토피 피부염이나 알레르기성 비염을 악화시킨다. 눈에는 알레르기성 결막염을 일으킬 수도 있다. 코로 미세 먼지가 들어오면 상하부기도를 자극하고 염증이 생긴다. 심하면 폐렴이 되고, 이미 천식이나 만성 기관지염이 있는 사람들은 증상이 나빠진다. 미세 먼지는 호흡기뿐 아니라 몸 전체에 문제를 만들 수 있다. 아주 작은 미세 먼지 알갱이는 몸속에서 활성 산소 및 산화 스트레스를 만들어 세포나 조직을 노화시킨다. 염증을 일으키기도 한다.

특히 미세 먼지는 심혈관 질환을 악화시켜 더 문제가 된다. 미국 암학회가 86만 명을 대상으로 조사한 결과 미세 먼지가 늘어날 때 폐 질환보다 심혈관 질환 사망률이 더 높아지는 것으로 나타났다. 미세 먼지가 혈관 벽에 쌓이고 염증을 만들면 기존 동맥경화를 악화시킨다. 또 피를 끈적이게 해 혈전피딱지을 만들 수 있다. 혈전이 심장 혈관이나 뇌혈관을 막으면 허혈성 심질환과 뇌졸중이 생긴다. 또 자율신경계를 자극해. 심박동 수와 혈압에 이상이 생길 수 있는데, 이런 자율신경계 장애는 심장 질환이나 출혈성 뇌졸중의 위험성을 높인다.

미국과 캐나다 및 유럽에서는 초미세 먼지의 의학적 문제에 대해 많은 연구가 이루어지고 있다. 초미세 먼지는 폐암의 원인 물질임이 증명되어 2013년 10월 세계보건기구WHO에 의해 '충분한 증거가 뒷받침되는 발암물질'인 1급 발암물질로 지정됐다. 하버드대학 연구에 따르면, 이 초미세 먼지는 심근경색, 뇌경색의 발병과 직접적 연관이 있다. 이는 장기적으로 심근경색 이후의 환자 생존율에도 영향을 미치는 등 심혈관계 전반에 악영향을 끼친다. 고령 환자의 경우 뇌경색뿐만 아니라, 인지 기능을 저하시킨다는 보고도 있다. 인슐린 저항성에 영향을 주어 당뇨병 원인을 제공할 수도 있다는 보고도 발표됐다. 따라서 초미세 먼지에 대한 정기적 측정과 예보, 관련된 환경 정책의 확립, 그리고 국민을 대상으로 한 보건 교육은 반드시 이루어져야 한다.

초미세 먼지가 혈관 질환뿐만 아니라 당뇨와 피부노화 등의 대사질병에도 영향을 준다면 필연적으로 혈액단백질에 영향을 미칠 가능성이 크므로 저자의 연구실에서는 채집된 초미세 먼지를 물에 녹여 혈청단백질에 대한 영향을 연구하였다.

그 결과를 요약하면 아래와 같다.

1. 혈청 단백질에 처리하면, 단백질의 응집 증가 및 분해 소멸 증가: 혈청 단백질에 처리하면, 단백질의 응집 증가 및 분해 소멸 증가: 3, 30ppm 처리에서 단백질 응집으로 인한 섬유화 질병 우려, 단백질의 응집은 알츠하이머, 파킨슨, 암, 당뇨 등 노화 질병의 주된 발병 메카니즘
2. 배아에 처리하면 배아 독성 증가: 제브라피쉬 배아 사멸 증가, 기형 발생, 배아염증 증가
3. 사람 혈관 대식 세포에 처리하면, 동맥경화 반응 가속화, 산화 염증 급증
4. 사람 피부 섬유 세포에 처리하면, 노화 증가, 세포 사멸 증가
5. 피부 독성 멜라닌 증가 유발, 염증 유발: 제브라피쉬 피부 검은색소 증가, 산화물 증가

미세먼지와 혈액 기능 변화

2014년 1월 중순경에 채취된 초미세 먼지를 필터를 국립환경과학원으로부터 제공받아, 초순수에 먼지 입자들을 용해하여 추출물을 제

조하였다. 초미세 먼지 만 처리되었을 때는 고밀도지단백질의 변형을 크게 유발하지 않으나, 과당이 존재할 때에 HDL의 변형을 농도 의존적으로 크게 유발한다. 아래 형광측정에서도 가장 큰 당화 변형을 보이며, 과당만 처리된 경우보다 4.5배 증가(30ppm 처리), 1.4배(3ppm 처리)증가 하였다.

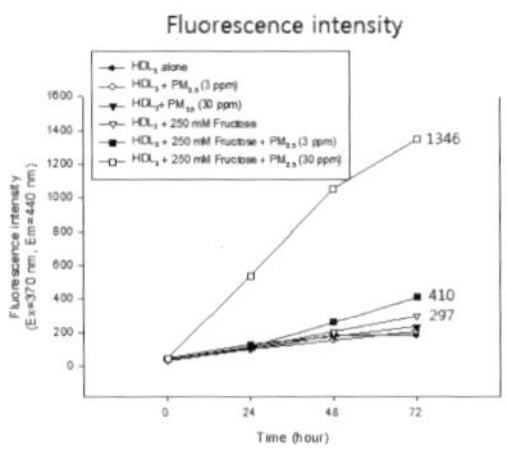

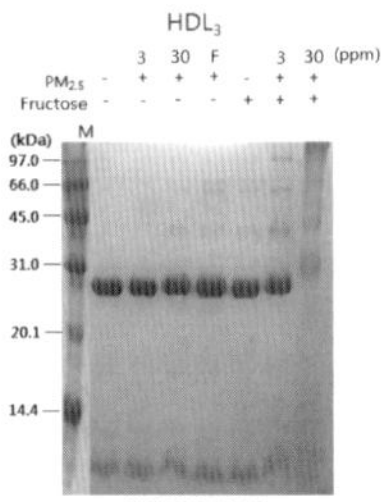

15% SDS-PAGE

전기영동으로 비교한 결과에서, 과당이 없는 경우는 30ppm에서 미미한 다량화를 일으키는데 비해, 과당이 존재한 경우에는 초미세 먼지 농도 의존적으로 심각한 다량화가 일어나고, 30ppm이 처리된 경우에는 apoA-I 밴드가 사라 졌다. 이는 초미세 먼지가 혈청단백질을 변형 시킬 수 있음을 의미하고 과당이 존재할 경우에 더욱 심해짐을 의미한다. 특히 다량화로 응집되는 패턴이 당뇨환자의 단백질 응집 패턴과 유사하다.

HDL에 초미세 먼지 추출액을 처리하였을 경우(최종 30ppm), 과당이 없을 경우에는 단백질변형이 조금 일어나지만, 과당이 존재할 경우에는 당화반응이 심각하게 일어나 단백질의 뭉침현상과 분해현상이 관찰되었다. 그러나 필터링된 초미세 먼지는 훨씬 약한 단백질의 변형을 보여 주었다. 이결과는 초미세 먼지 추출액의 해로운 성분들이 0.22 마이크로미터의 필터링으로 제거될 수 있음을 보여준다.

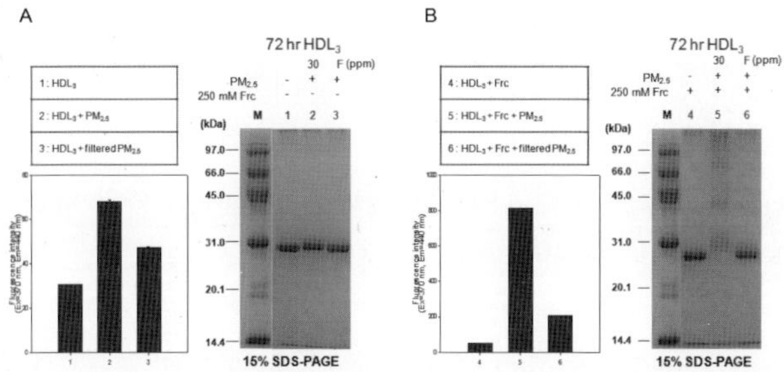

LDL은 $PM_{2.5}$와 과당이 존재할 때에 더욱 빨리 변형되는 양상을 보였는데, 아래 그림과 같이 과당이 없을 때에는 단백질이 모두 관찰되어 $PM_{2.5}$ 단독으로는 LDL 단백질의 변형을 크게 일으키지 않음을 알 수 있다. 그러나 과당이 존재 할 때에 LDL 단백질 분해가 빨리 일어나고 이동성도 빨라짐을 알 수 있었다. 구리이온과 PM2.5를 병행 처리하였을 때 3ppm까지는 단백질의 변형이 크지 않았으나, 30ppm처리에서는 현저한 변형과 분해를 보여주었다.

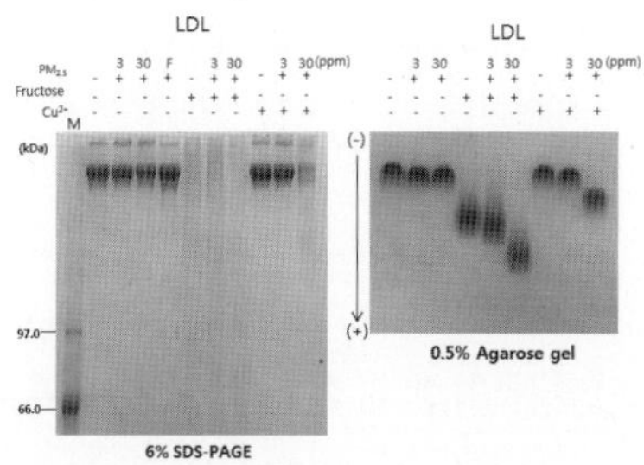

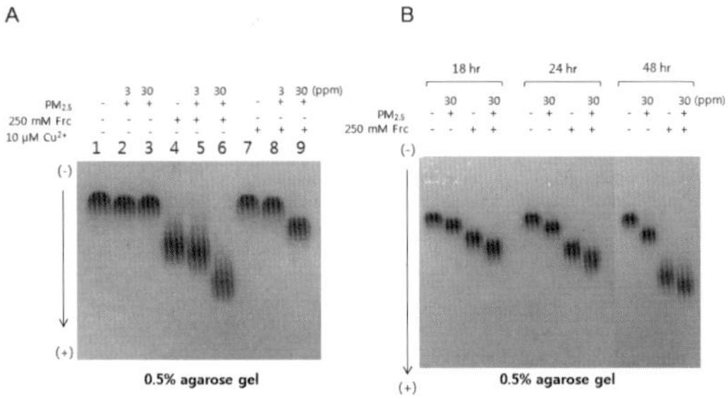

위의 그림에서와 같이 과당이 같이 존재할 경우에 초미세 먼지에 의한 LDL의 산화적변형이 더욱 증가 하였다(B). 이는 일반 건강인보다 당뇨환자가 초미세 먼지에 노출되면 더욱 동맥경화와 같은 혈관질환에 발생이 증가 할 수 있음을 시사한다.

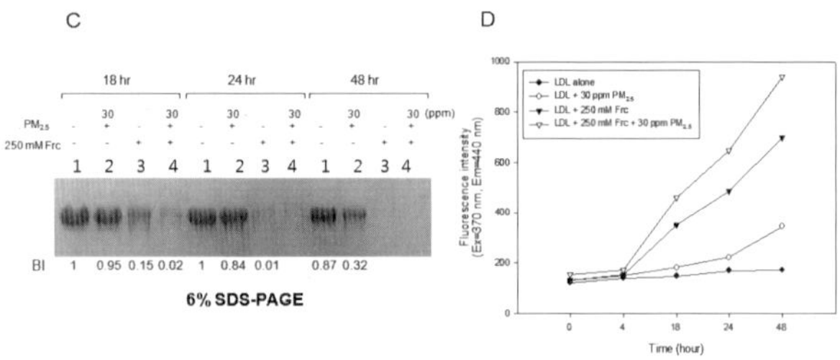

초미세 먼지에 의해 산화변형된 LDL은 apo-B의 단백질 분해를 일으켜 위의 그림(C)와 같이 시간에 따라 과당이 존재할수록 단백질의 분해와 소실이 증가하였다. 이 결과는 혈액 속에 과당과 같은 탄수화물이 많을 경우 초미세 먼지에 의해 노출되면 더욱 당뇨와 동맥경화의 합병증이 증가 할 수 있음을 시사한다.

초미세 먼지 $PM_{2.5}$ 추출액을 동맥경화 모델세포인 혈관대식세포에 처리하고, 세포의 사멸과 지방 축적을 비교한 결과 $PM_{2.5}$가 3ppm 처리되면 지방의 축적량이 증가하여 동맥경화의 위험이 높아지며 산화물도 증가하고, 30ppm 처리되면 지방 축적량이 대조군에 비해 6배 이상 축적되고, 산화물의 축적도 5배 이상 증가하여 동맥경화의 위험이 급증한다. 초미세 먼지의 농도 의존적으로 그러나 0.22 마이크론의 필터로 여과한 초미세 먼지 추출액은 지방의 측적이 없고 산화물의 활성도 보이지 않는다. 이 결과는 초미세 먼지의 동맥경화 유발독성이 초미세 여과지의 사용으로 방지될 수 있음을 의미한다.

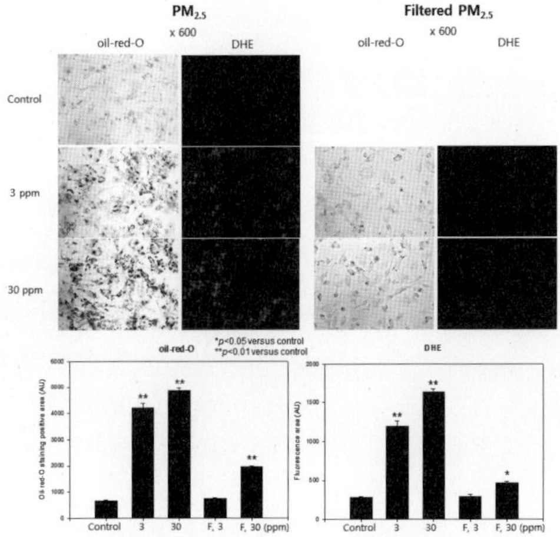

따라서 혈액 세포의 산화물 증가와 염증 등의 초미세 먼지의 독성을 일으키는 성분들은 0.22마이크론의 여과지를 통과할 수 없는 크기이며, 초미세 먼지 추출액을 피부 섬유세포에 처리하면 최종농도 0.003ppm부터 세포의 노화 유발효과가 검출되기 시작하고, 3ppm이 처리된 조건에서는 확연히 노화된 세포의 검출이 빨라진다. 30ppm이 처리된 조건에서는 세포의 노화 및 사멸효과가 현저히 나타나 생존율이 70%이하로 감소하며 노화 유발 정도는 5배 가까이 증가하였

다. 그러나 0.22 마이크론 필터로 여과된 추출액은 노화 유발 정도가 감소하였고, 세포 사멸도 감소하였다.

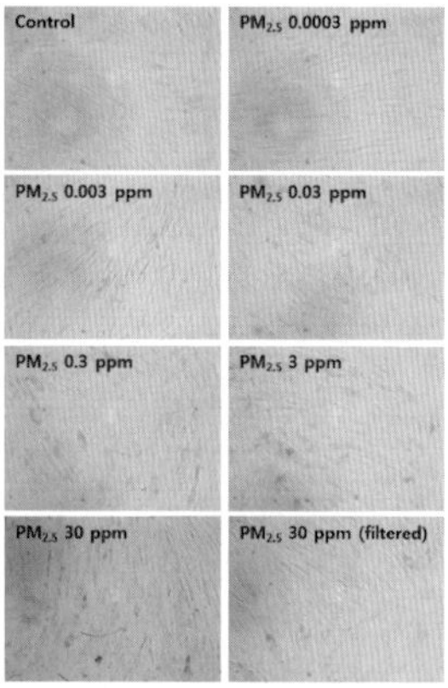

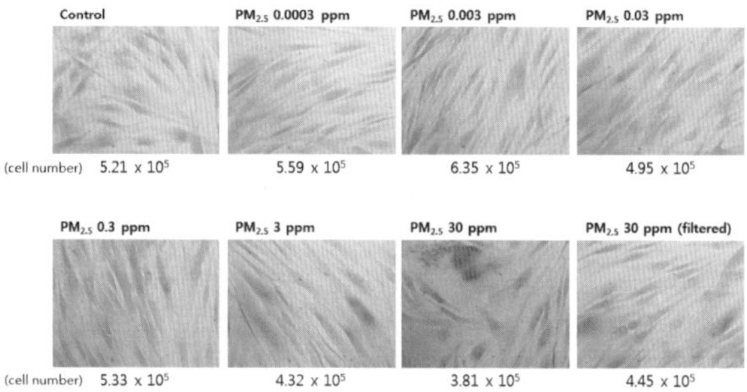

제브라피쉬의 배아내부에 초미세 먼지 추출액을 lipopolysaccharide (LPS)와 함께 미세주입하였을때 30ppm의 초미세 먼지가 주입된 경우에 가장 심한 배아사멸정도를 보여주었는데(35%정도의 배아가 사멸), 3ppm의 초미세 먼지가 주입된 경우에는 20%의 사멸율을 보여주었다(A). 또한 배아발달의 정도를 표시하는 멜라닌의 형성이 초미세 먼지에 의해 절반이하로 현저히 감소하였다(B).

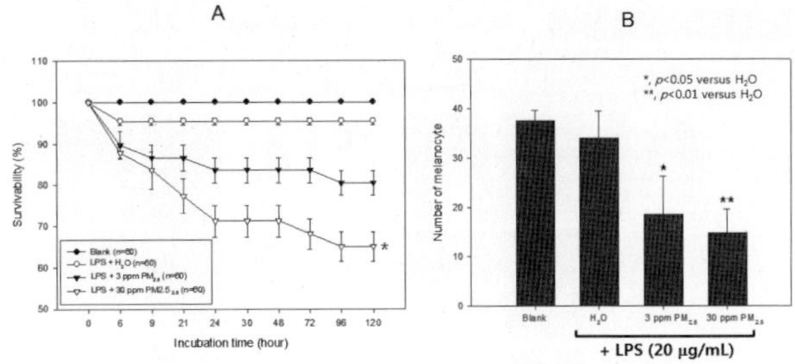

제브라피쉬배아를 LPS와 함께 물에 노출시킨 경우에도 초미세 먼지의 농도가 증가할 수 록 배아사멸율이 증가 하였다. 배아사멸율의 증가와 비례하여 멜라닌의 형성이 감소하였다.

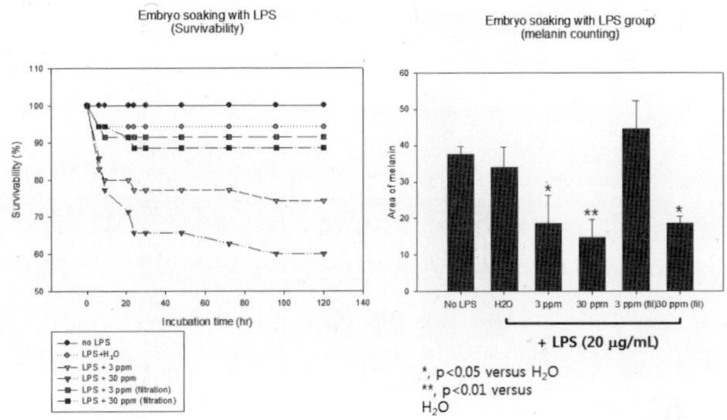

실제로 초미세 먼지를 48시간 동안 노출시킨 경우 30ppm의 최종 농도에서 제브라피쉬의 발달에 장애가 생겨 척추가 위로 휘는 개체들이 발생하였고 배아세포의 고사가 심각하게 발생하였다. 비례하여 배아세포내에 산화물의 현저한 증가가 검출되었다. 그러나 필터링된 초미세 먼지 추출액은 기형발생을 일으키지 않았고 산화물의 증가와 세포의 고사도 증가되지 않았다. 이 결과들은 0.22 마이크로미터의 필터링을 통해 초미세 먼지의 해로운 성분들이 상당 부분 제거될 수 있음을 의미한다.

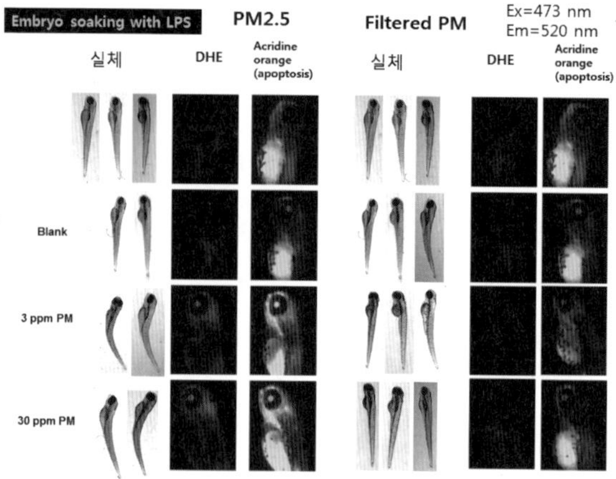

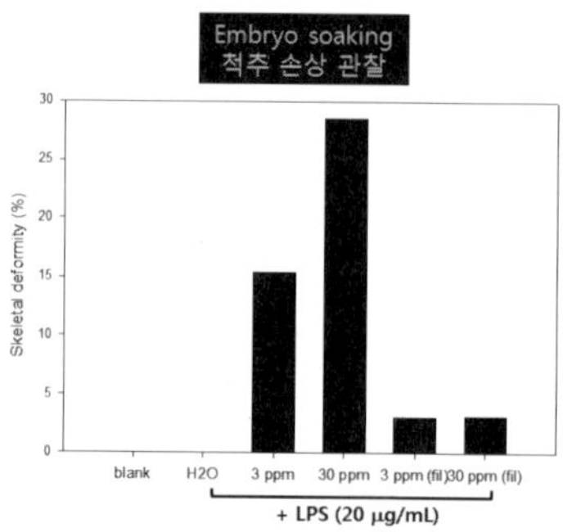

		기형	전체	%
	Blank (H_2O)	0	35	0
LPS	H_2O	0	33	0
	3ppm	4	26	15.4
	30ppm	6	21	28.6
	3 ppm (filtered)	1	32	3.1
	30 ppm (filtered)	1	31	3.2

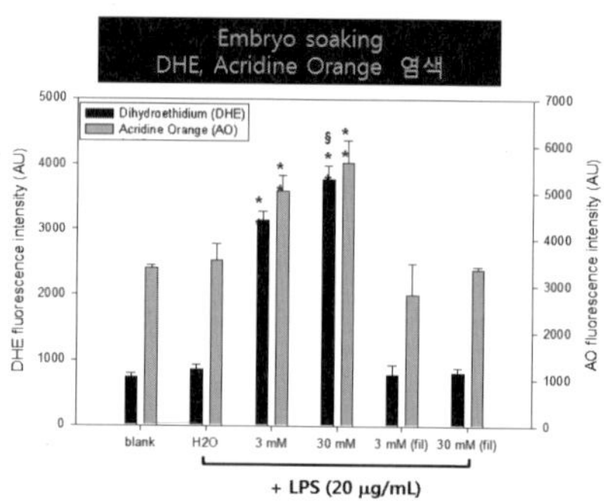

*, p<0.05 versus H_2O
**, p<0.01 versus H_2O
§, p<0.01 versus 3 mM

위의 결과들은 초미세 먼지에 노출되는 것이 호흡기 질환뿐만 아니라 혈관질환, 피부 노화 및 질환, 배아의 염증유발 등에도 관여하여 다양한 질환의 악화와 임신과 출산에도 악영향을 줄 수 있음을 시사한다. 아래의 기사와 같이 초미세 먼지에 노출된 중국 어린이가 노인처럼 보이는 이유에 대한 과학적 설명이 될 수 있다.

제9장

소화기 질환

제9장

소화기 질환

사람의 소화기는 음식의 섭취에서부터 배설에 이르기까지의 소화관과 부속기관의 총칭이며, 소화관은 입에서부터 시작하여 인두, 식도, 위장, 소장, 대장, 직장에 도달한다. 부속기관으로는 간, 담낭, 췌장 등이 있다.

1. 소화기관의 구조와 기능

소화기	부속기관
구강 인두 식도 위장 소장 대장	간 쓸개 췌장

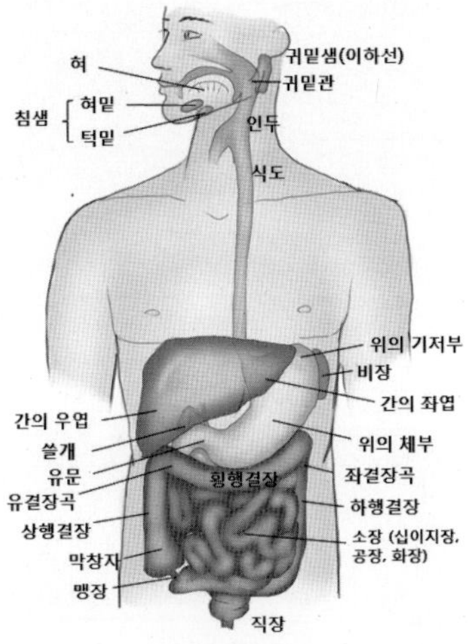

소화기관의 구조

소화 단계

• 1단계 : 씹고, 침으로 음식을 수화시켜 효소가 침투할 수 있도록 함.

• 2단계 : 위에서 소화액이 염산으로 소화효소 활성화
음식은 더욱 수화되고 산성화, 혼합물로 변화
Chyme미즙으로 변화
위벽은 점액으로 보호

• 3단계 : chyme이 소즙으로 이동. 대부분의 소화가 십이지장에서 일어난다.

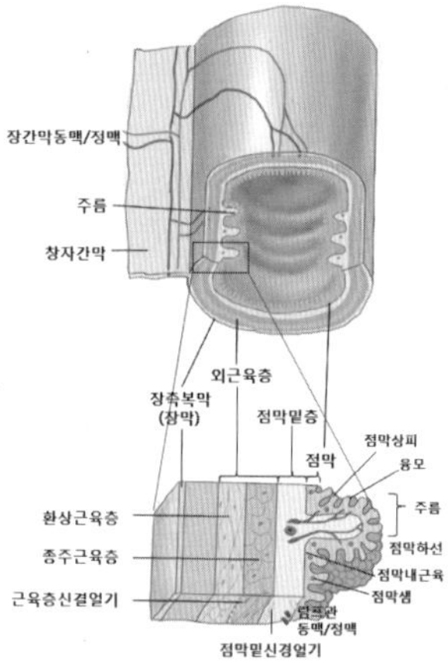

소장의 구조

사실일까?

미국에서 암 관련 사망자중 두 번째로 많은 것은 직장암 혹은 대장암이다?

사실이다.

미국에서는 폐암 다음으로 직, 대장암 사망자가 많으며, 매년 56,000명이 죽는다.

일반적인 소화기계 질병들

a. 구토

위험한 물질을 보호하는 소화기관, 특히 위를 보호하는 작용. 그러나 위산이 식도로 역류하므로 식도가 손상될 수 있다.

보호 작용

- 염증, 감염, 걸림 등이 신경섬유를 자극, 뇌의 구토센터로 인지되면, 복부의 근육을 자극하여 근육이 위장을 쥐어짜며 수축 됨.
- 식도와 위장의 연결 조임근이 열림.

• 위산, 위액이 역류.
• 메스꺼움이 전조 증상임.
• 매우 좋지 않은 냄새나 장면이 구토를 유발

b. 설사

소장의 내용물이 너무 빨리 대장으로 이동되고 대장에서 물과 미네랄을 재흡수 불가. 심리적 요인으로 걱정이나 스트레스가 유발되며 장 감염, 식중독이 유발된다.

c. 변비

정상적으로 배변이 이루어지지 않는 증상

• 변비는 건강할 때에 비하여 변이 굳고 건조하며, 배변의 횟수와 변의 양이 감소되어 불쾌감이나 생리적 장애를 수반하는 증상
• 식이섬유 섭취가 필수: 2, 3일 또는 1주일 동안 한 번 밖에 통변이 없어도 본인이 고통을 느끼지 않을 때는 변비라고 할 수 없음.
• 원인으로서 가장 많은 것은 습관성 변비로, 긴장감 퇴성 변비와 긴장항진성 변비가 있음.
• 또, 여행 등에 의한 환경의 변화, 식사의 변화 등에 의한 일시적인 변비도 있으며, 그 밖에 직장암直腸癌이나 직장의 협착狹窄, 직장 부근의 병변, 만성대장염이나 소화기의 급성질환 후 등 원질환原疾患에 의한 변비증후적 변비도 있으므로 주의할 필요가 있음

d. 장출혈

궤양, 악성 종양 따위로 인하여 장관腸管에서 일어나는 출혈

• 장티푸스, 장결핵, 장암, 장궤양 따위에서 나타나는 증상으로, 혈변이나 하혈이 보임.

- Proctoscope직장경로 관찰
- 임신 중에 자주 발생함.
  자궁이 팽창하여 압력이 강해지므로.
  대책 : 물과 섬유질의 섭취 증가

2. 소화기의 단계별 질병

구강 질병

① 구강감염stomatitis

구강조직의 염증

- 궤양, 홍조, 출혈, 괴사가 유발되는데 구강 내에 세균, 바이러스, 곰팡이 감염, 시스템의 전체 감염을 예시.
- 에이즈 환자를 치과의사가 발견하는 경우 많음.
  Streptococci(타액과 호흡기에 상재, 감염 되면 점막을 붓게 함.)
  N. gonorrhea : 임질 목과 구강에 궤양 유발
  T. Pallidum : 매독 유발 세균, 구강 궤양
  Herpes Simplex : 구강 내 바이러스 감염
  Candida albican : 곰팡이

② 구강암

squamous cell 종양

- 편평상피세포.
- 구강암, 식도암은 11번째 암 사망원인.
- 정확한 발병 원인은 모름.

• 흡연과 음주가 시너지

식도 질병

• 식도는 음식 통과가 목적이므로 음식물이 들어오면 저항없이 아래로 보내려고 함.

• Dysphagia연하곤란은 식도질병의 주요 증상으로 심각한 질병과 연관이 있을 경우가 많다.
• 음식을 삼키기 어려운 장애, 통증이 반복되면 정밀진단이 필요하다.

① 식도암
• 60세 이후에 발병
• 일본, 중국중동, 남아프리카 일부에서 호발

② esophageal varices식도정맥류
• 식도에 생기는 정맥류
• 출혈할 때에는 절대 안정을 취하고, 수일 동안 절식하여 비경구적非經口的 영양으로 바꾸어야 함.
• 국소를 식히고 지혈제를 주사하는 외에 응급처치
• 간경변이 주된 원인

③ 식도염, GERD
위식도 역류질환은 식도로 역류된 위의 내용물로 인해 불편한 증상이나 합병증이 유발되는 상태를 말함.
• 이 중 역류로 인해 식도에 궤양이나 미란 등의 형태학적 변화가 일어난 상태를 역류성 식도염 혹은 미란성 식도염이라고 함.
• 위식도 역류질환의 범주에 속하지만 내시경 검사에서 점막 파괴

나 바레트 식도(Barrett's esophagus; 지속적으로 위산이 역류하여 식도와 위의 경계 부위에서 식도 조직이 위 조직으로 변한 상태)가 관찰되지 않는 경우에는 비미란성 역류질환이라 부름. 위식도 역류질환의 전형적인 증상은 가슴쓰림과 산 역류 증상

- 가슴쓰림heartburn은 대개 명치 끝에서 목구멍 쪽으로 치밀어 오르는 것처럼 흉골 뒤쪽 가슴이 타는 듯한 증상을 말하며, 환자는 이러한 증상을 '가슴이 쓰리다, 화끈거린다, 따갑다, 뜨겁다'등으로 묘사함.
- 이 통증은 견갑골날개뼈 사이나 목 및 팔 쪽으로 뻗어가면서 나타날 수 있음.
- 산 역류는 위액이나 위 내용물이 인두식도와 후두 사이로 역류하는 현상을 말하며, 시고 쓴맛을 호소하게 되는데, 대개 다량의 음식을 먹은 뒤 또는 누운 자세에서 쉽게 발생함.
- 일부 위식도 역류질환 환자에서는 협심증으로 오인할 정도의 심한 흉통이 나타나는데, 이는 식도의 근육층에 있는 기계적 수용체를 자극하여 발생한다고 생각됨.
- 그 외에도 연하곤란, 연하통, 오심 등의 소화기 증상, 만성적인 후두증상, 인후이 물감, 기침, 쉰 목소리, 후두염, 만성 부비동염 등의 이비인후과 질환, 만성기침, 천식과 같은 호흡기계 질환, 충치 등과 같은 매우 비전형적인 증상을 보이는 경우도 있음.

④ 식도열공탈장Hiatal hernia

- 탈장 : 장기의 일부분이 근육벽을 뚫고 횡경막으로 돌출되는 현상
- 비만과 함께 복간 압력이 증가하면 더욱 심해질 수 있다.
- 소화불량, 식후 가슴통증 등, 호흡이 짧아짐.

• 환자는 지극적인 음식(매운 음식, 카페인이 있는 음식 등)을 피해야 함.
• 조금씩 자주 먹어야 하고 비만이면 체중 조절
• 수술로 치료 가능하지만 재발의 위험이 큼.

3. 위장질환

위장은 음식물과 산과 효소를 혼합하는데 매우 익숙함.
• 위장의 표면에 변화가 생기거나 악성종양이 생기면 매우 고통스럽고, 위험

① 위염 : 위의 염증.
• 피를 토하는 증상이 수반될 수 있다.
• 급성 위염은 자극적인 음식, 아스피린, 커피, 담배, 술, 감염등과 연관되며
• 급성알코올 중독은 출혈성 위염, 위산의 과다를 유발
• 위내시경으로 진단하고
• 자극적인 음식을 피하고, 위산의 과다분비를 차단cimetidine, 출혈이 계속되면 수술

② 만성위축성위염
• 퇴행성 질환
• 위장 벽에서 염산과 소화효소를 분비하지 못하는 장애
• 위산과 효소를 생산하는 위 내벽의 세포들이 죽어가며 일어남.
• 위암, 만성알코올 중독,아스피린, 항생제, 자극적인 음식을 오래

복용 시 주로 발병

③ 위궤양

• 궤양은 염증으로 인해 괴사된 조직이 함몰 위벽의 점막이 패여서 손상을 입는 위장질환

• 위궤양의 증세는 일반적인 통증 이외에도 출혈 등 다양하게 나타날 수 있으며 일정기간 치료를 받아야 하는 질환임.

• 위궤양은 헬리코박터균과 관련성이 높은데 위궤양, 십이지장궤양을 일으키는 원인으로 밝혀졌음.

• 따라서 치료 시에 헬리코박터균을 없애는 치료를 병행하게 됨. 남자 20-50세에서 위궤양, 십이지장 궤양의 80%가 호발한다.

정상적인 점막 : 위산 분비 선이 보임.
위궤양 점막 : 위벽에 궤양이 생김.
소화기관의 점막이 헐어서 점막 아래 부분까지 드러나는 질병

• 흉통, 소화불량
• 염산이 궤양부위에 닿아통증
• 메스꺼움, 하복부 통증, 다량 위장관 출혈
• melena혈변, 흑변 : 위 · 십이지장에서 주로 발생하지만 식도 · 소장 · 대장 등 어느 부위에서나 나타날 수 있음.
• 위산과 위액이 많이 분비되거나 위벽 또는 십이지장벽 등의 보호작용이 이루어지지 않을 때 잘 발생함.
• 십이지장궤양이 위궤양보다 4배 이상 많이 일어나며, 남성의 발병률이 여성보다 3배 정도 높다.
• 환자의 50% 이상은 1년 이내에 재발함.
• 십이지장궤양은 암으로 진행하는 경우가 드물지만, 위궤양 환자

의 약 5%는 암으로 진행한다. 십이지장궤양은 위산의 과잉분비와 관련이 있지만, 위궤양은 정상인보다 위산분비가 적거나 비슷한 경향이 있다.

소화성 궤양

- 원인은 아스피린 등 진통소염제 복용, 흡연, 불규칙한 식사습관, 자극성 음식섭취, 육체적 질병, 헬리코박터피로리균의 감염, 스트레스, 위염 등 이다.
- 특히 스트레스는 부신피질호르몬의 분비를 촉진하여 위벽의 세포를 자극함. 원인은 아스피린 등 진통소염제 복용, 흡연, 불규칙한 식사습관, 자극성 음식섭취, 육체적 질병, 헬리코박터피로리균의 감염, 스트레스, 위염 등이 있다.
- 특히 스트레스는 부신피질호르몬의 분비를 촉진하여 위벽의 세포를 자극하므로 심리적 원인이 위장건강에 중요하다..

Melena (흑변)

- 흑변의 원인

  1) 식도 질환 : 식도암, 식도염, 식도 열상, 식도정맥류 파열

  2) 위 질환 : 위궤양, 위염, 위암, 혈관 이형성

  3) 소장 질환 : 궤양, 염증성 장질환, 소장암

  4) 약물 및 음식 : 시금치 혹은 선지 등 철분 함유 음식, 철분제제 복용, 변비 철분제제, 비스무스bismuth 제제데놀, 비스로겔, 파이로리드 등, 감초안료, 화장용분 등에 사용되는 이들이 영향을 미친다.
- 혈변의 원인

  1) 대장 질환 : 대장암, 대장 용종, 궤양성 대장염, 허혈성 장질환, 이질, 혈관 이형성, 게실증

2) 직장 질환 : 직장암, 직장 용종

3) 항문 질환 : 치질치핵, 치열, 치루, 항문열상

궤양천공 Perforation

- 장벽, 위벽을 뚫어 구멍이 생기는 심각한 증상.
- 갑작스런 매우 큰 통증

천공

- 천공 때는 순간적으로 심한 복통이 일어나고, 쇼크 증세를 나타낼 때가 있음.
- 즉, 오심 · 구토 · 식욕부진이 일어나고 순환기가 상하며, 맥박수가 많아짐.
- 그리고 허약해지고 사지가 냉해지며 호흡은 천재성淺在性이고 체온은 상승하지만, 위독한 경우에는 평열平熱 이하일 때가 있음

천공의 치료

- 항생물질 · 강심제를 투여하고, 가급적이면 조기에 개복수술을 함.
- 만성인 것은 결핵과 암에 기인하는 일이 많으며 간경변의 말기에도 많이 발생함.
- 대표적인 것이 결핵성 복막염이고, 그 밖에 암성 복막염도 흔히 볼 수 있음.
- 결핵성 복막염은 일반적으로 증세가 적은 점이 특징이고, 점차로 복벽긴장과 고장鼓腸이 뚜렷해짐.
- 그 경과에 따라 다량의 삼출액이 괴게 되는 삼출성 형과 섬유소성의 유착을 주로 하는 유착성형으로 크게 구별됨.

- 가수 신해철 씨의 사망원인으로도 알려져 세상의 주목을 받았는데 갑작스런 심부전, 심정지와 연관이 많다.

④ 위장관염과 식중독

- 식욕감퇴, 현기증, 구토 설사. 급성 발생, 탈수 전해질 상실
- 세균이나 바이러스의 감염, 독성, 젖당 내성, 음식앨러지.
- 장염의 경우 대부분 음식 섭취와 관련이 있기 때문에 식중독과 따로 구분하기는 어려움.
- 식중독은 그 원인에 따라 세균 자체에 의한 감염이나 세균에서 생산된 독소에 의해 증상을 일으키는 세균성 식중독, 자연계에 존재하는 동물성 혹은 식물성 독소에 의한 자연독, 식중독, 인공적인 화학물에 의해 증상을 일으키는 화학성 식중독으로 나누어 볼 수 있음.
- 여기에 바이러스가 원인이 되는 바이러스성 장염을 따로 구분하여 분류할 수 있음.

세균성(대장균, 살모넬라, 식중독)

살모넬라는 열에 약하여 저온 살균(62~65℃에서 30분 가열)으로도 충분히 사멸되기 때문에 조리 식품에 2차 오염이 없다면 살모넬라에 의한 식중독은 발생되지 않음.

- 그러나 살모넬라 식중독의 원인 식품이 모두 비가열 식품이 아니라 가열한 조리 식품도 원인이 될 수 있는데, 이는 가열이 충분치 못하였거나 조리 식품의 2차 오염 때문 살모넬라균은 저온 및 냉동 상태뿐만 아니라 건조 상태에도 강하여 6~9월에 가장 많이 발생되며 겨울에는 발생빈도가 낮은 편이다. 완전 살균되지 못한 채 냉각되면 재개봉시에 위험성을 내포한다.

- 특히 최근 개, 고양이 등 애완동물과 녹색거북이가 살모넬라균의 중요한 오염원으로 주목 받고 있는 만큼 이런 동물을 애완용으로 기르는 가정의 경우 어린이들의 각별한 주의가 요구됨.

위암

위암은 한국과 일본 등지에서 가장 많은 암종癌腫이며, 세계에서 2번째로 발병률이 높은 암이다. 최근에는 일본보다 한국에서 발병률이 더욱 높은 것으로 조사되었음.

- 서양에서는 과거 수십 년 동안에 발생빈도가 급격히 감소하였음.
- 최근에 위암의 조기발견 · 조기치료의 정립과 X선 위胃 이중조영술(상부 위장관조영술) 및 연성 위내시경의 개발로 대중검진과 조기진단에 박차를 가함으로써 많은 환자의 조기치료가 가능해졌음. 초기 위암에 한하여 위암 치유율은 90% 이상을 나타냄.
- 위암의 위험인자로는 위암 가족력, 헬리코박터균 감염, 흡연, 짠 음식, 가공된 단백질, 상한 음식 등
- 위염이나 위궤양의 증상이 나타나면 정기적인 검사를 통해 위암 발병에 대한 대비가 필요함.
- 40세 이후에는 2년마다 정기적인 위내시경검사 등을 받는 것이 권고된다. 그러나 1년 1회 이상의 너무 잦은 위내시경 검사는 오히려 위에 부담을 주고, 2차 감염의 우려가 있다.

4. 장질환

- 충수염맹장염
- 흡수불량 증후군 : 주로 지방 흡수 불량. 무기력, 체중 감소

- Celiac disease셀리악 병
- Diverticulitis게실염
- Intestinal obstructions장폐색
- 대장암, 직장암
- Dystentery적리

충수염(맹장염)

- 언제든지 발병 가능하지만 주로 사춘기에서 25세 이전에 많이 발병한다. 자기를 기준으로 오른쪽 아랫배가 충수위치이다.
- 매우 갑작스럽고 심한 통증 충수에 괴저가 발생, 팽창, 녹색, 흑색으로 변화한다.
- 충수벽이 얇아져 파열되면 복막염peritonitis으로 발전하여 매우 위험하다.

복막염(Peritonitis)

- 급성과 만성으로 나눔.
- 급성인 것은 중독 증세를 나타낼 때가 많으며, 위궤양 · 십이지장궤양의 천공, 충수염 · 장티푸스에 의한 장의 천공, 자궁외 임신의 파열 등이 원인이 됨.

흡수장애증후군

지방분해효소Lipase가 없어서 지방질 영양성분이 흡수되지 못하고 바로 배설되므로 설사를 유발.

셀리악병(celiac disease)

- 소장에서 일어나는 알레르기 질환으로, 장 내의 영양분 흡수를

저해하는 글루텐에 대한 감수성이 일어남으로써 증세가 나타남. 유전적인 소인이 강하다.

- 반복되는 설사, 가스, 하복부 통증 등이 원인
- 이 질환은 대부분 생후 2주의 유아에서부터 1년 정도의 어린이에게서 시작되며, 드물게는 성인이 된 후에 처음 나타나는 경우도 있음.
- 위험인자는 가족 중에 셀리악병에 걸린 사람이 있는 경우와 임신 및 다른 알레르기 질환이 있는 경우 등이며, 대부분 유전됨.
- 보통 글루텐이 함유된 음식을 섭취하지 않으면 정상적인 생활을 할 수 있으며, 2~3주 정도면 증세가 호전되기 시작함. 보리, 밀 등의 곡류에 존재하는 불용성 단백질로 몇 가지 단백질이 혼합되어 존재한다.

요즘 우리나라에서는 전국적으로 글루텐-프리 열풍이 불고있는데, 아래의 기사처럼 한국인은 유전적인 특성상 글루텐을 과도하게 걱정할 필요는 없을것 같다.

게실증염

- 게실증은 대장의 벽에 생기는 주머니를 말함.
- 대개 'S'자 결장 또는 좌측 대장에 생기는데, 모든 대장에 생길 수 있음. 이 주머니 안으로 변과 같은 오염 물질이 들어가 염증이나 합병증을 일으키는 경우를 게실염이라고 함.
- 이 질환은 전염성이 없고 암으로 발전하지도 않음.
- 50세 이상의 연령층 중 30~40%가 게실증을 가지고 있으며, 연령이 높아질수록 증가함.
- 게실증을 가진 사람들 중 아주 적은 비율만이 이 증세를 나타내며, 수술이 필요한 경우는 희박함.

장폐색(intestinal obstruction)

- 장 폐색은 장, 특히 소장이 부분적으로 또는 완전히 막혀 음식물, 소화액, 가스 등의 장 내용물이 통과하지 못하는 질환을 말함.
- 기계적인 원인으로 장이 막히는 경우(기계적 장 폐쇄, mechanical obstruction)와 장의 운동이 중지되어 기능적으로 폐쇄되는 경우(마비성 장폐쇄, paralytic ileus)가 있음.
- 가수 신해철 씨의 사망원인이 장천공과 장폐색인 것으로 알려져 세간의 주목을 받았다.

소장폐색, 장염전(Volvulus)

- 소장이 꼬여 폐색
- 수술필요하다.

다양한 장 폐색

- 암, 장꼬임, 장중첩intussusception, 횡경막 탈장Diaphragmatic hernia

적리(Dysentery)

미국 남북전쟁 당시, 81,360명이 적리로 사망하고, 93,443명이 전투로 사망할 정도로 전투만큼 많은 사망자가 발생한 질병이다. 사실 전투에서 적군보다 더 무서운 것이 전염병이다.

적리

혈액이 섞인 설사를 일으키는 병으로서, 세균성 적리와 아메바성 적리가 있다. 그러나 근년에 와서 아메바성 적리는 거의 볼 수 없으므로, 적리라면 보통 세균성 적리를 가리킨다.

세균성 적리

발열 · 복통 · 설사를 주증세로 하는 법정전염병의 일종이다. 근년에는 화학요법의 진보에 따라 사망률이 극히 낮아진 외에, 환자나 보균자의 수도 점차 감소되고 있다.

감염과 발병

병원체는 적리균이고, 환자 또는 보균자의 분변 속에 배출되며, 이것이 손가락에 묻거나, 파리나 바퀴벌레 등에 매개되어 음식물이나 물에 혼입되면 경구적으로 감염된다. 이때 위장胃腸이 약해져 있으면 2~7일의 잠복기를 거쳐 발병한다. 여름철에 유행하는 것은 이 때문이다. 어린이들에게 잘 걸리지만 성인에게서도 많이 볼 수 있다.

증세

갑자기 38~39℃의 열이 나고 하복부가 아프면서 설사가 시작된다. 병의 초기에는 구역질 · 구토가 일어나는 수도 있다. 설사는 경증이면 1일 수회이지만, 중증의 경우는 1일 30회 이상일 때도 있다. 적리 때의 설사의 특징은 처음에는 황갈색 물과 같은 설사가 곧 점액 · 혈액이 섞인 것으로 변하고, 다시 점액 · 혈액 · 농膿이 섞인 것을 소량색 배출할 뿐으로 분변糞便의 부분은 전혀 없는 일이 많다. 또, 시원하게 배변이 되지 않아 배변의 종료감終了感이 없다. 복통은 차츰 왼쪽 하복부에 국한되고, 그 부분을 압박하면 강한 통증이 있다. 증세의 경중은 환자의 몸의 저항력과 감염된 적리균의 독력毒力에 좌우된다. 균의 독력은 디젠테리 균군菌群이 가장 강하고, 나타나는 증세도 일반적으로 격심하다. 그 다음이 플렉시너 균군이고, 존네 균군의 독력이 가장 약하고 증세도 가벼울 때가 많다. 최근의 적리는 80% 전후가 존네 적리균의 감염에 의한 것이므로 몇 번의 가벼운 설사만으로 적리인 줄도 모르는 사이에 치유되는 일이 많다.

치료와 예후

술파제劑나 테트라사이클린 · 클로람페니콜 등의 항생제가 주효하였으나 근년에는 이들 약에 대한 내성균耐性菌이 증가하여 80~90%에 달하므로, 가나마이신 · 아미노벤질페니실린 · 판프라S 등의 약이 쓰인다. 복통이나 배변이 시원치 않아 뒤가 무지근한 것은 하복부를 온습포하면 증세가 가벼워진다. 식사는 설사가 심한 동안은 유동식을 취하고, 끓인 물을 소량씩 자주 마시는 것이 좋다. 치료법이 진보되고, 또 근년의 적리균은 독성이 약한 종류이므로 심하게 앓는 일은 거의 없다. 그러나 약물요법에 의하여 일시적으로 호전된 증세가 치료 후에 재발하는 일이 있고, 증세는 재발하지 않지만 적리균이 또다시 분변 속에 검출되는 빈도가 높으므로, 적어도 2~3주간 계속 치료해야 한다.

예방

가급적이면 환자를 격리치료 하도록 하고, 환자가 있었던 곳이나 변소 및 사용한 의류나 물품 등을 소독한다. 또, 적리는 가족감염률이 높으므로, 가족이나 음식물을 함께 먹은 사람은 보건소에서 검변檢便을 받는 것이 좋다. 적리균이 검출되면 올바른 치료를 받는 것이 좋으며, 함부로 항생물질을 남용하여 치료를 그르치면 증세는 소실되어도 보균자가 되어 약제내성균藥劑耐性菌을 퍼뜨리는 결과가 되므로 주의해야 한다.

5. 간질환

다양한 간질환

• 황달, 바이러스간염, 간경변, 간암

황달

• 황달은 혈색소헤모글로빈와 같이 철분을 포함하고 있는 특수 단백질이 체내에서 분해되는 과정에서 생성되는 황색의 담즙색소빌리루빈가 몸에 필요 이상으로 과다하게 쌓여 눈의 흰자위공막나 피부, 점막 등에 노랗게 착색되는 것을 말함.

1) 빌리루빈이 체내에서 필요 이상으로 과다하게 생성되거나,

2) 생성된 빌리루빈이 몸 밖으로 제대로 배출되지 못하기 때문이다.

• 주요원인 : 정상 신생아

적혈구 수명 단축 : 90-120살아야 정상 수명인데, 환경변화에 의해 수명 단축으로 흔히 발생한다.

감염感染, 약물의 부작용, 갑상선 기능저하, 선천성 담도폐쇄, 조기 수유, 장운동 저하

바이러스성 간염등이 원인이 된다.

간질환

• 간염바이러스 : A, B, C, D, E형 바이러스

• 바이러스성 간염은 바이러스가 원인이 되어 간 조직에 염증이 생기고, 이로 인해 신체 전반에 걸쳐 다양한 증상이 나타나는 질환을 말함.

• 급성 바이러스성 간염은 이환 기간이 6개월 미만인 바이러스성 간염을 총칭함.

• 주요 증상은 피로감, 졸음 및 식욕부진과 같은 비특이적인 전신

증상과 함께, 짙은 갈색 소변과 황달과 오른쪽 상복부의 통증과 같은 간염의 특징적인 증상이 있음.

- 충분한 휴식 및 적절한 영양 공급 등의 보존적 치료를 하게 되며, 3~4개월의 기간 동안에 서서히 회복하게 됨.

A, B, C형이 흔하며, D형은 B형이 있어야 세포내에서 스스로 복제가 가능함.

- E형은 미국에서는 귀하지만 아프리카, 아시아, 멕시코 등에서 창궐하고 있다.(분변 오염 식수가 원인)

간경변증은 만성적인 염증으로 인해 정상적인 간 조직이 재생결절(regen erative nodules; 작은 덩어리가 만들어지는 현상) 등의 섬유화 조직으로 바뀌어 간의 기능이 저하되는 것을 의미함.

원인

- 만성 B형, C형 간염, 지속적인 과음과 간 독성 물질의 사용 등으로 간의 염증상태가 지속되는 경우에 간경변증이 발생함.
- 간경변증의 증상은 매우 다양하게 나타남.
- 피부에 붉은 반점이 거미 모양으로 나타나거나거미 혈관종, 호르몬 대사의 이상으로 손바닥이 정상인보다 붉어지고, 남성에서는 가슴이 커지며 기능이 저하될 수 있음.

원인

- 비장이 커지면서 왼쪽 옆구리에서 만져질 수 있고, 복수가 차고 양쪽 다리가 부을 수 있으며, 피부 바깥쪽까지 확장된 혈관이 튀어 나올 수 있음.
- 또한 간 기능의 저하로 황달이 나타날 수 있고, 간성혼수hepatic coma로 인해 인격이 변하거나 의식을 잃을 수도 있음.

- 식도정맥류 출혈 등이 발생하면 피를 토하거나 흑변, 혈변이 보일 수도 있음.

간경변 예방과 생활

- 간경변증은 위험 인자를 제거하는 것으로 예방할 수 있음.
- 즉, B형 간염예방 백신을 접종하고 C형 간염에 감염되지 않도록 각별히 주의해야 하며(C형 간염은 백신이 개발되어 있지 않다), 과도한 음주를 하지 않도록 함.
- 간경변증 자체가 간암의 고위험 인자이므로, 간경변증이 진단되면 간암에 대한 정기적인 검사를 받는 것이 필요함.
- 과음을 자주 하는 환자의 경우 금주해야 하며, 바이러스성 간염에 대한 적절한 치료를 하도록 함.

6. 담낭질환

Cholecystitis : 담석

- 수술 후 협착, 종양 등의 원인으로 인해 완전 혹은 불완전한 협착관이나 통로 등이 좁아지는 것이 발생하여 혈류나 담관을 통해 장내 세균이 담즙 내에서 증식하면서 담낭쓸개에 염증을 일으키는 질환을 급성 담낭염이라고 함.
- 담석이 지속적으로 담낭벽을 자극할 수 있음

7. 췌장질환, 췌장염

- 40세 이후에 주로 발병
- 췌장(이자)의 염증성 병변
- 췌장에서 만들어내는 소화효소는 소화작용이 없는 상태로 분비되어 소장(작은 창자)에서 소화작용을 하게 되므로 소장에서만 작용할 뿐 췌장에서는 작용하지 않고 췌장에서는 스스로 소화되는 것을 막는 물질을 분비하여 췌장을 소화시키지는 않음.
- 췌장에서 분비한 소화효소가 어떤 이유로 췌장에서 소화작용을 나타내어 췌장을 소화시키면 염증이 생기는데, 이렇게 췌장에 생긴 병이 췌장염으로 크게 급성췌장염과 만성 췌장염으로 나눌 수 있음.
- 혈중중성지방이 매우 높으면 쉽게 췌장염이 유발되는데 혈중 1000mg/dL 고중성지방 환자들은 췌장염의 예방에 신경써야 한다. 대부분 유전적인 원인(지단백질 분해효소, apoC-II) 에 의해 고중성지방 혈청이 나타나지만 환경과 생활습관에 기인하는 경우도 있다. 특히 면과 빵을 주식으로 삼는 식습관을 가지는 사람들은 과도한 탄수화물이 중성지방으로 저장되므로 고중성지방 혈증을 조심해야 한다.
- 췌장과 소화계의 관계

  십이지장 : 소장의 일부로 위의 유문에서 공장에 이르는 말굽 모양의 부위. 손가락 12개를 옆으로 늘어놓은 길이가 된다고 하여 이 이름이 붙었으나, 실제는 그보다 길다

췌장암

- 남자 35-70세에 주로 발생하는데, 원인은 아직까지 알려진 것이

없지만 극심한 스트레스와 연관이 있다.
- 담즙관을 막아 소화효소가 분비되고 배출되지 않는다.
- 평균 발생 나이는 55세이며 스티브잡스도 56세에 췌장암으로 사망하였다.
- 남자가 여자보다 약 1.5~2배 더 많이 발생하는데, 과도한 업무부담 스트레스와 연관 있는 것으로 보인다.
- 임상증세는 대부분이 서서히 발병하고 식욕 감퇴 · 체중감소 · 오심 및 허약해지기 쉬우며, 특히 이유 없는 체중 감소는 가장 흔한 증세이다. 췌장이 아픈 부위는 특정하기 어려운데 대개 등이 아픈 정도이다.
- 치료는 대개 늦게 발견되어 수술 등 국소절제가 불가능한 경우가 많으며, 근치적출수술을 한 경우에도 약 10% 정도는 5년 생존율을 보임.
- 전신화학요법과 국소방사선요법 등 여러 가지가 동원되고 있으나 예후가 매우 나쁘다.
- 중년남자가 별다른 이유 없이 등이 아프고 밤에도 바로 누워 자지못하고, 오랫동안 옆으로 엎드려 자야한다면 췌장암을 의심해 볼 수 있다.

소화관의 정상적 구조와 기능

- 소화관 주요 질병의 특징 : 구강질병, 식도질병, 위장질병
- 소화계 질병의 진단방법
- 간, 담낭, 췌장의 주요 질병과 진단
- 금연, 절주, 운동의 중요성

제10장

비뇨기 질환

제10장

비뇨기 질환

1. 신장의구조

신장은 피를 걸러 분당 1mL의 오줌을 만들어내며 평생동안 어느 때나 혈액의 20-25%가 신장 속에서 걸러진다. 참으로 대단한 기관이다. 피는 심장속에서만 모여 박동하는 줄 알았는데, 신장에도 그렇게 많이 피가 들어 있다니 놀랍다. 전해질과 pH의 균형을 이루고 있고 신장에서 조혈세포 형성 호르몬과 레닌혈압조절호르몬이 분비된다. 혈압과 신장이 깊은 관련있다. 네프론은 신장의 기능 단위로써, 각 신장에 백만 개의 네프론이 존재한다. 피 속의 대부분의 물과 포도당과 아미노산 등은 재흡수되고 약물, 불필요한 이온 등은 배설한다.

비뇨기 시스템

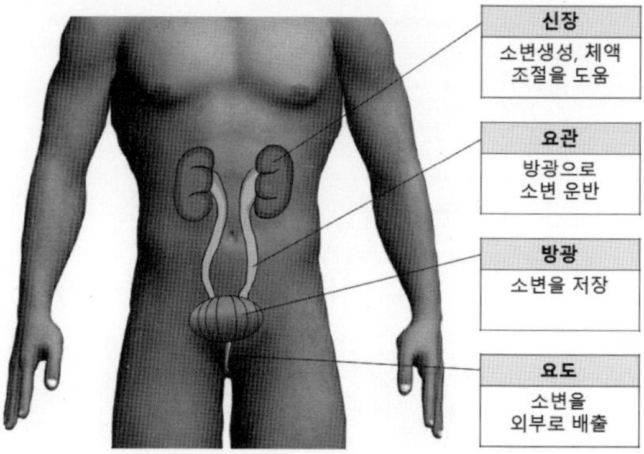

호르몬들

증상/징후	타겟 기관	생리적 효과
전엽		
여포자극호르몬	난소 정소	여성 : 성숙난포의 성장과 에스트라디올 분비자극 남성 : 세정관의 상피조직과 정자형성 자극
황체형성호르몬	황체 정소의 간질세포	여성 : 난포로부터 황체형성 자극, 난소에 의한 프로게스테론 생성자극 남성 : 테스토스테론 생성자극
유즙분비호르몬	유선	출산 후 유즙생산 자극
성장호르몬	모든 체조직	단백질 합성 증가, 뼈와 조직의 성장 촉진
부신 피질 자극호르몬	부신 피질, 피부, 간, 유선	코르티코스테로이드 생산자극, 간에서의 클리코겐 저장과 대사증가, 피부와 손톱이 어두워지는데 관여
갑상선자극호르몬	갑상선	갑상선호르몬 생산 자극
후엽		
항이뇨호르몬	소동맥과 신장세관의 평활근	혈관수축, 혈압증가, 신장에서의 수분 재흡수 자극

증상/징후	타겟 기관	생리적 효과
자궁수축호르몬	자궁과 유선	자궁수축 촉진, 유선에 의한 유즙분비 또는 유즙배출 자극

뇌하수체 전엽과 타겟 기관

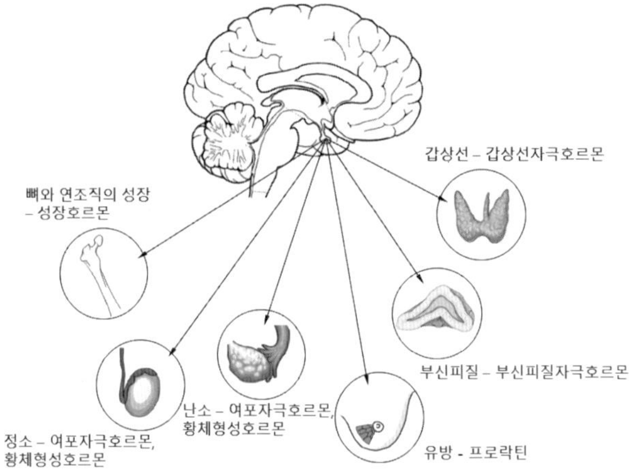

뇌하수체

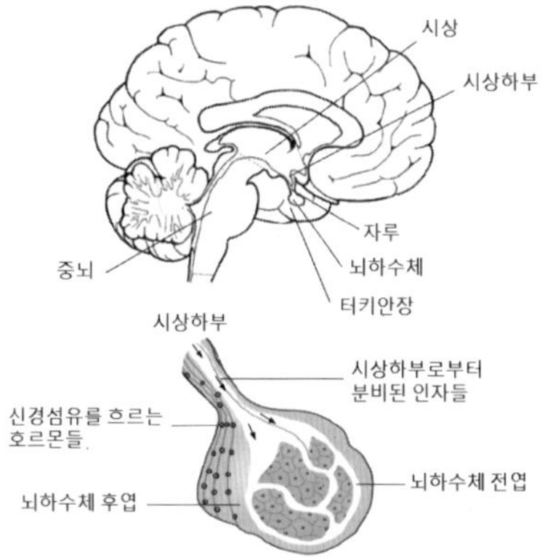

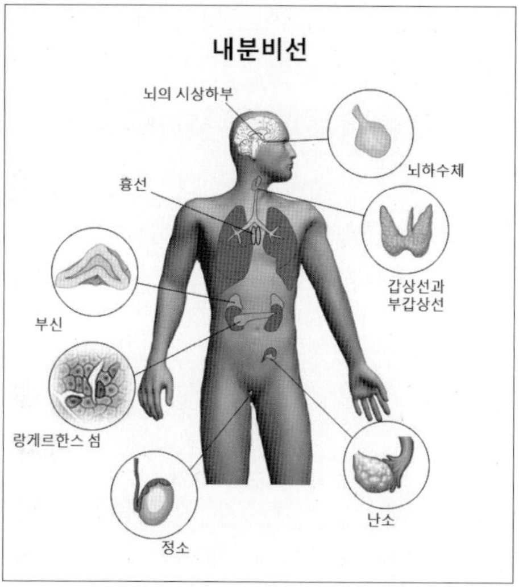

신장의 기능 : 오줌의 형성과 노폐물 제거

질소를 포함하는 폐기물, urea, creatinine을 만든다. Aldosterone, antidiuretic hormone(ADH)는 염과 물의 재흡수에 매우 중요하다.

피를 깨끗하게 걸러내서 노폐믈의 배설을 촉진한다. 따라서 신장 기능에 문제가 생기면 건강과 미용에 치명적이다. 또한 감염이 쉬워지고, 아파 보이고, 붓고, 화장도 들뜬다. 신장이 두 개라고 한 개쯤 팔아선 안 된다. 신장이 두 개인데는 그럴만한 이유가 있다.

2. 신장질환의 진단 : 단백뇨, 혈뇨

진단 방법

신장의 기능 이상이 생기면 소변 시 고통Dysuria, 혈변, 부종edema이 발생한다.부종이란 혈액의 단백질이 손실되는 것이다. 소변의 색은 노란amber색이 정상이며 출혈 시 색이 진해진다Reddish brown. 당뇨가 있으면 소변의 색이 창백해지고 신장질환이 장기화 되면 오줌색이 pH 5.5-8 근처가 되며 창백해지고 비중이 낮아진다.

소변의 pH는 산성에서 알칼리성까지 다양하다. 소변의 pH는 채취 즉시 측정해야 정확하며 오래 두면 알칼리화, 세균 감염 등이 일어난다. 방광염 환자의 소변은 알칼리성을 나타낸다.

신장 질병

a. 사구체신염, 급성신장염

세균, 바이러스 감염이 원인이다. 대표적 증상으로는 혈뇨와 단백뇨, 신기능 감소, 부종과 고혈압 등이 있다. 진단은 소변 검사상 혈뇨와 단백뇨 유무를 알아보고, 혈액 생화학 검사상 신기능 지표인 크레아티닌과 혈중 요소, 질소, 그밖에 콜레스테롤, 알부민 등의 수치를 조사한다. 또 혈청 검사 상 가능한 원인인 B형 간염과 C형 간염 표식자 등을 조사하여 마지막으로 신장 생검을 통해 정확한 검사를 진행한다. 합병증으로 급성 신부전이 올 수 있고 만성 신부전까지 초래 될 수 있다. 치료의 경과나 예후는 상태에 따라 다른데 급성으로 왔다가 곧 회복되는 것, 재발은 자주 되지만 신기능은 정상인 것, 수년에서 수십 년간 지속되며 신기능이 저하되는 것, 급속히 신기능이 나빠지고 마는 것 등 다양하다. 단백뇨, 혈뇨증, casts신장모세관 단백질과 혈액이 응집되는 현상을 수반한다.

b. 단백뇨

단백뇨는 사구체, 요로 염증으로 발생하여 염증이 혈관의 투과성을 높여 단백질과 알부민이 네프론으로 유입되어 오줌으로 나타난다. 계속되는 단백질 손실은 저단백질혈증을 일으켜 부종의 원인이 되며 당뇨환자의 소변 속에 포도당이 검출되므로 당뇨라고 부른다. 신장 기능의 이상이라기보다 췌장의 이상이며 당뇨가 오래 지속되면 신장기능의 이상을 초래한다. 당뇨 환자는 특히 신장을 조심해야 한다. 당뇨로 인한 다뇨증(요중증)은 Aldosterone, antidiuretic hormone(ADH)의 결핍으로 발병하고 Pitressinvasopressin, Dapidlypressin 등으로 치료가능하다.

c. 혈뇨, 농뇨

○ 혈뇨

혈뇨는 육안 혹은 현미경으로 식별가능하다. 요도관의 심각한 질환과 연관, 사구체신염, 신장결석, 결핵, 방광염, 암과 연관이 있고 혈뇨 배뇨 시 통증이 있다면 결석, 결핵, 감염 등과 관련이 있다. 통증 없는 혈뇨는 악성 종양과 연관이 있다.

○ 농뇨

농뇨는 감염으로 인해 오줌에 고름이 생겨 희뿌옇고 탁하다. 오줌에 백혈구가 증가하여 신우신염, 신우염, 결핵, 방광염 환자에서 소변 속에 고름 관찰된다.

3. 사구체의 기능과 구조, 이상

정상적인 사구체와 사구체신염 : 사구체신염은 모세관이 좁아지고 mesangial 세포가 증가한다.

사구체신염

증상으로는 오한, 열, 무기력, 얼굴, 부종, 혈뇨, 단백뇨, Casts가 있고 예후는 좋다. 충분한 휴식과 소금 섭취를 줄이면 회복가능하고 이뇨제를 사용하면 더욱 효과가 좋다. 단백질과 혈액이 응집되어 딱딱해진다.

급성 사구체신염의 신호와 증상

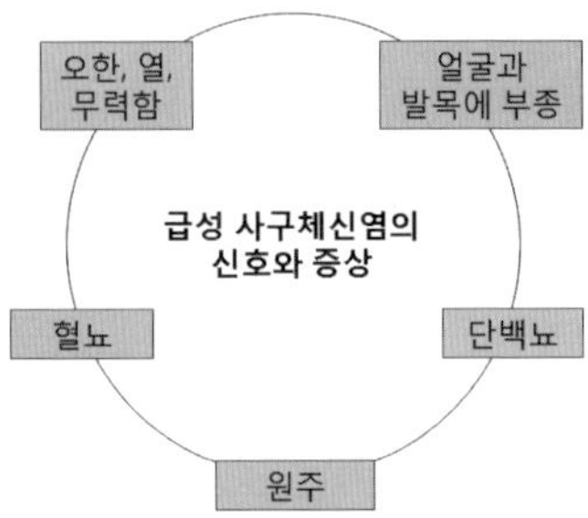

만성 사구체신염

만성 사구체신염은 신장을 수축시키며, 모양이 비틀어지고 기능이 중단되어 uremia독소가 혈액 속에 축적가 유발된다. Urea가 주된 배설 형태이며, 적혈구를 쉽게 통과하여 형태가 파괴된다용혈. 졸음, 두통, 현기증, 헛것이 보이며 치료하지 않으면 경련과 혼수상태까지 가능하므로 투석이 필요하다. 사구체가 파괴될수록 피를 걸러내는 기능이 떨어져 만성화가 된다. Urinometer로 신장 기능을 평가하고 비중으로 측정한다.(물의 비중=1, 정상 소변=1.015-1.025, 최대폭1.003-1.030) 사구체신염이 진행되면 비중이 낮아지고 고정되어 신장세뇨관의 기능이 저하됨을 의미한다.

Goodpasture syndrome(GPS)

GPS는 신장에서 일어나는 자가면역 질환으로 정확한 원인은 모르지만, 호흡기를 통한 바이러스 감염으로 추정된다. 자가 면역항체에 의해 신장과 폐의 특이 분자를 공격하는 질환이다. 신장과 폐에서 증상이 주로 나타나게 되는데 신장 쪽은 처음에는 사구체에 공격을 받게 되며 한번 병발 시 초급성으로 악화되는 양상을 보인다crescentic nephritis. 혈뇨, 소변량 감소, 신부전을 보이게 되고 식욕감소, 호흡감소, 고혈압 그리고 재역류fluid retension에 의한 부풀어 오름swelling이 일반적으로 나타나는 증상이다. 폐 쪽에서는 폐 조직을 공격하여 심각한 출혈을 일으키게 되는데 이로 인해 폐에 의한 산소공급이 방해를 받게 된다. 몇 몇 환자에서는 심한 출혈로 인하여 빈혈 양상으로 보이기도 한다. 자가면역항체 생성에 대한 원인에 대해선 아직까지 밝혀지지 않았고 당뇨 갑상선질환과 관계가 있을 것이라는 추측만 있을 뿐이다. 질환자체가 급성경과를 가지고 있고 폐에 생기는 경우 진단되기도 전에 환자가 사망하는 경우도 있어 치명적인 질환임에는 틀림없으나 최근에는 치명율은 많이 낮아지고 있다. 주된 증상으로는 오줌에서 거품, 무기력, 졸음, 메슥거림, 구토, 혈뇨, 핍뇨, 단백뇨 등이며 200만 명 중 한 명의 유병률을 보일 정도로 희귀한 질환이다.

4. 신부전증의 진단과 치료

낭창성 신염

낭창성 신염이란 전신성홍반성낭창이 신장을 침범하여 발생한 신장염으로 증상은 무증상성 요이상, 단백뇨, 신증후군, 급성신부전, 만성신부전 등의 질환으로 나타난다. 병변에 따라서 치료 및 예후가 달라지기 때문에 신장의 조직 검사가 필요하며 5군으로 나눌 수 있다. 1군은 거의 정상인 경우이고 2군은 사구체간질 증식성 사구체신염, 3군은 국소성 증식성 사구체신염, 4군은 미만성 사구체신염, 5군은 막증식성 사구체신염이다. 이 가운데 4군이 가장 많고 예후가 가장 나쁘다.

IgA 신장병

면역글로불린 A 가 사구체에 축적되어 염증을 일으키는 경우를 말한다. IgA 신병증은 1968년에 Berger와 Hinglais에 의해 처음 보고된 이후, 현재 전 세계적으로 가장 흔한 원발성 사구체 질환으로 전신 증상 없이 현미경적 혈뇨와 간헐적인 육안적 혈뇨가 있으면서 단백뇨를 동반하기도 한다. 조직 면역 형광 검사상 메산지움(사구체 간질)에 IgA의 침착을 보이는 면역 복합체 매개성 사구체 신염이다. 사구체 간질의 IgA 침착은 원발성 IgA 신병증 이외에도 자반증 신염Henoch-Schonlein purpura nephritis : HSPN, 루프스 신염Lupus Nephritis, 간질환, 장질환, 피부질환, 종양, 감염 등 다양한 질환에서 관찰되며, 자반증 신염은 신조직 검사 상 IgA 신병증과 동일한 병변을 보여 IgA 신병증이 전신형으로 발현한 것으로 간주되기도 한다. 원발성 IgA 신병증은 모든 연령에서 발생하지만 10~20대에 가장 흔하고, 남자에서 여자보다 2~6배 더 호발한다. 조직 검사를 시행한 사구체 질환 환자에서 나타나는 빈도는 나라에 따라 4%에서 40%까지로 다양한데, 이는 각 나라의 집단요 검사의 시행 여부, 신조직 검사의 적응증 차이와 인종에 따른 차이에 의한 것으로, 동양계와 백인에서 호발하며 흑인에서는 드문 것으로 알려져 있다. 이 질환은 이전에는 양성 경과를 취하는 것으로 알려졌으나, 경과에 대한 장기적인 추적 관찰이 가능해지면서 진단 후 20년 동안 성인의 20~30%, 소아의 10%가 신부전으로 진행하는 말기 신부전의 주원인중 하나가 되었다.

IgA 신병증의 원인이나 발병 기전은 정확히 밝혀져 있지 않고 있다. IgA 신병증에 의한 말기 신부전으로 신이식을 받은 환자의 35%에서 이식 신 사구체 간질에 IgA의 침착이 보이고, 반대로 IgA 침착이 있는 무이식한 경우 이식 신의 IgA 침착이 소실되는 것으로 보아 IgA 신병증은 신에 국한된 질환이 아니라 전신성 질환으로 인식된다.

신부전증(신장 실패)

신장의 주된 역할은 단백질분해 산물인 질소분해물을 배설하는 것이다. 신부전증이 오면 혈액 속의 요소 혹은 크레아티닌이 증가하고 질소배출이 방해되어 혈액요소 질소blood urea nitrogen, BUN 수치가 증가한다. BUN은 신장기능의 척도로 사구체여과율과 신장의 기능 이상을 측정할 수 있는 수치이다.

급성신부전증

신장 기능이 수 시간에서 수일에 걸쳐 급격하게 저하되는 것을 말한다. 신장 기능 저하의 결과로 신체 내에 질소 노폐물이 축적되어 혈액 내에 고질소혈증이 일어나고, 체액 및 전해질 균형에 이상이 생긴다. 급성신부전은 병원에 입원하는 환자의 약 5% 정도에서 나타나며, 중환자실에 입원하는 환자의 약 30% 에서 나타난다.

급성신부전의 원인

원인으로는 신장 자체에는 이상이 없지만 전반적인 신체기능 저하로 인해 신장으로 가는 혈액이 부족한 경우(빈도: 55%), 예를 들면 출혈, 심한 구토나 설사, 저혈압, 심부전, 신독성 소염제 사용 등이 있고 신장 자체에 이상이 있어서 소변을 만들어내지 못하는 경우(빈도:

40%)가 있다. 예) 신장 혈관 이상, 악성 고혈압, 급성 사구체 신염, 혈관염, 신독성 항생제나 항암제 사용 등

3) 소변이 배설되는 요도 및 방광이 막힌 경우(빈도:5%)
(예) 전립선 비대증, 방광 신경지배 이상, 종양 등

- 소변량이 하루 400cc 미만으로 감소하는 핍뇨 증세가 흔히 나타나지만 소 변량이 줄지 않는 경우도 있음.
- 이 외의 전체적인 신체 증상은 다양하며, 이 중 감염증은 사망의 주된 원인(30~70%)이 될 수 있음.

그 외의 전신 증상

1) 신경계 : 의식 혼탁, 경련
2) 심혈관계 : 고혈압, 부정맥, 허혈성 심장질환
3) 호흡기계 : 폐부종, 폐출혈
4) 위장관계 : 식욕부진, 구토, 장 마비, 위장관 출혈

진단

- 임상 경과에 대한 평가 및 혈액검사로 진단
- 혈액검사로 혈액 내 크레아티닌creatinine 및 요소질소urea nitrogen수치를 측정하여 신장 기능을 평가할 수 있음.
- 대부분의 급성 신부전에서 혈중 크레아티닌은 하루에 1~2mg/dL씩 상승하게 됨.

진단 단계 및 치료

Oliguria(핍뇨) : • 오줌 생산 감소

Anuria : • 오줌 생산 중단

• 두통, 호흡시 암모니아 냄새, 매우 위험한 단계

Hyperkalemia: • 혈중 포타슘(칼륨)의 증가로 근육무기력증, 심근 정지등 유발

• 신장질환에는 나트륨(소디움) 보다 칼륨(포타슘)이 더 위험하다. 따라서 신장질환 환자는 포타슘이 많은 음식의 섭취를 매우 조심해야 한다.

치료: • 혈액량의 정상화(전해질 보충) 물과 식사 제한, 투석등으로 노폐물을 제거

만성신부전증

만성 신부전의 징후

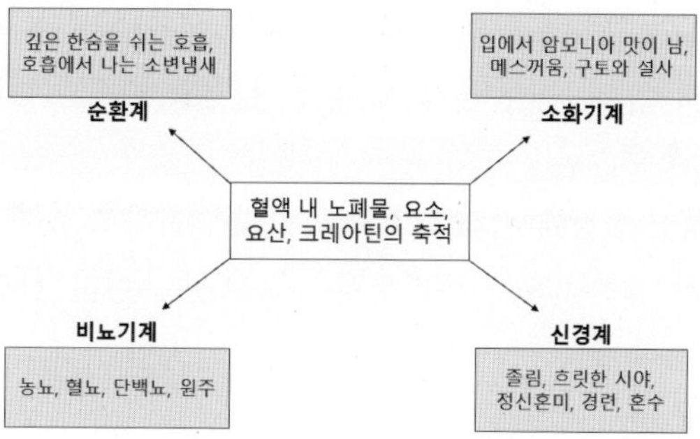

만성신부전 진단

• 3개월 이상 신장이 손상되어 있거나 신장 기능 감소가 지속적으로 나타나는 것을 말함.

• 만성신부전은 신장의 손상 정도와 기능의 감소 정도에 따라 다음의 5단계로 나누어지며, 잘 관리하지 않으면 마지막 단계로까지 악화되어 결국은 투석이나 신장이식과 같은 신장대체 요법을 해

야 함.

1 단계 : 신장 기능 검사상 정상 혹은 소변 검사상 이상이 관찰됨.

2 단계 : 신장 기능이 정상의 69~89%로 약간의 기능 감소가 관찰됨.

1~2단계에서는 신장 기능 저하의 원인(당뇨, 고혈압, 고지혈증 등)을 찾아 치료하고, 신장 기능 저하의 진행 여부를 주기적으로 관찰해야 함.

3 단계 : 정상 신장에 비해 신장 기능이 30~59%로 감소됨.

신장 기능 감소에 따른 합병증 발생 여부를 검사하여 치료 해야 하며, 신장 기능 저하의 진행 여부를 주기적으로 관찰해야 함.

4 단계 : 정상 신장에 비해 신장 기능이 15~29%로 감소됨.

신장내과 의사의 진료를 받고 투석 방법 및 이식에 대한 준비를 해야 함.

5 단계 : 정상 신장에 비해 신장 기능이 15%이하로 심하게 감소됨.

혈액투석hemodialysis, 복막투석peritoneal dialysis이나 신장이식 renal transplantation과 같은 신장 대체 요법 을 시작함.

호르몬들

발생부위	원 인	대처방법
신장	– 만성신부전증 환자의 혈중 히스타민 농도가 높아지는 것과 관련이 있다. – 혈액 투석 환자의 20~25%가 가려움증 고통 – 보습효과가 높은 크림을 바르는 것이 신부전증 환자의 가려움증 치료에 도움	자외선B 광선치료, 항히스타민제 복용

당뇨성 신장병

- 만성신부전과 말기 신장병의 주된 원인으로 당뇨환자는 신장관리에 각별히 신경써야 한다.
  특히 당뇨환자는 여러 가지 합병증에 시달리는데 그중 흔한것이 당뇨발로 불리는 족부궤양이며 또 골절이다. 둘다 조직재생에 장애가 생기기 때문이다.
  당뇨병 환자의 연령대가 높거나 신장 · 신경 등에 합병증이 있으면 골절 위험은 37배로까지 높아진다는 연구 결과가 있다. ▷신장 기능이 떨어지면 칼슘이 소변으로 더 많이 배출되고 ▷당뇨병성 신경병증 때문에 운동 · 감각 기능이 저하돼 잘 넘어지고 ▷저혈당 쇼크로 인해 실신을 하다가 부딪히는 등의 이유로 골절 위험이 더 높아지는 것이다.

만성신부전의 추가 질환

호흡계	소화계	신경계	비뇨계
• 깊은 한숨, 숨쉴 때 소변 냄새	• 입에서 암모니아 냄새 • 졸음, 구토, 설사	• 어지러움, 흐리게 보임. • 정신 혼미, 경련, 혼수상태	• 농뇨, 혈뇨, 알부 민뇨, 화석화

만성신부전 환자는 저염식을 실천해야 하는데 하루 나트륨 섭취량을 알면 저염식 실천에 도움된다.

요염분 검사로 알아보는 하루 나트륨 섭취량

요염분 검사의 나트륨 수치(mEq/L)	80	120	160	200

실제 하루 나트륨 섭취량(mg)	2000	3000	4000	5000

하지만 2015년, 미국 식생활자문위원회에서는 소금의 섭취에 대하여 허용량을 조금 증가시키는 새로운 권고안을 마련하였다. 건강한 사람들에게는 소금의 섭취가 유해하지 않음을 증명한 많은 논문들의 결과를 반영한 것이다. 아래의 기사와 같이 소금 섭취 제한량이 하루 1500 mg에서 2300 mg으로 증가 하였다. 그러나 이것은 건강한 사람들에게 해당하는 것이고 신장질환이 있는 사람들에게는 권장하지 않는다. 나트륨은 매우 친수성이 높아 포타슘보다 도 물에 더 잘 녹으므로, 물을 끌어당기는 성질을 가지고 있다. 따라서 세포막의 투과성이 포타슘보다도 훨씬 높아 막의 전위차조절에 매우 중요하므로 적정량의 나트륨이 필요하다는 것이다. 만약 나트륨이 포타슘에 비해 부족하면 세포막의 전기배열에 장애가 생길 수 있다. 이는 세포의 신호전달과 자극반응에 장애가 올 수 있음을 의미한다. 따라서 무조건적인 나트륨의 저감 또한 바람직한것은 아니다.

신우신염 (Pyelonephritis)

- 신우와 신장실질의 광범위한 발열성 감염.
- 고름형성세균 : 급성 신우신염acute pyelone phritis
- 하부요관에서 신장으로의 상행성 감염 결과로 생기는데 여성의 경우 대장균Escherichiacoli가 원인임.
- Pyuria : 오줌 속의 고름
- Dysuria : 배뇨통

5. 투석 목적과 방법

정맥 동맥 혈액여과hemofiltration

Peritoneal dialysis : 복막투석

- 복막투석은 기계를 필요로 하지 않는 자가투석 방법으로 기계로부터 자유로워지며 엄격한 식사 제한에서 벗어날 수 있는 장점이 있음.
- 고삼투압의 dextrose 용액을 1일 3~4회 복강 내로 주입하여 체내에 있는 과다한 수분과 노폐물을 인위적으로 제거하는 과정.
- 투석액을 통해 하루 4-15g의 단백질 손실이 있음.
- 투석중 여분의 dextrose로 인해 체중과 중성지방이 증가될 수 있음으로 주의.

영양치료 목표

- 투석 액으로 손실되는 단백질과 아미노산을 보충하기 위해 단백질을 충분히 섭취함.
- 과다한 체중증가를 방지함.
- 혈압을 조절하고 지나친 부종을 방지하기 위해 나트륨을 제한함.
- 고지혈증을 예방함.
- 고인산혈증hypeiphosphatemia을 조절하고 신성 골이영양증renal osteodystrophy을 예방하기 위해 인의 섭취를 제한함.

Pyelitis 신우염

영양치료 목표

- 신우에 세균이 감염되어 일어나는 염증

• 급성과 만성이 있으며, 고열 · 측복통側腹痛 · 위장장애 등의 증세와 함께 오줌이 혼탁해지고 적혈구 · 농구膿球균이 섞여 나옴.
• 만성이 되면 거의 자각증세가 없고, 오줌에도 단백량이 증가할 뿐으로 혈구나 균체菌體는 발견되지 않을 때가 있지만, 위축신萎縮腎이나 요독증을 일으킬 위험이 잔재해 있음.
• 치료로서는 화학요법 등으로 원인을 제거하는 외에, 신장의 보호와 요류尿流를 좋게 하도록 함.
• 원인은 대장균 · 포도상구균 등의 감염에 의하나 결석이나 요도협착 등이 유인이 되어 만성화되어 있는 경우도 있음.

6. 신장암

신장암

• Kidney cancer = Hypernephroma
• 신장의 비대화 및 기관파괴
• 남자가 여자보다 발병위험 두 배
• 50-60에 호발, 흡연자가 금연자보다 두 배 위험
• 몇 년씩이나 무증상 진행
• 통증 없는 혈뇨가 대부분 주요 증상
• 암이 상당히 진행되면 아랫배에서 만져질 수 있음.
• 악성으로 다른 장기에 전이가능
• 통증과 함께, 식욕상실, 체중감소, 빈혈, 백혈구 증가
• 종양 초기에 수술로 제거하는 것이 최상

신장결석

- Urinary calculi
- 미국 인구의 10%가 신장결석 경험
- 생긴 모양에 따라 명명된 결석
- 남자가 여자보다 두 배 더 결석 발생
- 대부분 20-40대에 최초 발생
- 신장 내에 결석이 있어도 크기가 작으면 무증상, 세뇨관을 통과하여 배설됨.
- 1/4인치 이상 커지면 수뇨관에 걸리고 요로 결석 유발
- 결석이 수뇨관에 걸리면 엄청난 통증 유발, 혈뇨, 메스꺼움, 설사 유발
- 큰 결석은 수술 필요

수신증(Hydronephrosis)

- 요관尿管 · 방광 · 요도 등의 요로尿路의 어느 곳에 통과 장애가 있으면 그 상부의 요로에 오줌이 정체하여 최상부의 신우가 확장되어 수신증이 됨.
- 원인은 신우요관 이행부移行部의 선천성 협착, 이상혈관에 의한 요관압박 · 요관결석尿管結石 · 요관협착 · 전립선비대증 · 요도협착 등 다양함.
- 대체로 자각증은 적고 신부에 가벼운 둔통鈍痛이 있는 정도로 경과하는 경우가 많음.
  이중 혹은 단일 수신증

Polycystic kidney

정의

- 다발성 신낭종은 풍선모양의 낭종물혹이 신장의 한쪽 또는 양쪽에 여러개 있는 것
- 낭종들은 대부분 액체로 채워져 있으나, 때로는 반고체성 물질을 함유할 수도 있음.
- 시간이 지나면(수년 후), 낭종들이 신장의 대부분을 차지하게 되어, 신장이 체내 노폐물을 제거하고 필수 영양소를 재흡수 하는 기능이 감소신부전
- 이렇게 폐기물이 체내에 축적되면 신체에 중독현상이 일어나 환자가 매우 악화말기 신장 질환
- 다발성 신낭종 환자의 50% 이상에서 말기 신장질환으로 진행하여 투석신장의 투과 기능을 대신하여 주는 기계이나 신이식이 필요

증상

- 등이나 옆구리허리와 갈비뼈 사이의 통증이 60% 정도에 발견됨.
- 두통, 피로, 복통
- 야간에 소변을 자주 봄야뇨
- 소변을 자주 봄빈뇨
- 요로감염
- 소변량의 증가다뇨
- 신낭종이 있는 소아에서는 고혈압과, 소변내 혈액이 발견됨.
- 다발성 신낭종이 있는 신생아는 다른 아기들보다 체중이 작음.
- 배뇨 시 통증

다낭성 신장병

증상

- 대부분의 경우(90%)는 유전성으로, 유전자를 통해 부모로부터 자녀에게 전해짐.
- 상염색체 우성유전 - 가장 흔한 유전형태임.
- 한쪽 부모가 다발성 신낭종 유전자를 갖는 경우, 자녀에게 전해질 가능성은 50%임.
- 이 질환의 증상은 대개 30-40대에 처음 나타나지만 소아기에도 나타남.
- 상염색체 열성유전 - 양쪽 부모가 다발성 신낭종 유전자를 갖고 있는 경우, 전해져서 자녀에게 발병할 수 있음.
- 한 쪽 부모만 유전자를 갖는 경우, 자녀는 발병하지 않음.
- 다발성 신낭종의 증상은 신생아 때부터 나타나며 심지어는 태내에서도 관찰될 수 있음.
- 후천성 낭성 신질환은 유전성이 아니며 장기간 신질환을 앓았거나 투석치료를 받아온 환자에서 생김.

제11장

생식기 질환

제11장

생식기 질환

1. 여성의 생식기 구조

여성생식기의 구조	여자생식기의 발달
• Ovary:난소 • Fimbria : 난황채 • Cervix : 자궁경부 • Uterus : 자궁 • Urethra : 요도 • Vagina : 질	• 초경(menarche) : 10–15세 • 폐경(Menopause) : 40 후반–50초반 • Graafian follicles : 배란에 관여 • 배란 : 여성의 난소에서 성숙한 난자가 방출되는 것 • Estrogen : 난소에서 분비, 혈액을 거쳐 자궁으로 전달

2. 여성생식기의 질병

골반염증 질환

골반 염증성 질환Pelvic inflammatory disease - PID

- 자궁uterus, 나팔관fallopian tubes, 난소ovaries의 감염으로 일어나며, 젊은 여성들에게 많이 일어나는 예방 가능한 심각한 질환으로 불임infertility의 중요한 원인

- 미국 여성 인구의 십만 명 이상이 불임화, 150명 이상 매년 사망
- 감염으로 인해 나팔관의 내벽조직에 손상이 가게 되고, 손상조직이 많아질 경우 종국에는 손상된 조직이 나팔관을 막아버리는 결과가 나오게 되고, 난자의 이동과 정자와의 수정을 막아 불임으로 감염에 빈도가 많아 질수록 불임의 위험도 증가
- 감염의 원인은 성병sexually transmitted disease균인 클로미디아Chlamydia균과 임질gonorrhea균이 대부분
- 이 병은 2단계로 진행됨. ⇒ 1 단계 : 자궁경부cervix - 질의 안쪽으로 자궁의 입구의 감염 발생 ⇒ 2 단계 : 그 중에 약 10%가 자궁, 나팔관, 난소까지 감염을 발생시킴.
- 가끔, 출산 후 또는 임신을 방지할 목적으로 사용되는 자궁 내 피임장치intrauterinedevice-IUD 삽입 후, 낙태abortion를 유도하기 위해 낙태기구를 삽입 후 일어날수 있으며, 이미 성병을 가지고 있을 경우 위험성은 더 높아지게 됨.
- 성파트너가 한 사람 이상인 25세 이하의 젊은 여성들에게 많고, 콘돔 사용으로 예방 가능 하다.

1. 불임의 정의

불임은 부부가 12개월 이상의 피임이 없는 성생활에도 불구하고 아이를 갖지 못하는 경우로 정의한다. 미국에서 500만 쌍 이상의 부부가 불임을 겪고 있으며, 전 세계적으로는 몇 배 이상이 될 것으로 추측된다. 불임 진단과 치료의 방법을 알 수 없기 때문에 불임부부의 10%만이 전문가의 도움을 요청한다. 따라서 불임 진단이 매우 중요한데 아래와 같은 불임에 관한 증상들이 있다.

증상은 수술과 질병등에 의해 혹은 건강 상실에 의해 나타날수도

있고 이들이 누적되어 여러 증상이 혼합되어 나타나기도 한다.

2. 불임을 일으키는 증상들

2-1. 항카르디오리핀 항체 증후군

스핑고리피드의 일종인 카르디오리핀cariolipin에 대한 항체가 형성이 되어 피가 굳지 않는 혈우병 증상을 보이는 경우에 불임이 유발될 수 있다. 항카르디오리핀 항체의 혈청 농도가 높은 여성은 유산의 위험이 매우 크다. 이 항체는 여러 가지 형태의 IgG를 가지고 있으며 그 중 하나가 불임을 일으키는 것으로 알려져 있다. 저용량일지라도 아스피린 혹은 혈액을 묽게하는 약물을 먹으면 이 증상을 극복하는데 도움이 된다고 알려져 있다. 만약 임신을 고려하고 있다면 이 항체의 혈청 농도를 8주마다 측정하여 조기 유산을 방지해야 한다.

2-2. 로키탄스키Rokitansky 증후군

출생 시의 기형으로 자궁이 없거나 질의 기형으로 임신이 불가능한 증상.

2-3. 다낭성 난소 증후군Polycystic ovary syndrome, PCOS

다낭성 난소 증후군은 배란 횟수와 주기가 너무 과도하여 자궁의 형성이 과도해져서 불임의 위험이 증가한다. 이 환자 여성들은 남성 호르몬인 테스토스테론의 혈청 농도가 매우 높고 혈청 인슐린의 농도가 높다.

2-4. 클라인펠터 증후군Klinefelter's syndrome

남성 유전 질병의 하나로서 Y염색체 한 개와 X염색체가 두 개인 염색체 이상 질병이며 남성호르몬인 테스토스테론이 분비되지 않는다. 그래서 호르몬의 불균형이 초래되며 남성이면서도 가슴이 발달하고 고환이 작으며 정상적인 정자의 생산을 방해받는다. 따라서 무정자증으로 불임이 된다.

2-5. 칼만 증후군Kallmann's syndrome

출생 시에 뇌하수체 시상하부의 비정상적인 기능으로 고나도트로핀gonadotropin 생산 호르몬의 생성이 방해되어 사춘기가 늦어진다.

남자의 경우, 테스토스테론의 농도가 낮아지고 음경과 고환이 작아지며 무정자증이 되어 불임이 된다. 여자의 경우, 생리주기가 없으며 난자의 생산이 없다.

2-6. 쿠싱 증후군Cushing's syndrome

쿠싱증후군은 코티졸 호르몬이 과도하게 분비되는 만성적인 질병으로 남자의 경우, 정자의 생산이 감소되고 여자의 경우 비정상적인 배란이 일어난다.

2-7. 에이셔만 증후군Asherman's syndrome

에이셔만 증후군은 자궁 공간 내에 흉터 혹은 자국이 존재하는 증상인데 유산 혹은 불완전 유산, 혹은 불완전 출산 혹은 조산을 경험한 자궁에서 자궁근종제거수술을 집도한 겨우 주로 일어난다. 태반 혹은 태아성장물질들이 제거되어 배란 주기때에 자궁 내막의 에스트로젠 반응성을 불가능하게 하여 불임을 일으킨다.

자궁경부암

○ 자궁경부

- 자궁경부란 자궁목이라고 생각할 수 있는데, 자궁uterus, womb과 질vaginal을 연결시켜 주는 역할
- 자궁 쪽에 연결된 경부를 내경부endocervix, 질 쪽에 연결관 부위를 외경부ectocervix라 하는데 일반적으로 경부암의 발생지점은 외경신장.

○ 자궁경부암

- 자궁경부암도 2가지로 크게 나눌 수 있는데 squamous cell carcinoma와 adenocarcinoma로 나누어 진다.
- 자궁경부암의 80~90%는 편평세포암종squamous cells carcinoma으로 외경부 쪽에서 부터 경부 안쪽으로 나타나고 나머지 10~20%정도가 선암종adenocarcinoma인데, 선암종은 20세 후반에서 30대 여성에게 많이 일어남.
- 경부선암종은 내경부의 점액mucus-producing을 생산하는 기관gland에서 시작하게 되는데, 점액을 생산하는 곳이 가임기 여성의 냉을 생산하는 곳
- 흔치는 않으나 선암종과 편평세포암종이 같이 나타나기도 함.
- 암세포 전상태 에서 암세포로 변화가 일어나는 데는 1년 내에 일어나기도 하지만 일반적으로 수년이 걸리게 됨.
- 다행히 대부분의 여성들의 암세포 전상태에서 암으로 발전하지 않고 쇠퇴하게 됨.

○ 자궁경부암의 증상

- 초기단계에는 증상이 전혀 나타나지 않음.

- 암이 진전되면서 나타나는 대표적 증상은 하혈vaginal bleeding이며 월경주기가 아닌데도 하혈이 있을 경우 일단 의심을 해봐야 함.
- 일반적으로 월경기간도 길어지고 평상 때보다 양도 많아 지게 됨.
- 폐경기 이후의 하혈도 일단 의심을 해야 함.

○ 자궁경부암의 진단 : 아래 중 하나 이상에 해당되면 확률 증가.

- 월경주기가 아니거나 폐경기 이후인데 성관계후 출혈이 일어남.
- 물이나 피가 섞인, 때론 냄새가 고약하고 양이 많은 질 내 출혈이 있으며, 골반통증 또는 성교시 통증을 느끼게 됨.
- 성파트너가 많았을 경우, 또는 성파트너가 많은 파트너를 가지고 있을 경우
- 18세 전부터 관계를 시작하였을 경우
- 다른 성병임질, 매독, 클라미디아을 앓았을 경우
- 면역체계가 약한 경우로 설사 HPV에 걸렸다 하더라도 대부분은 암으로 발전되지 않으나 다른 질병으로 인해 면역체계가 약화 되었을 경우

○ 자궁경부암의 진단 및 위험인자

- 흡연을 하고 있는 경우
- 과체중인 경우
- 야채 과일 섭취가 정기간 부족하였을 경우
- 장기간 구강 피임약을 복용하였을 경우
- 임신횟수가 많았을 경우
- 포경수술을 안 한 남자와 관계한 경우
- 소득수준이 낮아 적절한 의료서비스를 제때에 받지 못하였을 경우

• 유전적으로 가족력 있을 경우

○ 인유두종 바이러스HPV, Human Papilloma Virus감염

• HPV 감염은 30세 이후 여성에게는 적고 젊은 여자에게 감염확률이 높게 되며, 관계 시에도 콘돔을 사용하였다 하더라도 어느 정도는 방지 할 수는 있으나 완벽하지는 못하는 것으로 나타났는데, 인체 접촉부위 모든 곳에서 감염이 일어날수 있기 때문이다.
• Human papillomavirus infection - 100여종의 human papilloma 바이러스 중에 위험율이 높은 HPV 16, 18, 31, 33, 45 중에 HPV 16, 18이 위험율이 높음.
• 사마귀나 유두종이 이 바이러스에 의해 일어나는데 사마귀나 유두종은 암이 아닌 단지 양성 혹일 뿐

자궁내막암

자궁내막암Endometrial cancer

• 자궁체암이라고도 함.
• 태아를 자라게 하는 자궁 주머니의 안쪽에 있는 자궁내막에 암세포가 생기는 질환
• 자궁암 중에서 자궁 입구에 발생하는 자궁경부암과는 달리 자궁체부에 발생하는 암으로 우리나라 여성암의 1~2%를 차지함.
• 아직까지 정확한 원인은 밝혀지지 않았지만 임신과 출산 경험이 없거나, 비만증 · 당뇨병 · 여성호르몬 분비 이상이 있는 여성에게 발병하기 쉬우며 당뇨병 · 고혈압과도 관계가 있는 것으로 알려져 있음.
• 발생 연령이 주로 폐경 이후의 노령층이고 평균수명의 연장으로 그 발생빈도가 증가하고 있음.

- 이 질환이 진행되면 암이 다른 장기로 전이되면서 사망에 이르게 됨.
- 평소에 비만이거나 다른 원인에 의한 배란장애가 있는 환자에게 이상 출혈이 있는 경우, 폐경 후 질 출혈이 있는 경우, 폐경이 52세 이후에 온 여성, 자궁내막암 · 유방암 · 장암 · 난소암 등의 가족력이 있는 여성의 경우에는 주의하여야 함.
- 그 원인은 확실하게 알려져 있지 않지만 간질환, 배란장애, 여성호르몬의 무계획적인 투여와 당뇨병, 고혈압, 담낭질환 등 여성호르몬의 이상을 일으킬 수 있는 상황으로 추정하고 있음.
- 가장 자주 나타나는 증세는 폐경기 후의 자궁출혈
- 이밖에 나타나는 비특이적인 증세로는 하복통, 질 분비물의 증가, 월경과다 등이 있음.
- 이 질환은 조기에 발견할수록 예후가 좋음.
- 치료 후 5년 생존율은 평균 50% 내외인데, 환자의 전신 상태 및 발생하는 암 종류에 따라 차이가 있지만 1기에 치료했을 때는 70% 내외, 2기에 치료했을 때는 50% 내외, 3기에 치료했을 때는 30% 내외, 4기에 치료했을 때는 10% 내외가 생존하는 것으로 알려져 있음.
- 이 질환을 치료하지 않을 경우에는 주변 조직들의 손상에 따른 방광, 직장 등의 이상을 초래할 수 있으며, 대부분의 환자들의 경우 내과적 질환이나 비만을 동반하고 있기 때문에 다른 질환에 비해 치료 후의 합병증이 많은 편임.

자궁근종(Fibroid tumors)

○ 자궁근종

- 35세 이상의 여자 20-40%가 발병하는 양성 종양

• 초기에는 무증상

• 자궁근의 벽세포에 비정상적인 신생물이 증식하는 질환 종양세포는 섬유가 아닌 비정상적인 근육세포로 이루어져 있음.

• 자궁 섬유종은 거의 양성이며 암은 아님. 따라서 악성종양처럼 다른 장기로 전이되지 않는다.

○ 관련신체부위 : 자궁, 경부

○ 성별 / 나이 : 섬유종은 35세 이상 여성의 18–24%에서 나타남, 폐경 후에는 진전되지 않음.

○ 증상

• 종종 증상이 나타나지 않음. 무증상.

• 빈번하게 월경을 하고, 생리혈량과 불편함이 증가함.

• 방광이나 직장에 압박이 느껴지고, 질 분비물이 증가함.

• 빈혈(쇠약, 피로, 창백해짐.)

• 월경기와 다음 월경기 사이에 출혈이 있음.

• 성교시 통증이 있거나 성교 후 출혈이 생김.

○ 원인

• 알려져 있지 않으나 섬유종은 유전적일 수 있으며 몇몇 연구에 의해 다음과 같은 것이 제시되어 있음.

• 섬유종이 있는 여성은 성장 호르몬량이 더 많음.

• 피임약(특히 에스트로겐이 다량 함유된 것)은 섬유종의 증식을 자극함.

○ 위험인자

• 경구 피임약 과다 사용.

• 유전적 인자

○ 예방법

• 현재로서는 예방법이 없으나 경구 피임약을 복용하지 않으면 섬유종의 진전 위험을 감소시킬 수는 있음.

○ 합병증

• 아주 드물게 섬유종이 악성으로 변하는 경우 합병증.(발생률은 0.5% 이하임.)

○ 치료전망

• 폐경 전에 수술할 필요가 없을 경우, 폐경 후에는 치료하지 않아도 그 종양 크기가 감소함.(근종의 크기가 작아서)

• 섬유종은 자궁을 제거하지 않고도 외과 수술을 통해 제거 될 수 있으며 자궁이 남아 있는한 임신 능력을 계속 가지게 됨.

난소암

• 난소암은 난소에 발생하는 악성 종양으로 50~70세 사이에 제일 많이 발생 함.

• 2002년 우리나라 통계에 의하면 매년 약 1,000~1,200명 정도가 새로 발병 하고 있으며, 자궁 경부암에 이어 두 번째로 흔한 부인과 암

• 난소암의 약 90%를 차지하는 상피성 난소암은 대부분 3기 이상의 진행된 상태에서 발견되기 때문에 5년 생존율이 매우 나빠

40%가 채 되지 않음.

• 아직 조기진단 방법은 없음.

○ 난소암의 원인

• 난소암의 발병원인은 다른 암과 마찬가지로 정확히 밝혀져 있지는 않지만, 다음과 같은 사항을 살펴볼 수 있음.

• 첫째, 가족력

- 가족 중에 난소암 환자가 있는 경우 난소암에 걸릴 위험이 높아짐.
- 이는 난소암에 유전성이 있다는 뜻으로 유전자BRCA 검사에서 양성일 경우 음성인 경우보다 난소암에 걸릴 확률이 10배 이상 높아지므로, 반드시 정기적인 조기 검진이 필요함.
- 그러나, 95% 이상의 대다수 난소암은 이러한 가족력이 없는 환자에서 발생 하고 있음.

• 둘째, 과거 병력

- 본인이나 가족이 유방암, 자궁 내막암, 직장암 등의 과거 병력이 있는 경우 난소암에 걸릴 위험이 높아짐.
- 특히, 유방암과 난소암은 밀접하게 연관되어 있어서, 유방암이 생기면 난소 암이 생길 가능성이 2배 높아지고 난소암이 있으면 유방암이 생길 가능성이 3~4배 많아진다고 알려져 있음.

• 셋째, 출산경험

- 배란 횟수가 적을수록 난소암에 걸릴 위험은 낮아짐.
- 이러한 대표적인 경우로 임신을 들 수 있는데, 임신은 난소암 발생을 방지하는 경향이 있어서, 출산 횟수가 한 번이면 출산을 전혀 하지 않은 여성에 비해 약 10%가량 위험이 감소하고, 세 번 출산을 하게 된다면, 난소암 위험도가 무려 50%나 줄어

들게 됨.

- 또한 출산 후 수유를 하는 경우에도 배란을 억제하여 월경을 지연시키기 때문에 난소암의 위험이 감소함.
- 마찬가지로 먹는 피임약을 복용하는 경우에도 피임약이 배란을 억제시키기 때문에 난소암의 위험을 감소시킴.(그러나 유방암등 다른 여성질환을 증가시키므로 권장할 수 있는 방법이 아님).

• 넷째, 식습관
- 고지방, 고단백 식품을 섭취하는 식습관, 비만, 석면과 활석 등 환경적 유발 물질 등도 난소암의 위험을 증가시킴.

난소암의 증상 및 대처

• 난소암은 증상이 미미하여 약 60%정도가 이미 상당히 진행된 상태에서 병원을 찾게되므로, 증상이 없더라도 1년에 한 번 정도는 반드시 정기적인 부인암 검진을 받는 것이 조기진단의 지름길
• 산부인과 의사가 내진을 하여 난소가 커져 있는지 혹이 만져지는지 등을 확인하고 필요하다고 여겨지면 초음파 검사로 난소의 혹을 검사함.
• 또한 단순한 양성 물혹인지 악성 암인지를 감별하기 위해 혈액검사로 종양 표지인자를 확인하기도 함.
• 그러나, 초음파나 혈액검사 모두 완벽한 검사는 아니므로 두 검사를 병행 하는 것이 현재로서는 가장 일찍 난소암을 발견할 수 있는 방법임.

유방암

• 여자에게서 사망률 2위암

- 북미지역에서 최대 발생
- 세계에서 매년 130만 명이 진단되고, 46만 5천 명이 사망
- 유방의 상피세포는 에스트로겐 등의 여성 호르몬의 자극을 받아 성장 및 분열을 하게 되는데, 유방의 상피세포들이 여성 호르몬인 에스트로겐에 노출 된 기간이 길수록, 즉 출산이나 모유 수유 경험이 없거나, 초경이 빠르거나 폐경이 늦어 생리를 오래한 여성이 유방암 발생 위험이 높음.
- 또 폐경 후 여성이 비만한 경우에도 여성호르몬이 많아져 유방암의 발생 위 험이 높아짐.
- 유방암 환자의 5~10%에서는 유전 소인을 가지고 있는 것으로 알려져 있으며 BRCA1와 BRCA2 유전자 돌연변이가 유전성 유방암의 원인(생애 80% 발병 확률)으로 알려져 있음.
- 가장 흔한 증상은 덩어리가 만져지고 무게감, 부풀어 오른 느낌. (종괴 형성)
- 유방 종괴(만져지는 덩어리)는 유방암의 증상 가운데 약 70%를 차지하는 가장 흔한 증상으로, 유방에 종괴가 있을 때 유방암과의 감별이 필요함.
- 유두 분비는 유방 종괴 다음으로 흔한 증상으로, 많은 환자들이 유두 분비가 있을 경우 유방암을 의심하고 걱정하지만, 유두 분비가 있는 환자의 일부만 악성 질환과 관련 있는 것으로 보고되고 있으며, 전체 유방암 환자의 1%만 유두 분비 증상을 보임.
- 한편, 유두에서 피가 분비되는 혈액성 유두 분비의 대부분은 관내 유두종 등 양성 질환으로 인한 것이지만 일부에서는 유방암의 한 증상으로 나타날 수도 있음.
- 유전적 소인은 5-10%만 있는 것으로 알려짐.
- 치료 : 수술 , 방사능, 화학요법, 표적 약물전달, 호르몬 요법

자가진단

- 한 달에 한번 실시
- 생리 끝나고 1주일 이내 ⇒ 가장 좋은 시기는 유방이 부풀거나 긴장 하지 않았을 때
  - 바로 누워서 오른팔을 머리 뒤로 해 보자.
  - 왼손의 가운데 손가락 세 개 바닥으로 오른쪽 유방의 덩어리를 느껴 보자.
  - 이때 손가락바닥을 원을 동전dime크기만큼 원을 그리면서 움직여 보자.
  - 3단계의 힘을 가하면서 유방전체를 만져보자.
    1. 약한 힘 : 손가락 바닥이 피부에만 닿는 느낌.
    2. 중간 힘 : 조금 더 깊게 누르는 느낌.
    3. 강한 힘 : 가슴과 갈비뼈가 느껴지는 힘
  - 유방의 가장 바깥으로부터 손가락을 원형으로 움직여 유방의 한가운데까지 천천히 움직인다. 모든 유방조직을 눌러보자
  - 반대쪽 유방도 오른팔로 같은 방법으로 눌러 보자
  - 거울 앞에 정면으로 서서 팔을 엉덩이에 단단히 붙이고 서자. 그 자세에서 자신의 가슴을 천천히 관찰하여 크기와 모양(대칭) 비틀림 등의 변화가 있는지 관찰해보자.
  - 유두의 붉은 반점, 비늘처럼 일어나는 현상, 유두를 짜서 분비물이 나오는지 조사해 보자.
  - 바로선 자세에서 팔을 들어 겨드랑이의 몽아리 등을 조사해 보자.

출처 미국암학회

유방의 양성 종양

- Fibroadenoma : 아포크린섬 유샘종
- 20-30 대 여성에게 호발
- 모든 연령에게 발생
- 원인은 잘 모르고 예방법은 없음.
- 유방에 생기는 가장 흔한 양성종양
- 소엽에서 발생하는 종양으로 호르몬의 영향을 받으면서 자라는 것으로 알려져 있음.
- 특징은 경계가 분명하고 잘 움직이며 대부분 통증이 없다는 것
- 둥글거나 몇 개의 작은 결절이 뭉쳐진 모양으로, 만지면 고무 지우개를 만졌을 때와 같은 정도의 딱딱한 느낌을 받지만 유방의 피부는 함몰되거나 변형되지 않음.
- 상황에 따라서 종양이 커질 수도 있고 크기의 변화 없이 존재하기도 하며 드물게는 작아질 수도 있음.
- 섬유질이 주성분이고 젊은 여성에게 많이 발생하는 특징이 있음.
- 인종적으로는 발생빈도에 차이가 없으며, 환자의 12~16%는 양쪽 유방에서 발견됨.

유방 cysts : 유방낭포증

- 유방에 작고 액체가 가득 찬 sac이 형성
- 35세 이상의 여자에게서 호발
- 원인은 모르고 사전 진단 방법이 없음.
- 저절로 없어지거나 수술로 제거

유방섬유 낭성 변화

유방섬유 낭성 변화 Fibrocystic changes(FCC)

- 유방의 섬유 낭성 변화는 가임기 여성(30대)의 유방 양성 상태 중 가장 흔한 형태로, 30-50대에서 호발
- 원인은 잘 모르지만 에스트로겐과 프로제스테론이 역할을 할 것으로 기대
- 월경주기에 따라 유방통을 동반하기도 함.
- 종괴가 만져지는 경우도 있고 종괴 없이 국소적이 압통이 동반될 수 있음.
- 대부분 여성의 경우 증상도 없고, 특별한 치료가 필요없음.
- 악성병변이 의심되는 경우는 흡인술이나 생검을 통해 조직검사를 할 수도 있는데 대부분의 경우는 정기적으로 추적 관찰해도 충분함.

월경 이상 증후군들

1. 무월경

- Amenorrhea : 16세까지 초경이 없는 경우
- 미국 소녀 인구의 1%
- 염색체이상, 호르몬 이상, 시상하부(hypothalamus, 視床下部)이상, 뇌하수체, 생식기 및 질의 구조이상
- 호르몬 균형 파괴, 약물치료, 피임도구 사용, 운동과다, 자궁 상처 등 다양한 원인
- 월경통dysmenorrhea은 가임기 여성의 약 50-95%에서 나타나는 흔한 부인과적 증상
- 골반 내 특별한 이상 징후 없이 월경 시에 주기적인 통증을 보이는 일차성 월 경통과 골반 내의 병리적 변화와 연관되어 나타나는 이차성 월경통으로 나누 어짐. ⇒ 일차성 월경통은 대개 배란이 규칙적으로 일어나기 시작하는 초경 후 1~2년 이내에 처음

발생하고, 대부분 10~20대의 여성에게서 흔히 나타나는 증상이지만 40대까지도 지속될 수 있으며, 자궁내막 내 프로스타글란딘prostaglandin 생성 증가로 인한 증상 ⇒ 이차성 월경통은 대개 초경 후 수년 이내에 발생하기 시작하고, 배란과 무관하게 나타날 수도 있음.

• 프로스타글란딘은 배란 전 자궁내막proliferative endometruim보다 배란 후 자궁내막secretary endometrium에서 더 높은 농도로 발견되는 물질
• 배란 직전 황체호르몬progesterone의 농도가 감소하면 사이클로옥시지네이즈cyclooxygenase, COX라는 효소가 활성화되면서 자궁 세포 내에서 프로스타글란딘이 생성되어 세포 밖으로 유리됨.
• 이 물질은 월경 시 자궁근육의 강한 수축을 일으켜 통증을 유발하며, 이는 출산 시 발생하는 산통과 유사함.
• 따라서 일차성 월경통은 프로스타글란딘을 생성하는 효소인 COX를 억제함 으로써 치료가 가능하며, 이것이 월경통에 사용하는 진통제(NSAIDs; nonst eroidal anti-inflammatory drugs, 비스테로이드성 항염증제)의 작용원리이다. 그러나 COX를 억제하는 것은 임시적인 방법이며 좀 더 근본적인 치료는 프로스타글란딘의 원료가 되는 아라키토닉산w-6, C20:4의 과도한 섭취를 줄이는 것이다.

대부분 싼 식물성제품에는 오메가-6가 많은데 여기에 아라키토닉산이 많이 들어있다. 따라서 식물성유지 혹은 화장품, 식품을 많이 소비하면 아라키토닉산의 섭취와 노출이 늘어난다.

2. 월경과다 Menorrhagia

• 월경기간 7일 이상
• 월경주기는 일정
• 80ml(정상 60ml) 이상의 양(패드가 10장 이상 필요)

• 13세부터 폐경기까지의 만성질환
• 환자의 30% 이상은 빈혈, 통증, 내막증식 과다
• 원인은 다양하나 모두 불분명하다. 일시적인 현상으로 반복적이지 않다면 크게 걱정할 필요는 없다.

3. 비정기적 자궁 출혈Metrorrhagia

자궁내막증Endometriosis

• 출혈이 비정기적, 양도 불규칙
• 1주기 내에 3-4회 혹은 그 이상 출혈이 있는 경우
• 다양한 원인(교재 272페이지)
• 호르몬 요법, 항생제, 수술 등으로 치료
• 가장 흔한 증상은 월경과 함께 또는 월경 직전에 수반되는 골반통
• 성인 여성에게서 통증이 없는 월경이 수년간 지속되다가 갑자기 월경통이 발생하게 되면 자궁내막증의 가능성을 고려해야 함.
• 대개 월경통은 월경이 시작되기 전에 발생하여 월경 기간 내내 지속되는 특징을 가짐.
• 사춘기에 발생한 자궁내막증의 경우에는 초경부터 월경 시에 항상 끊임없이 통증이 있어온 경우가 대부분이며, 통증의 분포는 다양하지만 양측에 나타 나는 경우가 흔함.
• 성교통(dyspareunia; 성교통증) 역시 종종 나타나는데, 이는 유착된 골반 조직의 긴장, 자궁내막종과 같은 병적인 부위를 포함한 난소나 자궁 골반 인대에 대한 압박 등에 의해 발생하는 것으로 여겨짐.
• 논란이 있는 부분이지만, 일반적으로 자궁내막증이 있는 여성에서 임신율은 떨어지는 것으로 알려져 있음.
• 중등도 또는 중증의 자궁내막증의 경우 난관의 운동성이나 난관에서의 난자 흡입에 지장을 초래하여 임신율이 저하되는 것으로

알려져 있음.

- 그러나 경증의 자궁내막증에서도 임신율이 저하되는지에 대한 확실한 근거는 아직 없는 상태
- 기타 : 요관 폐색소변통로 막힘, 요통허리통증, 월경 전에 나타나는 질출혈 등이 자궁내막증과 연관이 있을 수 있음.
  - 골반 외 자궁내막증의 경우 주기적 통증이나 종괴(혹)가 만져질 수 있음.
  - 장관 특히 대장과 직장 부위 침범 시 : 하복부 통증, 요통, 복부 팽만, 주기적 직장 출혈, 변비, 장 폐쇄 등
  - 요관 침범 시 : 요관 폐쇄, 주기적 동통, 배뇨 장애, 혈뇨
  - 폐 침범 시 : 기흉, 혈흉, 월경 시 각혈 등
  - 배꼽부위 또는 제왕절개 반흔 부위 침범 시 : 주기적 통증, 종괴가 만져짐.
- 자궁내막증은 월경 주기에 따른 생체 내의 여성 호르몬의 변화에 반응하여 증식이 일어나기 때문에, 그 치료를 위해서는 월경을 멈추게 하는 약물요법과 병적인 부위를 제거하는 수술 요법이 주로 쓰임.
- 치료 방법은 환자 개개인의 질환의 경중도, 증상의 정도, 치료가 삶의 질에 미치는 영향 등을 고려하여 개별화되어 적용되어야 함.
- 자궁내막증 치료의 목적은 병적인 변화가 나타난 부위를 제거함과 동시에 자궁내막증과 연관되는 후유증(동통 및 신장)을 치료하는 것

3. 임신이상

자궁외 임신(ectopic pregnancy)

- 1/40-1/100확률로 발생
- 흔히 나팔관에 착상, 50% 이상이 골반 염증 질환자
- 자궁외 임신은 출산 불가능하므로 산모의 안전을 위해 반드시 임신 중단이 되어야 한다.
- 자궁 외 임신은 수정란이 정상적인 위치인 자궁몸통의 내강에 착상되지 않고 다른 곳, 즉 난소에서 나온 난자를 자궁까지 운반하는 난관, 난자를 생산하는 난소, 자궁을 지지하는 여러 인대, 복강, 드물게 위장 등 자궁의 입구에 해당하는 자궁경부 등에 착상되는 임신을 말함.
- 자궁외 임신은 주로 난관의 손상에 의해 발생하게 되는데, 염증이나 감염에 의한 손상이나 난관 수술 후에 발생하는 물리적 난관 손상 등이 주된 원인임.
- 자궁외 임신은 난관의 곁주머니에 배아가 갇히거나 자궁으로의 진행이 방해되어 발생하기도 함.
- 자궁외 임신은 그 임상 증상이 매우 다양함.
- 일반적으로 월경 양상 이상이나 자연 유산의 느낌을 흔히 가짐.
- 출혈 및 하복부 통증을 호소하는 환자가 흔하며, 이러한 증상도 그 심한 정도가 매우 다양함.
- 이와 동반하여 어지럼증이나 현기증, 목 또는 어깨 부위의 통증을 호소하는 경우도 있음.
- 대부분 최종 월경 일을 기준으로 4주쯤 후부터 비정기적인 질 출혈을 보임.
- 또 과반수의 환자가 유방통이나 멀미 등을 호소하기도 하나, 체

온 상승은 드물게 나타남.

- 그러나 빈맥빠른 맥박은 흔히 보이는 증상
- 자궁 외 임신의 문제점은 점점 자라는 태아로 인해서 자궁 외 임신이 된 부위(특히 난관)가 태아의 크기를 견디지 못해서 파열되는 것으로 그렇게 되면 많은 양의 피가 한꺼번에 출혈되어 임산부가 생명을 잃을 수도 있음.
- 약물요법과 수술적 치료법이 있으며 두 가지 모두 효과적이지만 치료법의 선택은 환자의 임상 상태에 따라 달라질 수 있음.
- 혈액적으로 불안정한 쇼크 상태의 환자는 가능한 빨리 수술적 처치를 해 주어야함.
- 수술은 개복 또는 복강경을 이용한 난관 절제술, 난관 개구술, 부분 난관 절 제술 등이 이용되고, 자궁외 임신이 파열되면 약물요법에는 메토트렉세이트methotrexate가 가장 많이 이용되는데 이를 전신으로 투여하거나 직접 국소 주입하는 방법이 있음.

자연유산

- 임신20주 이전에 태아를 상실하는 유산
- 대부분 유전적 이상, 감염
- 산모의 육체적 손상 등 원인은 다양
- 본인도 모르게, 거의 50%의 수정란이 자연유산
- 임신을 알고 난 이후에도 10% 정도가 자연유산되며 주로 7-12주에 발생
- 등이나 배가 조금 아프고(찌르거나 쥐어짜듯이), 임신 3개월 안에 질출혈을 일으키는 확률이 20% 이고 그중 절반이 자연유산으로 이어짐.

임신중독(Preeclampsia)

- 임신 중독증은 최근에는 잘 쓰지 않는 용어로 임신과 합병된 고혈압성 질환을 말함.
- 전체 임신의 5-10% 발생
- 임신과 합병된 고혈압이란 임신 중 고혈압이 발견되는 경우라 할 수 있음.
- 임신 전부터 고혈압이 있거나 임신 20주 이전에 고혈압이 발견되는 경우는 만성 고혈압이라 하고, 임신 20주 이후에 새로이 고혈압이 발견되고 출산 후에 정상화되는 경우 임신성 고혈압이라고 함.
- 고혈압과 동반되어 소변에서 단백 성분이 나오면 자간전증이라 하며 이는 질병이 더 진행한 형태임.
- 자간증이라는 것은 임신 중에 고혈압 성 질환을 원인으로 경련, 발작을 일으키는 경우를 말함.
- 태반 및 태아로의 혈류 공급에 장애가 발생하여 태아의 성장부전이 발생하며 심한 경우 태아사망의 원인이 되기도 함.
- 초기에는 단순히 혈압이 오르는 것으로 나타나므로 정기 검사에서 혈압 상승의 소견이 발견되며 별다른 증상이 없는 경우가 많음.
- 그러나 질환이 진행될수록 다양한 증상이 나타나는데 부종이 심해지고, 소변 양이 감소하며, 두통, 상복부 복통, 시야장애 등이 발생하게 됨.
- 이러한 경우들은 매우 심각한 증상으로 이미 질환이 많이 진행되었음을 의미하며, 또한 태아의 성장 발육부전이나 심한 경우에는 태아 사망 등이 나타나기도 함.

○ 임신중독검사

산부인과 방문 시 매번 시행하는 혈압측정과 소변검사에서 임신성 고혈압이 의심되는 경우 입원하여 다음과 같은 검사들을 시행하게 됨.

○ 산모 측 검사

• 혈압측정 : 매 4시간 마다
• 24시간 소변검사 : 외래에서 시행하는 간이 검사보다 더 정확하게 24시간 소변을 모아 단백량을 측정함.
• 혈액검사 : 빈혈 및 혈소판 수치, 신장 및 간 기능 검사
• 증상의 확인 : 두통, 상복부 통증, 시각장애 같은 증상은 병이 매우 심각한 상태에 이를 경우에 발생하는 증상

○ 태아 측 검사

• 초음파를 이용하여 태아 체중 및 양수 양을 자주 확인하고 태아 상태의 이상 여부를 확인하기 위한 태아 심음모니터비수축검사를 일주일에 1~2회 시행함.
• 초음파 검사에는 탯줄 혈관의 혈류를 측정하여 태아에게 심각한 변화가 있는지를 평가하기도 함.

○ 치료

• 가장 원칙적인 치료는 아이를 분만하는 것
• 일반적으로 34주 이후에 발견되는 자간전증의 경우 분만을 하는 것이 원칙이며 분만을 하지 않는 경우 질환은 점점 나빠짐.
• 34주 이전의 치료는 태아의 조산에 대한 위험성과 고혈압 관련 질환의 진행으로 인한 태아와 산모의 위험성을 고려하여 결정하게 되며, 질환이 많이 진행된 경우와 발작을 일으키는 경우에는 조산 여부와 무관하게 무조건 분만을 해야 함.

○ 치료약물

- 발작을 예방하기 위한 약물과 혈압을 조절하기 위한 약물로 나뉨.
- 처방받지 않은 혈압약을 복용하거나 자의로 약물을 복용하는 경우에는 태아에게 가는 혈액량을 조절하지 못하여 태아에게 해가 되므로 반드시 입원하여 전문의와 상의하여 치료해야 함.

○ 임신당뇨Gestational DM : 임신성 당뇨병

- 임신성 당뇨병은 혈당조절이 안 되어 인슐린 쇼크가 잘 일어나며, 혈당을 저하시키기 위해 점차 인슐린 양이 증가함.
- 따라서 식이조절이 어려우며, 보통 성인의 당뇨병과는 진단기준과 치료방법이 다름.
- 그 선행 요인은 가족 중 당뇨병을 앓고 있는 사람이 있는 경우, 사산의 경험이 있는 경우, 4.5*kg* 이상의 거대아를 분만한 경험이 있는 경우 등
- 흡연은 임신당뇨의 위험을 두 배가량 증가시킴.
- 산모가 당뇨병을 가지고 있는 경우 태아의 출생 전 사망률이 높아지는데, 특히 임신초기의 고혈당은 태아의 선천성 기형 가능성을 높임.
- 임신기간에 비해 태아가 큰 편이지만 산모의 당뇨병이 매우 심한 경우에는 태아 성장이 지연되고, 태아가 저산소증에 노출될 위험이 커지며, 태아의 사망률이 높아짐.
- 또한 모체의 과혈당이 태아의 인슐린 분비를 증가시켜 출생 후 신생아는 혈당이 낮아지기 때문에 저혈당이 나타남.
- 산모의 경우에는 자궁태반의 기능부전이 나타나고, 양수과다증으로 인해 출산 후에는 출혈이 일어날 가능성이 커지고, 난산 가능성이 높아지며, 각종 감염에 대해 매우 민감해짐.

- 현재 예방을 위해 병원 또는 보건소에서는 모든 산모를 대상으로 임신 24~28주 사이에 당뇨검사를 실시하고 있는데, 50g의 포도당을 먹은 후 1시간이 지난 후에 혈당이 140*mg/dl* 이하로 나오면 정상
- 당뇨병으로 진단되면 즉시 치료를 시작
- 태아의 상태는 산모의 치료 여부에 따라 달라지기 때문
- 치료는 주로 식이요법과 인슐린 치료를 시행함.
- 진단초기에는 식이요법만으로 치료를 시작하지만 혈당조절이 잘 되지 않을 때는 인슐린치료가 필요
- 임신중에 혈당을 잘 조절하기 위해서는 자가혈당측정이 필수적
- 식사 전 혈당뿐만 아니라 식후 혈당까지 조절되어야 태아의 건강에 좋으므로 아침 공복, 아침 식후 2시간 후, 점심 식후 2시간 후, 저녁식후 2시간 지난 후에 혈당을 측정함.

4. 남성 생식기의 구조

남성생식기의 구조

Testes, 고환 : • 정자와 호르몬 생산

Tubule : • 정자를 몸 밖으로 보내는 관

Penis,음경 : • 정자를 여성 생식기에 전달

남성생식기의 생리적 특징

○ 정자생산

- 사춘기 때 시작하여 평생 생산

- 부고환에서 운동 능력을 갖춤.
- 성장한 정자는 부고환에 수정관과 저장되어 몇 주 동안 살수 있고, 한번 사정되면 여성생식기 속에서 24-72시간 살수 있음.
- 부속선에서 점액을 생산하여 정자를 보호하고 영양물질 공급
- 정액 60%가 알칼리 용액으로 이루어짐.
- 남성요도와 여성 생식기가 산성이므로 서로 중화 됨.
- 정액 속에는 과당이 존재하여 정자에게 영양공급, 프로스타글란딘이 존재하여 자궁수축을 촉진하고, 나팔관으로 정자가 움직일 수 있도록 보조.
- 사정 직전에 bulbourethral gland에서 알칼리 용액을 분비하여 요도 속에 남아있던 산성 소변을 중화하고, 동시에 점액질을 분비하여 정자의 통과를 수월하게 함.
- 정액 속에는 5천만-1억5천만 개의 정자가 존재

5. 남성생식기 질환

전립선염(prostatitis)

- 세균성 전립선염은 대개 대장균이 요도로부터 상행감염하부기관으로부터 상부기관으로의 감염을 일으키거나 전립선으로 역류할 때 발생
- 오한, 허리의 통증, 회음부 및 직장의 통증
- 강하고 갑작스런 요의를 느끼면서 소변이 마려우면 참을 수 없는 요절박동반.

  하루 8회 이상 소변을 보는 빈뇨, 배뇨곤란, 갑자기 소변이 막히는 급성요폐 등의 증상이 발생하며 권태감, 근육통, 관절통 같은 전신증상이 동반되기도 함.

- 제2군인 만성 세균성 전립선염의 증상은 배뇨곤란, 요절박 빈뇨, 야간 수면 시간에 배뇨를 자주 하는 야간뇨, 회음부 통증 혹은 불편감, 하부 허리통증 등이 발생함.
- 제3군인 만성 비세균성 전립선염과 증상이 유사하므로 감별을 위한 검사가 필요함.
- 제3군인 만성 비세균성 전립선염의 증상은 통증 혹은 불편감
- 제4군인 무증상성 염증성 전립선염은 말 그대로 증상이 없는 경우

부고환염

- 부고환, 정소 상체에 염증
- 매년 1,000명 중 1명
- 부고환염은 단독으로 발생할 수 있음.
- 부고환염의 원인균은 젊은 연령에서는 클라미디아 트라코마티스균Chlamy diatrachomatis이 가장 흔하지만, 중년 이상에서는 대장균이 원인균인 경우가 흔함.
- 부고환염 역시 결핵에 의해 발생할 수 있음.
- 고환 크기가 붓고 증가하고 음낭이 붉어지면서 부종이 나타남.
- 고열과 전신 피로 증상을 보이기도 하며 소변이 탁해지기도 함.
- 통증은 염증이 생긴 쪽의 하복부까지 진행되는 경우도 있으며, 촉진환자의 몸을 손으로 만져서 진단하는 것 시 매우 심한 통증을 느끼게 됨.
- 심한 경우 걸음을 제대로 걷지 못할 수도 있음.
- 전반적인 신체 증상이나 중증 감염 징후를 보이는 경우에는 항생제를 정맥 주사로 투여해야 함.
- 약 2주 동안 광범위 항생제를 사용하며, 이후 배양검사 및 감수성 검사 결과에 따라 적절한 항생제를 선택하여 사용함.
- 질병의 증상 완화를 위한 대증요법으로는 급성기에 3~4일간 절

대안정을 취하고 음낭거상을 통하여 통증을 경감시키는 방법이 쓰임.

• 고열이 있으면 고환에 얼음찜질을, 열이 없으면 온습포(온찜질)를 해주고, 진통제와 해열제를 적절하게 투여함.
• 볼거리 후 발생한 고환염에는 항생제를 사용할 필요가 없음.

고환염

• 볼거리Mumps 가 주원인으로 급성인 것과 만성인 것이 있음.

급성고환염

• 아프며, 붓고 발열이 따르며, 외상外傷이나 급성전염병의 병발증으로서 발생하는 경우가 있으며, 대표적인 것은 속칭 '항아리 손님'이라고 하는 유행성 이하선염耳下腺炎의 경우임.
• 이 병은 소아에 많으며, 소아의 경우는 고환염으로 번질 염려는 없으나 성인이 걸리면 이따금 고환염을 일으킴.
• 고환염 자체는 며칠이면 쾌유되지만 그 후에 고환의 위축을 초래하고, 양쪽 고환이 침해되면 불임증이 됨.

만성고환염

• 자각증세가 적고 다만 고환이 붓고 단단할 뿐이며, 대표적인 것은 매독에 의한 것
• 즉, 제2기의 미만성 간질성瀰漫性間質性 고환염, 제3기의 고무종성腫性 고환염이 그것으로, 고무종은 경결硬結이 연화軟化하여 피부면에 터져 나오면 악취가 나고 분비물이 나오는, 난치의 병
• 악성 종양과 감별이 어려운 것도 있으므로 과거의 병력病歷과 매독혈청반응을 정밀검사할 필요가 있음.

잠복고환Cryptochidism

- 질병은 아님.
- 정류고환: 하나 혹은 둘의 고환이 음낭으로 내려오지 않는 선천성기형인 '잠복고환'cryptorchidism

고환암

- 젊은 남자에게서 하나 혹은 양쪽 고환에 암 발생
- 90% 이상이 덩어리감을 느끼고, 고통은 없지만 약간 불편
- 전세계적으로 5만 명이 발생, 9천 명이 사망
- 원인은 모름.
- 20~30대에서 가장 많고 유아에게도 발생함.
- 고환정체증睾丸停滯症에서 발생되기 쉬움.
- 음낭 전체가 커지고 단단해질 뿐, 통증을 느끼는 일이 거의 없기 때문에 방치되기가 쉬움.
- 발육이 신속하여 빠른 속도로 후복강後腹腔의 대동맥 주변 림프절節에 전이되기 쉬움.
- 융모성암絨毛性癌은 혈행성血行性으로 전이하여 빠른 속도로 간 등의 장기臟器로 감.
- 유아의 고환종양은 유아의 독특한 증세로서 출생 직후에 발견되는 경우도 드물지 않음.
- 고환의 한쪽이 커지며 단단한 종류腫瘤가 생기는 것으로, 역시 복부로 전이하며 간으로도 전이함.
- 유아의 음낭이 커지는 병에는 고환종양 외에도 음낭수종陰囊水腫·음낭헤르니아 등이 있으나, 그런 질병에서는 단단한 종류는 만져지지 않음.
- 고환종양은 전이가 빠르기 때문에 수술에 있어서는 서혜부나 복

부의 림프절을 동시에 절제함.

- 그 밖에 치료법으로는 항암제의 사용이나 방사선요법 등 일반적인 암 치료법과 같음.
- 백인이 흑인보다 5-10배 더 발생 위험 큼.
- 아시아계보다 2배 더 위험

6. 성병의 종류, 진단, 치료

○ HIV/AIDS : 후천성 면역 결핍증

- 2장에서 다루었으므로 참조

사실일까? 아닐까?

- HIV는 침으로도 감염 전파된다?

– 아니다.

– 침에도 HIV는 존재하지만 감염을 일으키기에는 너무나 적은 양이 존재한다.

○ 임질

- Neissera gonorrhoeae가 원인균
- 성관계를 통해 임균에 감염되어 발생하는 남성 및 여성 생식기의 감염증
- 성행위를 통해 감염된 임균은 남성과 여성 비뇨생식기에 염증을 일으킴.
- 남성과 여성은 다소 다른 증상과 경과
- 남성의 경우 급성 요도염이 가장 흔함.

- 이 경우 임균에 감염된 지 2~7일 정도 후에 배뇨통을 동반한 농성고름 성분 분비물이 요도를 통해 배출됨.
- 여성의 경우, 임균 감염증은 감염 후 대체로 10일 내에 자궁경부염의 형태로 나타남.
- 질을 통해 농성 분비물이 배출되고 요도염이 동반되었을 경우에는 배뇨통, 빈뇨, 긴박뇨소변을 보고 싶은 마음이 긴박하게 들면서 소변을 보러 가는 도중 배뇨를 함가 나타날 수 있음.
- 여성의 임균 감염증은 남성보다 증상의 강도가 약하거나 무증상인 경우도 있음.
- 여성과 남성 동성애자의 경우 인두염, 직장염이 발생할 수 있으며 균의 침범 부위에 따른 증상이 나타남.
- 결막염은 주로 신생아에서 발생하며 드물게 성인에서도 발생함.
- 적절하게 치료하지 않으면 실명
- 분비물로 도말 염색그람 염색, 균 배양 검사를 시행
- 검체에서 임균의 DNA를 검출하는 방법이 이용되기도 함.
- 치료하지 않으면 수개월 동안 증상이 지속될 수 있음.
- 치료할 경우 수 시간 내에 감염성이 사라짐.
- 남성에서는 요도염 외에도 부고환염, 전립선염이 나타날 수 있음.
- 임균 감염증이 발생한 여성의 20%에서 자궁내막염, 난관염, 골반감염으로 진행할 수 있으며 더 나아가 불임이 되거나 자궁외임신이 발생할 수도 있음.
- 임균 감염은 감염자의 0.5~1%에서 패혈증을 초래하고 관절염, 뇌수막염, 심내막염을 일으킬 수 있음.

매독

- Trepnonema pallidum이 원인균

- 2006년 미국 36,935명
- 매독 초기에 국부 외음부에 생기는 딱딱한 궤양
- 경성하감硬性下疳이라고도 함.
- 매독균에 감염된 후 1~7주(10-90일) 사이, 대개는 3주의 잠복기가 지나면서 균 침범부위에 쌀알 크기에서 콩 크기만한 구진이 생김.
- 이는 점차 커지고 끝이 뭉개지면서 궤양이 되는데 이를 굳은 궤양이라고 함.
- 남성의 경우 주로 음경포피나 귀두 등에 발생하고, 여성의 경우에는 음순, 자궁경부, 질 등에 많이 발생함.
- 직장이나 입에도 생길 수 있음.
- 특징적으로 통증이 없고 분비물에서 스피로헤타균이 발견됨.
- 서혜부 림프선이 붓는 경우도 있음.
- 통증이 없기 때문에 환자도 모르게 지나가기도 하지만 매독이 치료된 것은 아니며 2기, 3기 매독으로 진행할 수 있음.
- 굳은 궤양에 대비되는 것으로 무른 궤양연성하감이 있음.
- 이것은 성병이라는 점에서 매독과 같으나 병원체는 전혀 다른 것으로 연성하감균임.
- 만약 이 세균과 매독 스피로헤타가 동시에 감염되면 처음에는 무른 궤양이었다가 점차 굳은 궤양으로 발전함.
- 치료는 페니실린을 주사하며, 비교적 쉽게 치료할 수 있음.
- 남성 동성연애자 64%가 매독 보균자 혹은 환자이다.
- 말기 매독은 정신이상, 실명, 신경계손상, 심장병을 야기시키고, 사망에 이를 수 있음.

클라미디아

- 가장 흔한 성병
- 클라미디아 트라코마티스Chlamydia trachomatis라는 세균에 감염되어 발생하는 성매개성 질환
- 남성에서는 비임균성 요도염, 여성에서는 자궁경부염의 형태로 나타남.
- 잠복기는 불분명하지만 7~14일 또는 그 이상임.
- 요도염에서는 소양감가려움증, 배뇨통, 점액 농성고름 분비물이 나타남.
- 남성이나 여성 모두에서 임균 감염증과 유사한 증상이 나타나지만 임균 감염 증보다 증상이 가벼움.
- 여성의 경우 무증상인 경우가 많음.
- 임상적 판단이 중요하며, 검체분비물에서 임균이 확인되지 않을 경우 클라 미디아 감염증일 가능성이 매우 크므로 이를 의심할 수 있음.
- 검체에서 클라미디아 트라코마티스 균이 배양되거나 균의 유전자 또는 항원이 검출되면 클라미디아 감염증을 진단할 수 있음.
- 임균과 동시 감염되는 경우가 많음.
- 테트라사이클린tetracycline이나 독시사이클린doxycycline이 치료에 쓰이는 항생제
- 임산부나 신생아에서는 이 약들이 사용 금기이며, 이 경우 에리스로마이신erythromycin을 투여함. 레지오넬라 병 치료에도 사용

Trichlomoniasis

- 트리코모나스 바기날리스trichomonas vaginalis 균에 의한 감염으로 주로 성교를 통해 전파되는 질환

- 트리코모나스 균은 짚신 모양 원충으로 목욕탕이나 수영장 등지에서 감염되기 쉬우며 불결한 위생조건과 성교가 주요 발병요인
- 트리코모나스 균으로 인한 요도염은 비임균성 요도염이 대부분을 차지하는데, 남성의 경우에는 증세가 나타나지 않는 경우가 많지만 드물게는 요도구의 발적과 함께 농성 분비물이 나오고, 심한 경우에는 전립선과 방광 · 부고환 등으로도 퍼질 수 있음.
- 여성의 경우에는 농성 분비물과 가려움증, 후끈거리는 증세가 나타나고 질 점막은 염증에 반응하여 발적이 일어남.
- 외음부가 아프고 가려우며 성교할 때 통증을 느끼고 거품이 떠 있는 듯한 누런 색 분비물이 나오는데, 분비물 양도 많음.
- 일반적으로 임균성 요도염에 비해 증세는 늦게 나타나고 서서히 진행하며 특징적으로 하얀 점액성 분비물이 나옴.
- 소변을 자주 보거나 밤중에 소변을 보게 되고 혈뇨 · 급뇨 등의 요도자극 증세도 나타날 수 있음.
- 또 배뇨할 때 통증이 오거나 요도에 가려움증이 나타나지만 드물게는 증세가 전혀 없는 경우도 있음.
- 전립선염이 동반되면 회음부가 불편해지고 음낭통과 하복부통을 일으키며 부고환염이 따르기도 함.
- 질환은 증세가 없더라도 부부가 동시에 치료를 받아야 함.
- 치료방법은 트리코모나스 균에 작용하는 항생제를 투여하는데, 대개 1일 3회씩 7일 정도의 치료기간이 필요함.

기타

- Genital herpes : 헤르페스 바이러스에 의한 음부포진, 성기단순포진, 성기사마귀 발생.

- Genital warts : HPV에 의해 발생.
  - 가다실 백신 9-26세에게 허용 : 성적활성 개시 이전 연령에 백신 주사해야 효과
- 폐경

연령 증가과 남성 생식기질환

- 양성전립선 비대증

- 60세이상의 50%, 70세이상의 90%
- 자다가 소변보기 위해 깨고, 횟수가 증가
- 소변개시가 힘들고, 소변 흐름이 가늘고, 끊김.
- 전립선암:

발기부전

- 미국 인구 20대 이상에서 1800만 명, 20-40대 5%, 70대이상 70%
- 당뇨, 비만, 운동 부족, 심리 등등 복합적 원인으로 음경으로 일산화질소NO가 방출되지 못하기 때문. NO는 음경 조직으로 혈류를 증가시켜 발기를 유도하는 가스이다. 수혈된 혈액에는 NO가 결핍되어 있으므로 수술 등으로 수혈받은 사람은 혈관의 팽창과 수축에 장애가 생길 수 있으므로 심장질환 등의 혈관장애 위험이 높아 질 수 있다.

발기부전의 원인

1. 노화 연령 증가

남성의 경우, 40세 이후부터 시작하여 프로락틴의 농도가 증가하기

시작하는데, 이 때문에 남성호르몬인 이수-테스토스테론의 전환을 촉진한다. 이 호르몬 때문에 전립선이 비대해지고 발기부전이 된다.

2. 불규칙하고, 영양이 조절되지 않은 식사

영양이 조절되지 않은 식사는 포화지방산과 트랜스지방산이 매우 많아서 음경의 동맥 벽 혹은 정맥 벽에 지방질을 침착시키는 경화현상을 유발한다. 좋은 지방은 두뇌의 기능에 매우 필요하지만 나쁜 지방은 과도하게 섭취될 경우 동맥 벽에 쌓여서 여러 가지 두뇌 질병, 심장질병과 발기부전을 일으킨다. 따라서 발기부전 환자들이 심장질환과 중풍을 동시에 가지고 있는 경우가 많은데 이러한 이유가 잘 설명해 준다.

3. 흡연

니코틴은 자극성을 가지며 혈액 내에서 산소결핍을 유발하여 심장이 더 빨리 뛰도록 촉진한다. 이 때문에 더 많은 산소가 세포로 전달되도록 요구가 증가하면서 동시에 일산화질소(NO)의 양도 감소하게 된다. NO는 혈관 벽이 팽창하는 효과와 혈관을 확장시켜서 더 많은 혈류가 음경 내로 들어가도록 하여 발기상태를 지속시킨다. 담배 연기는 수 많은 종류의 카드뮴과 독성 물질들을 가지고 있으며 칼슘이 혈관 벽에 달라붙도록 하여 동맥이 막히는 경화를 일으키고 발기부전을 일으킨다.

4. 과도한 음주

장기간의 과도한 음주는 간 기능 손상 뿐만 아니라 혈청의 중성지방 농도를 증가시킨다. 이러한 고중성지방혈증은 혈압을 상승시키고 심부전을 일으키며 과도한 칼로리 섭취는 음경의 동맥과 정맥을 막아 발기부전을 일으킨다.

5. 전립선 비대증

남성 불임환자 혹은 발기부전 환자에서 전립선 비대증과 요도관의 하부요로증은 서로 긴밀한 관계를 가지고 있다. 전립선은 사정 직전에 정자를 요도로 짜보내서 활발한 운동을 만드는 중요한 역할을 한다. 만약 전립선이 비대해지면 조직막이 팽창해서 마치 호스가 눌린 것처럼 요도를 압박하게 되고, 쪼그라져 발기부전을 일으킨다.

6. 높은 LDL 수치

동맥이 딱딱해지고 좁아지는 현상은 우리 몸의 혈류를 감소시키는데 전신에 걸쳐 발기부전과 불임을 일으킨다.

7. 호르몬의 불균형

테스토스테론 결핍은 성욕을 감퇴시키고 발기부전을 일으킨다. 과도한 프로락틴 호르몬의 분비는 테스테스테론의 감소를 일으키고 이러한 호르몬의 불균형은 대부분 신장 질병 혹은 간 질병에서 유래한다.

8. 당뇨

만성적인 혈당의 상승은 미세혈관과 신경체계를 손상시키며 신호 전달능력을 손상시키고 발기에 필요한 혈류증가를 감소시킨다.

제12장

신경 및 감각계 질환

제12장

신경 및 감각계 질환

1. 감각 및 신경계의 기능과 구조 이해

신경이란?

신경

- 체내와 체외의 변화를 늘 감시하여 내분비계를 조절, 호흡속도 등을 조절하는 체계
- 신경계의 구조 : 크게 중추신경계와 말단신경계로 구분

뉴런

- 신경계의 기본 단위
- 세포체와 선형 필라멘트로 구성
- 세포외의 신호/자극을 전달

뇌, Brain

뇌척수막

• 뇌막腦膜과 척수막이 합쳐진 것으로, 뇌막 또는 수막髓膜이라고도 함.
• 척수막은 뇌신경 또는 척수신경을 감싸며 말초에까지 이르고, 신경주막神經周膜으로서 끝남.
• 뇌척수막은 신경제神經堤와 추판椎板에서 생기는 간엽세포로부터 발생하고, 이것은 다시 신경관을 형성한 후 그 주위를 층상으로 둘러쌈. ⇒ 원시뇌척수막
• 내층의 뇌척수막과 외층의 내척수막으로 분화함.
• 뇌척수막 : 지주막蜘蛛膜과 연막軟膜이 됨.
• 내척수막 : 경막硬膜 형성

경막(硬膜)

• 두껍고 강한 한 겹의 결합 조직막으로서, 척수부분에서는 2장으로 되어 있고, 뇌 부분에서는 2장의 경막이 융합되어 있으나 몇 군데에서는 안팎으로 분리되어 그 사이에 정맥동靜脈洞이 들어 있거나 신경의 줄기가 들어 있음.
• 경막은 뼈에 밀착되어 있어 두개골 내면의 골막 구실을 하고 있으며, 성인의 경우 두개골 내면에 밀착되어 있음.

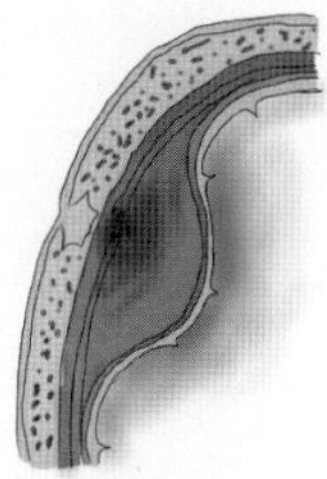

경막의 구조

기저 신경, 기저핵(Basal ganglia)

- 대뇌반구의 안쪽과 밑면에 해당하는 부위를 말함.
- 종족유지에 필요한 본능적 욕구와 직접적 관계를 가지고 있음.
- 기저핵基底核이라고도 함.
- 미상핵 · 렌즈핵 · 전장前障 · 편도핵의 네 가지가 있음.
- 미상핵은 측뇌실 바깥쪽에 있어 뇌실 안을 불룩하게 만들고 있음.
- 렌즈핵은 시상 바깥쪽에 있는 렌즈 모양의 핵으로 바깥쪽의 피각과 안쪽의 담창구로 되어있음.
- 피각은 미상핵과 내부구조가 비슷하고 둘 사이에 많은 신경섬유가 연결되어 있으므로 두 핵을 합쳐서 선상체線狀體라고도 함.
- 선상체와 담창구는 불수의운동을 조절하는 추체외로계에 속하고 선상체에서 나오는 신경섬유는 중뇌의 흑질黑質이나 교의 교핵橋核에까지 이름.
- 편도핵은 측두엽 전단부에 있는 큰 핵으로 자율기능이나 추체외로계에 관계함.
- 전장은 렌즈핵의 바깥쪽에 있지만 그 역할은 분명하지 않음.

감각신경계

외부 및 내부자극에 반응하여 중추신경계가 받는 여러 정보기능을 제어하고 전달하는 신경계.

운동신경계

말초성기관과 중추성가관들의 조합과 조화를 통해서 수행되어지는 신체의 움직임과 자세유지를 총괄하는 신경계.

뇌척수액(Cerebrospinal fluid)

- 뇌척수를 싸고 있는 연막과 지주막 사이에 있는 지주막 하강 및 뇌 수액髓液이라고도 함.
- 수액은 뇌척수를 뇌척수강 내에 부유浮遊시켜 기계적 충격으로부터 보호하기도 하고 뇌척수의 조직액을 대행하는 작용을 함.
- 뇌실 내의 맥락총脈絡叢이나 연막의 모세혈관주위강으로부터 분비되어 뇌의 정맥동靜脈洞으로 주입됨.
- 무색투명하며, 약알칼리성으로 전체의 양은 100~150mℓ이다. 조성은 림프와 거의 같으나 단백질은 매우 적음.
- 요추천자로 액압을 재거나 조성을 조사함으로써 뇌척수질환의 진단을 하고, 요추 내의 수액에 마취약을 주입하여 요추마취를 함.
- 실을 채우고 있는 액체를 말함.

척수(Spinal cord)

- 척수. 척추동물에서 뇌와 함께 중추신경계를 구성하는 신경세포 집합체
- 등뼈라고 부르는 척추의 안쪽에 있음.
- 척수는 뇌의 가장 밑에 존재하는 연수(延髓: medulla) 아래쪽으로 뻗어 있음.
- 흰색을 띠고 있으며 위쪽은 굵고 아래로 갈수록 가늘어짐.
- 단면을 봤을 때 중심 쪽은 H모양을 한 회백질로 구성되어 있으며 그 겉면은 동그란 백질로 둘러싸여 있음.
- 때문에 척수는 외부에서 봤을 때 흰색을 띰.
- 척수는 척추에 의해 보호되고 있으며 또한 척추는 척수를 지지해주는 역할도 하고 있음.

- 척수와 척추의 구분 : 발음의 유사성 때문에 척수와 척추를 잘 구별하지 못하는 경우가 많지만,
- 척추는 뼈를 말하는 것이고,
- 척수는 그 뼈 안에 들어있는 신경세포를 말함.

척수의 구조

- 척수에서는 일정한 간격으로 신경다발이 뻗어 나와서 온몸으로 퍼짐.
- 이 신경다발의 위치가 어디냐에 따라서 척수를 크게 다섯 부위로 나눔.
- 목 부위를 경수頸髓, 가슴 부위를 흉수胸髓, 허리 부위를 요수腰髓, 그 아래를 천수薦髓 또는 선수仙髓라고 하며 가장 끝부분을 꼬리라는 의미로 미수尾髓라고 함.
- 경수에서는 8쌍, 흉수에서는 12쌍, 요수에서는 5쌍, 천수에서는 5쌍, 미수에서는 1쌍의 신경이 나오기 때문에 모두 31쌍의 신경이 척수에서 나온다.
- 척수의 회백질은 H자 모양으로 되어 있으며 이 H자의 위아래부분으로 이러한 신경들이 뻗고 있음.
- 이 때 H자 모양에서 몸의 뒷부분에 해당하는 곳으로는 감각뉴런이 연결되어 외부자극을 척수로 전달해 주며, 몸의 앞부분에 해당하는 곳으로는 운동뉴런이 연결되어 뇌나 척수의 명령을 반응기로 전달해 줌.

2. 자율, 감각, 운동 신경계의 특징과 다양함

자율(Autonomic)신경계

- 동물의 신경계 중 말초신경계의 한 부분
- 주로 내장기관을 무의식적으로 제어하는 역할을 맡고 있는 신경계
- 자신의 의지로 제어할 수 없는 말초신경계를 자율신경계라고 함.
- 자율신경계는 소화, 호흡, 땀 같은 신진대사처럼 의식적으로 제어할 수 없는 기능에 관여하고 있음.
- 자율신경계는 교감신경계sympathetic nervous system와 부교감신경계parasympathetic nervous system라는 두 개의 신경계로 다시 나누어지고, 이 둘은 하나가 활발해지면 다른 하나는 억눌려지는 방식인 길항작용을 통해 제어됨.
- 주로 시상하부hypothalamus에서 조절
- 교감신경계와 부교감신경계

감각(sensory) 신경계

- 감각은 수용체에 의하여 감지되고 뉴런에 의해 전달됨.
- 시각, 청각, 후각, 촉각, 미각과 같은 감각이 감각기관과 접촉하면 감각기관은 자극을 생성함.
- 이 자극은 전기신호의 형태로 중추신경계로 전달되고, 그에 맞는 반응이 일어나게 됨.
- 이 때 감각기관에서 중추신경계로 신호를 전달하는 신경이 감각뉴런.

자극의 생성과 전달

- 어떠한 자극이 외부에서 들어왔을 때 그 자극을 감지하는 기관:

감각기관.

- 시각을 감지하는 기관은 눈, 청각을 감지하는 기관은 귀, 후각을 감지하는 기관은 코, 미각을 감지하는 기관은 혀 등으로 생각할 수 있음.
- 이러한 감각기관이 자극을 받으면 전기 신호를 발산하는데, 이는 뉴런에서 발생하는 활동전위(活動電位 : action potential)와는 달리 수용체전위(受容體電位 : receptor potential)라고 함.
- 이렇게 감각기관에서 발생한 수용체전위가 감각뉴런의 수상돌기를 자극하여 활동전위를 발생시키고, 발생한 활동전위는 감각뉴런의 축색돌기를 타고 전달됨.
- 그리고 이 자극은 감각뉴런의 축색돌기 끝에서 연합뉴런, 즉 중추신경계로 다시 전달됨.

감각뉴런의 구조

- 감각뉴런은 일반적으로 알려진 뉴런의 형태와 약간 다르게 생겼음.
- 일단 한 개의 긴 수상돌기를 가지고 있으며 그에 비해서 축색돌기가 짧음.

시냅스구조

운동motor 신경계

- 뇌척수신경계에서 골격근에 연결되고 체운동 조절을 관장하는 말초신경을 일컬음.
- 동안신경動眼神經, 설하신경舌下神經 등이 있으며, 척수 전각세포前角細胞로부터 상완 · 전완 · 손 · 손가락 등의 소근小筋에 연결되어 있음.

• 뇌에서 안근眼筋으로 연결되어 있는 동안신경動眼神經, 설근舌筋에 이르는 설하신경舌下神經 등이 있으며, 척수 전각세포前角細胞로부터 상완 · 전완 · 손 · 손가락 등의 소근小筋에 연결되어 있음.

신경계질환의 진단

• EMGelectromyelography근전도 : 근육의 전기적 활성을 그래프로 기록하는 검사
• EEGelectroencephalography뇌파 검사 : 암진단, 경련, 인지장애를 검사
• MRIMagnetic resonance image : 뇌의 soft tissue, 척수를 관찰할 수 있는 좋은 진단. 암, 출혈, 파킨슨씨 병 등을 진단

신경계의 질병들

common headache

• 일상 두통
• 뇌, 근육긴장, 염증 등이 어지러움, 구토, 소음에 민감해지는 것을 동반
• 아스피린, ibuprofenadvil, 타이레놀acetoaminophen
• 조용하고 어두운 곳에서 차갑게 휴식을 취하는 것이 대부분 증상 완화에 도움.

군발두통(cluster headache)

• 군발두통은 결막충혈, 눈물, 코막힘, 콧물, 땀 등의 자율신경증상을 동반 하는 심한 두통이 집단적으로, 그리고 주기적으로 나타나는 질병을 말함.
• 군발두통의 유병률은 대략 10만 명당 약 100~400명 정도로 알려져 있음.

- 알코올이나 니코틴이 통증 개시 유발
- 다른 두통은 대개 여성에서 많이 나타나는데 비해, 군발두통은 남성이 전체 환자의 90% 정도를 차지함.
- 남성의 경우 발병률은 20대 후반에 가장 높고, 이후 40대 무렵까지 두통 발작이 지속됨.

편두통(migraine)

- 십대에서 20대 부터 발생
- 특정 소리, 빛, 냄새에 의해 통증이 유발되는 것처럼 느끼고, 현기증과 구토 유발
- AURA사람이나 물체에서 발산하는 기운 또는 영기(靈氣) 같은 것 혹은 전조를 느낌
- 무감각, 어지러움, 시력장애 등이 동반
- 한번 발생하면 몇 시간, 몇 일 유지
- 한달, 일년에 몇 번도 발생
- 일반적으로 편두통은 머리의 한쪽에서 나타나는 두통을 가리키는 말로 사용 됨.
- 그러나 의학적으로 편두통은 일측성, 박동성 통증이 일정 시간 이상 지속되고, 구역이나 구토 및 빛이나 소리 공포증이 나타나는 특징적인 두통을 말함.
- 편두통은 연령 및 성별에 따라 유병률에 많은 차이를 보이는데, 주로 젊은 성인 여성에게서 많이 발생
- 국내의 조사에 의하면 편두통의 유병률은 6.5%로 추산되며 여자에서 남자에 비해 약 3배 정도 많이 발생
- 또한 편두통은 중등도 이상의 강도를 보이기 때문에 편두통 환자의 약 80% 정도가 두통으로 인하여 일상생활에 지장을 받는다고 함.

3. 신경계의 감염성 질환

Meningitis

- 뇌수막염 : 수막의 최내층인 연막軟膜에 급성염증의 증세를 일으키는 질환

세균성 수막염

- 폐렴구균 · 인플루엔자균 · 티푸스균 등이 원인이 된 것으로서, 외상이나 근접한 화농소化膿巢로부터의 파급 또는 감염증일 때의 균혈증(菌血症 :세균이 혈액 속으로 흘러 들어간 상태) 등에 의하여 발병
- 급성으로 경과하여 수액이 농성膿性이 되므로 화농성 수막염이라고도 하지만, 수막염균에 의하는 경우는 비말감염飛沫感染에 의하여 전염되므로 유행성 수막염이라고 함.
- 결핵균에 의한 것은 감염 때의 균혈증, 또는 근접한 결핵병소로부터 파급되어 발병하며, 증세의 경과가 약간 만성이고 수액도 농성으로 되는 경우가 드물기 때문에 세균성이기는 하지만 별도로 결핵성 수막염이라고 함.

바이러스성 수막염

- 폴리오바이러스 · 유행성이하선염바이러스 · 에코바이러스 · 콕사키바이러스 등이 원인이 되는 것으로 수액은 화농 · 혼탁하지 않고, 수액에서 세균이 발견되지 않으므로 장액성漿液性 수막염 또는 무균성 수막염이라고 할 때도 있음.

뇌염(Encephalitis)

- 뇌의 염증이 생겨서 발생되는 질환을 말하지만, 이와 유사한 증상을 나타내는 질환도 포함됨.

• 바이러스성 뇌염과 출혈성 뇌염으로 크게 나눔.

○ 바이러스성 뇌염

• 바이러스 감염에 의한 진성뇌염으로, 대부분의 뇌염이 여기에 포함되고 종류도 많아서 다음과 같이 세분됨. ⇒ ① 바이러스의 감염에 의해 유행성으로 발생:일본뇌염 · 기면성뇌염嗜眠性腦炎 · 센트루이스뇌염 · 러시아 춘하뇌염春夏腦炎 등

• ② 마진(痲疹:홍역)이나 유행성 이하선염(耳下腺炎:맘푸스)에 걸렸을 때 병원病原 바이러스가 환자의 뇌를 침범: 마진후뇌염痲疹後腦炎 · 맘푸스뇌염 등,

• ③ 종두후뇌염種痘後腦炎처럼 종두라는 생백신을 사용한 예방접종 후에 그 바이러스가 뇌에 침입:백신후뇌염 등이 있다.

출혈성 뇌염

• 원인이 밝혀지지 않았으나 세균 또는 화학적 독소 또는 알레르기성 반응에 의하여 뇌의 소혈관이 상해를 입으면 그 결과 두통 · 현기증 · 헛소리 · 혼수 · 고열 등 뇌염과 같은 증세를 일으키는 것으로 생각되고 있으며, 드문 질환이기는 하지만 급성전염병장티푸스 · 디프테리아 · 패혈증 등에 걸렸을 때에 속발하거나, 중금속수은 · 납 등 · 인 · 베로날 · 사독蛇毒 · 비소砒素 등에 의한 중독이나 출혈성소인出血性素因을 수반하는 혈액질환 등에서 속발續發하기도 하므로 속발성 뇌염이라고도 부름.

• 또 실제 뇌腦에 염증이 일어난 것이 아니고 다만 증세가 뇌염을 닮았다고 하여 증후성뇌염이라고도 함.

급성 회백수염(Poliomyelitis)

- 급성 회백수염, 급성 척수전각염
- 척수성 소아마비 또는 하이네-메딘병이라고도 함.
- 폴리오 바이러스의 감염에 의한 뇌간이나 척수전각spinal ventral horn의 운동 긴경 세포가 파괴되는 것이 특징이며 장애가 일어난 신경세포가 지배하는 근육의 이완성 마비와 위축을 일으킴.

○ Poliomyelitis의 증상

- 폴리오 바이러스에 감염됐다고 해서 반드시 신경마비가 오는 것은 아님.
- 감염 후 아무런 증상 없이 지나가든가 혹은 가벼운 소화기 증상이나 감기 증상만을 나타내는 경우가 대부분
- 마비를 일으키는 예에서는 먼저 쉽게 피로감을 느낀다거나 발열, 두통, 인두통, 오심, 구토, 근육통 등의 증상이 나타나는데 운동마비가 나타나는 것은 발열이 절정에 달한 직후의 해열시기로 증상이 약간 개선되고 있을 때 일어나는 경우가 많음.
- 마비는 2일 정도 진행되기도 하지만 그 이후는 진행하지 않음.
- 또한 마비가 초발 증상이거나 뒤늦게 2-3주 후에 발생하는 일도 있고, 열은 4-7일 사이에 내리는 것이 보통
- 운동마비는 소아에서는 다리에 많이 나타나며 사춘기 이후는 사지의 비대칭성 마비asymmertrical paralysis가 많음.
- 마비는 이완성이고 힘줄반사tendon reflex가 없어지는 것이 보통이며 마비근육에 섬유속연축fasciculation을 보이는 일이 있음.
- 구마비bulbar palsy증상도 종종 나타남.
- 뇌신경마비 가운데에는 미주 신경 장애에 의한 연하장애dysphagia가 보이며 또 일과성으로 요폐urinary retention가 보이거나 아이들에게는 소뇌성 운동실조증cerebellarataxia이 나타나기도 함.

소아마비

- 중증인 경우에는 호흡근이나 심근cardiac muscle도 침해당하며 혈관 운동마비에 의해 허탈에 빠지는 일도 있음.
- 때로는 뇌염상태의 증상이 나타나며 불안 흥분 등의 정신 증상을 나타내기에 이름.
- 마비된 근육은 3주 이상 경과하면 근육위축이 두드러지게 나타나는데, 이것은 서서히 진행함.

○ 원인

- 폴리오 바이러스에 의해 발병함.
- 이 바이러스는 8-17nm의 크기로 장내 바이러스enterovirus에 속해 있음.
- 폴리오 바이러스는 항원성이 다른 제1형부터 제 3형까지 3종류가 알려져 있고 이것들은 모두 마비성 폴리오나 수막염 meningitis을 일으킬 수 있는데 특히 제1형에 의한 것이 많음.
- 바이러스는 발병 후 제1주에는 구강 인두에 머물러 있지만 시간이 지나면 변에서도 검출됨.
- 부검 예에서는 반드시 뇌나 척수에서 발견되며 장관이나 그 내용물에서도 발견됨.
- 폴리오 바이러스는 동결 혹은 광범위한 pH의 변화에 강하고 열에 약함.

○ 예방

- 예방에는 백신이 유효함.
- 폴리오 백신에는 불활성 백신과 생백신이 있는데 전자는 소크, 후자는 세이빈이 개발한 것

- 독성을 약하게 한 생백신이 특히 유효하며 현재 주로 이용되고 있음.
- 백신에 의한 항체는 소화관내에서 약독화 바이러스가 증식함과 더불어 중가하며 소크 백신보다도 더 빠르고 장기간에 걸쳐서 항체 값이 상승하는 것을 볼 수 있음.
- 생후 3-18개월 사이에 6주 이상의 간격을 두고 2차례 접종

광견병

- 광견병은 광견병 바이러스rabies virus를 가지고 있는 동물에게 사람이 물려서 생기는 질병으로 급성 뇌척수염의 형태로 나타남.
- 광견병은 기본적으로는 동물에게서 발생하는 병임.
- 야생에서 생활하는 동물이 광견병 바이러스를 가지고 있으며, 여우, 너구리, 박쥐, 코요테, 흰 족제비의 체내에 바이러스가 주로 존재함.
- 원숭이에 물려서 바이러스에 감염되는 경우도 있음.
- 쥐, 다람쥐, 햄스터, 기니피그, 토끼 등의 설치류는 광견병 바이러스에 감염 되지 않기 때문에 설치류에 의해서 사람에게 광견병이 전염되지는 않음.
- 집에서 기르는 개와 고양이도 체내에 광견병 바이러스를 가지고 있을 수 있고, 대개는 바이러스에 감염된 야생동물과 접촉하는 과정에서 바이러스에 감염됨.
- 전 세계적으로는 광견병을 전파시키는 데 가장 중요한 원인이 되는 동물은 집에서 기르는 개임.
- 바이러스에 감염된 동물의 침 속에 광견병 바이러스가 있으며, 광견병에 걸린 동물이 사람이나 다른 동물을 물었을 때 감염 동물의 침 속에 있던 바이러스가 전파됨.

- 광견병 바이러스가 섞여 있는 침이 눈, 코, 입의 점막에 닿거나 광견병에 걸린 환자의 장기를 이식 받는 경우에도 전파가 가능함.

○ 예방

- 미국에는 흔치 않은데 바로 백신접종과 통제가 잘된 결과이다.

증상

- 열, 통증, 정신 착란, 경련, 마비
- 입에 거품, 공수 증세
- 치료시기를 놓치면 치명적일 수도 있음.
- 예방은 광견병 백신을 28일에 걸쳐 3회 주사

○ 대상포진Shingles

- 감각 신경계에 급성 염증을 일으키는 수두바이러스Herpes zoster가 원인
- 수두 – 대상포진 바이러스가 보통 소아기에 수두를 일으킨 뒤 속에 잠복 상태로 존재하고 있다가 다시 활성화되면서 발생하는 질병
- 보통은 수일 사이에 피부에 발진과 특징적인 물집 형태의 병적인 증상이 나타나고 해당부위에 통증이 동반됨.
- 대상포진은 젊은 사람에서는 드물게 나타나고 대개는 면역력이 떨어지는 60세 이상의 성인에게서 발병함.
- 인간 면역결핍바이러스HIV 감염 환자 또는 장기이식이나 항암치료를 받아 면역기능이 떨어진 환자에서 많이 발생하며, 이 경우에는 젊은 나이에도 발병할 수 있다.
- 대부분의 경우 병적인 증상은 피부에 국한되어 나타나지만, 면역

력이 크게 떨어져 있는 환자에서는 전신에 퍼져서 사망에 이를 수도 있음.

- 원인 병원체는 대상포진 바이러스
- 이는 어린이가 흔히 걸리는 수두의 원인체인 수두 바이러스와 동일한 바이러스이며, 소아기에 바이러스에 한번 감염되면 수두를 앓고 난 후에도 바이러스가 몸 속에서 완전히 사라지지 않음.
- 체내에 남아 있는 수두 바이러스는 신경을 따라 이동하여 신경절에 잠복해 있음.
- 이 경우에는 체내에 바이러스가 있더라도 사람이 이를 느끼지 못하며 겉으로 드러나는 병적인 증상도 없음.
- 그러나 신체의 면역력이 약해지면 신경절에 잠복해 있던 수두 바이러스가 신경을 타고 다시 피부로 내려와 그 곳에서 염증을 일으키거나, 심하면 염증이 전신으로 퍼질 수도 있음.

Reye's 증후군

- 수두 등 바이러스성 질환에 걸린 어린이에게만 일어나는 드문 병
- 급성뇌증과 함께 간의 지방변성을 수반하는 질환으로서, 혈중 암모니아 상승, 간 효소의 상승, 저혈당, 뇌압상승 등의 임상소견을 보임.

○ 예방

- 원인은 밝혀지지 않았으나 바이러스 감염, 특히 인플루엔자 B, 수두 유행 후 발생률이 높다는 것이 확인되었음.
- 아스피린 등 살리실산 제제의 복용과 관련이 있다고 추측되어 수두를 치료할 때 아스피린 등을 해열진통제로 사용하지 않는 경우가 있음.

○ 임상증세

- 임상증세는 전구증상으로 5~7일 전 상기도감염 또는 수두증세를 보이다가, 회복기에 접어들면서 갑자기 심한 구토와 함께 경련 · 혼수 · 사망으로까지 이어짐.
- 포도당주사나 뇌종을 가라앉히는 약물요법 등이 주된 치료요법이며 생명에 직접적인 영향을 끼치는 일이 흔함.
- 병이 나아도 뇌성마비 등의 후유증이 올 수 있음.

○ 파상풍

- 파상풍은 상처 부위에서 증식한 파상풍균Clostridium tetani이 번식과 함께 생산해내는 신경 독소가 신경 세포에 작용하여 근육의 경련성 마비와 동통몸이 쑤시고 아픔을 동반한 근육수축을 일으키는 감염성 질환

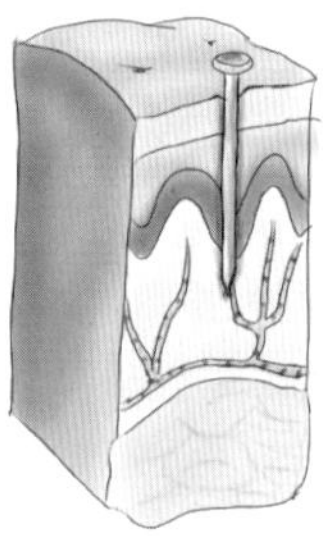

- 파상풍은 파상풍균이 생산한 신경 독소에 의해 발생
- 파상풍균은 흙에서 발견되며, 동물의 위장관에도 정상적으로 존재하는 이 경우에는 병을 일으키지 않음.
- 흙이나 동물의 분변에 있던 파상풍균의 포자spore가 상처 부위를 통해 들어오는데, 상처에 괴사 조직죽은 세포로 이루어진 덩어리이 있거

나 나무 조각, 모래 등의 이물질이 남아 있으면 파상풍균이 번식하기 쉬움.

- 외관상 뚜렷하지 않은 작은 상처를 통해서도 균이 들어올 수 있고, 화상을 입거나 비위생적인 수술과 같은 외과적 조작을 통해서도 균이 침입할 수 있으 며, 동물에 물려서 감염되기도 함.
- 잠복기는 3~21일로 증상이 나타나기 시작하는 시점이 다양하지만 대부분 1~4일 이내에 발병함.
- 잠복기가 짧을수록 병의 경과가 좋지 않음.
- 초기에는 상처 주위에 국한된 근육 수축이 나타남.
- 증상이 진행되면서 목과 턱 근육의 수축이 먼저 나타나고 차츰 심해져서 입 을 열지 못하거나 삼키지 못하는 등의 마비 증상이 나타나고, 이후 몸통 근육 수축으로 진행
- 전신에 걸친 경련은 파상풍 발병 후 1~4일 뒤에 나타나며 발열, 오한 등의 증상이 동반될 수 있음.
- 파상풍 면역 글로불린이나 항독소를 정맥 주사하여 독소를 중화함.
- 파상풍 항독소는 과민반응 검사 후 투여
- 페니실린penicillin, 세팔로스포린cephalosporin, 메트로니다졸metro nidazole 등의 항생제를 투여
- 상처를 철저히 소독하고 괴사 조직을 제거하며, 근육 이완제 투여, 호흡 관리 등의 적절한 증상 완화 치료가 필요함.
- 치료와 동시에 능동 면역예방 접종을 시작함.
- 상처가 났을 때에는 상처 부위를 소독하고 괴사 조직을 제거하는 등의 적절한 처리를 하여 파상풍균의 감염을 예방함.
- 과거 파상풍 예방 접종 기록을 확인하여 파상풍균 독소에 대한 면역력이 충분하지 않다고 판단되는 경우에는 파상풍 면역글로

불린의 투여나 파상풍 톡소이드파상풍의 예방용 백신으로 파상풍균의 독소를 약화시킨 것 접종이 필요함.

- 면역을 유지하기 위해서는 10년마다 예방 접종이 필요함.
- 항생제는 균을 죽일 수는 있지만 파상풍은 독소에 의해 발생하는 질환이므로 항생제 투여가 예방책은 아님.

뇌종양 Abscesse

- 화농성 세균의 뇌 침입
- 중이, 사이너스, 두개골로부터 감염되어 뇌로 이동

4. 퇴행성 뇌질환

퇴행성 신경질환

○ 알츠하이머

- 노인성치매의 가장 많은 원인으로 연령이 5세증가마다 발병율은 두 배
- 60-64세는 1%, 85세는 30-40%. 1, 10, 12, 14, 19, 21 염색체 관여
- apoE4 carrier 가 apoE3에 비해 16배 발병율

고령화로 인한 의료비지출 증가로 개인뿐 아니라 국가도 재정 고갈에 시달리게 된다. 건강보험공단에서도 노인의 의료비 지출이 전체의 절반을 차지하고 있으며 인구 고령화로 의료비 총액도 2020년에는 현재의 두 배의 지출이 예상되고 있다.

따라서 평소에 초기 치매 증세가 나타나는지를 스스로 자주 체크해 볼 필요가 있다.

초기 치매 증세로 보는 자가 진단 테스트 (모호한 경우에도 예 또는 아니요 선택)
□ 기억력에 문제가 있습니까?
□ 기억력은 10년 전에 비해 떨어졌습니까?
□ 기억력이 동년배에 비해 나쁘다고 생각하십니까?
□ 기억력 저하로 일상생활에 불편을 느낍니까?
□ 최근에 일어난 일을 기억하는 것이 어렵습니까?
□ 며칠 전에 나눈 대화 내용을 기억하는 것이 어렵습니까?
□ 며칠 전에 한 약속을 기억하기 어렵습니까?
□ 친한 사람의 이름을 기억하기가 어렵습니까?
□ 물건 둔 곳을 기억하기 어렵습니까?
□ 이전에 비해 물건을 자주 잃어버립니까?
□ 집 근처에서 길을 잃은 적이 있습니까?
□ 가게에서 사려고 하는 두세 가지 물건의 이름을 기억하기 어렵습니까?
□ 가스 불이나 전깃불을 끄는 것을 기억하기 어렵습니까?
□ 자주 사용하는 전화번호 (자신 혹은 자녀의 집)를 기억하기 어렵습니까?

※14개 중 '예'가 6개 이상이면 치매 검진을 받아보세요.
자료 : 중앙치매센터

○ 다발성 경화증multiple sclerosis

- 다발성 경화증은 중추신경계의 탈수초성 질환(demyelinating diseas ; 신경세포의 축삭을 둘러싸고 있는 절연물질인 수초가 탈락되는 질병) 중 가장 흔한 유형
- 주로 젊은 연령층에서 발생하는 만성 염증성 질환
- 수초myelin sheath란 신경세포의 축삭axon을 둘러싸고 있는 절연물질이며, 수초가 벗겨져 탈락될 경우 신경신호의 전도에 이상이 생기고, 해당 신경세포가 죽게 됨.
- 임상적으로 재발과 완화를 반복하는 질환
- 초기에는 재발한 후 장애 없이 증상이 호전되지만 시간이 지나고

재발이 반복되면 완전히 호전되지 않고 장애가 남음.

- 발병 초기에 치료를 시작하면 자연적으로 치유될 때보다 좋은 결과를 얻을 수 있음.
- 다발성 경화증은 모든 연령층에서 발생할 수 있지만, 주로 20~40세에 가장 많이 발생하고, 10세 이전이나 60세 이후에는 발병이 드묾.
- 남성보다 여성에게 2배 정도 많이 발생하는 편임.
- 인종에 따라서 발생률에 뚜렷한 차이를 보이는데, 유럽계 백인에게서 가장 빈번하게 발생하며 동양인과 흑인에게서는 발생률이 상대적으로 낮음.
- 발생률은 위도 45~60도에서 가장 높고, 적도나 극지에 가까워질수록 낮아짐.

○ 다발성경화의 증상

- 가장 흔한 증상은 감각증상(초기 증상)과 운동장애
- 감각증상은 무감각, 얼얼한 느낌, 화끈거림 등의 이상감각의 형태로 나타남.
- 간혹 턱을 강하게 가슴 앞으로 당길 때 등을 타고 아래로 뻗치는 이상감각이 있을 수 있음.
- 운동장애는 병적인 증상이 나타난 위치에 따라 반신마비, 하반신마비 또는 사지마비 등이 다양하게 나타날 수 있음.
- 우리나라를 비롯한 아시아에서는 척수 침투에 의한 하지마비가 가장 흔하고 이로 인한 배뇨, 배변, 성기능 장애도 상대적으로 흔하게 나타남.
- 한쪽 시각신경염이 다발성 경화증의 초기 증상으로 흔히 발생하고, 질환이 경과되면서 동반되는 경우도 매우 흔함.

- 대뇌는 병적인 변화가 가장 잘 생기는 곳이지만, 초기에는 이로 인해 나타나 는 증상이 대부분 뚜렷하지 않음.
- 그러나 우울증, 기억력 장애가 나타날 수 있고, 질환이 진행되면 인지기능장 애가 나타남.
- 다발성 경화증 환자의 다수가 피로를 호소함.
- 동양인에게 나타나는 다발성 경화증은 서양인에게 나타나는 형태에 비해 발 병 빈도가 더 낮고 임상 양상도 다르다. 발병 당시 시각신경이나 척수의 침범이 많고 심한 증상이 나타나는 경우가 서양인의 다발성 경화증보다 더 흔함.

이상감각 증상

- 무감각, 얼얼한 느낌, 화끈거림(국소적으로 나타남.)

운동장애

- 반신마비, 하반신마비, 사지마비(하지마비에 동반하여 배뇨, 배변, 성기능 장애)

시각신경염

- 통증이 동반된 시력 저하, 시야 흐림.

Amyotrophic lateral sclerosis, 루게릭 씨병

- 루게릭병은 운동신경세포만 선택적으로 사멸하는 질환으로 대뇌 겉질피질의 위운동신경세포(upper motor neuron, 상위운동신경세포)와 뇌줄기뇌간 및 척수의 아래운동신경세포lower motor neuron 모두가 점차적으로 파괴 되는 특징을 보임.
- 임상 증상은 서서히 진행되는 사지의 위약(weakness, 쇠약) 및 위축으

로 시작하고, 병이 진행되면서 결국 호흡근 마비로 수년 내에 사망에 이르게 되는 치명적인 질환

- 일 년에 10만 명당 약 1~2명에게서 루게릭병이 발병하는 것으로 알려져 있음.
- 루게릭병은 50대 후반부터 발병이 증가하며, 남성이 여성에 비해 1.4~2.5배 정도 더 발병률이 높음.

파킨슨씨 병

- 파킨슨병은 뇌의 흑질substantia nigra에 분포하는 도파민의 신경세포가 점차 소실되어 발생하며 안정떨림, 경직, 운동완만운동느림 및 자세 불안정성이 특징적으로 나타나는 신경계의 만성 진행성 퇴행성 질환
- 파킨슨병 환자는 중년에 발병하여 60세 이상에서 인구의 약 1% 정도로 추정됨.
- 미국에서 150만명이 발병
- 원인은 모르지만 남자가 더 많이 발병(351 page)
- 치료 : levadopamine 투여(도파민의 농도 회복에 도움), 증세 악화 방지

헌팅턴씨 병

- 장기적인 뇌의 퇴행으로 근육통제 이상
- 마음과 몸에 모두 영향
- 염색체 4p16.3에 위치하는 헌팅턴Huntington 유전자에는 CAG 세 개의 염기가 반복되어 나타나는 특이한 서열이 존재함.
- 유전 됨.
- 헌팅턴 병은 이 CAG 반복서열이 비정상적으로 증가되어 나타나

는 질병으로 무도증, 정신증상 및 치매가 3대 증상임.

- 병의 초기 단계에서는 무도증이 비교적 신체 일부에 국한되어 나타나지만 질환이 진행됨에 따라 무도증이 전신으로 퍼짐.
- 진단이 이루어진 후 사망에 이르기까지 15~20년 정도가 소요됨.
- 오랜 기간에 걸쳐 병이 진행되면 결국 과다근육긴장증과 심한 경직 상태에 이르게 되며 주로 흡인성 폐렴음식물이나 입안의 미생물 등이 식도로 넘어 가지 않고 기도로 잘못 흡인되어 발생하는 폐렴으로 사망함.
- 치료방법은 없음.
- 주로 30~40대에 발병하며 모계 유전인 경우 좀 더 늦게 발병하는 경향이 있음.
- 병의 초기 단계에서는 무도증이 비교적 신체의 일부에 국한되어 나타나지만 질환이 진행됨에 따라 전신으로 퍼짐.
- 오랜 기간에 걸쳐 병이 진행하면 결국에는 과다근육긴장증과 심한 경직몸이 굳어서 뻣뻣해진 상태 상태가 됨.
- 정신 증상은 발병 전부터 나타날 수 있으며, 심한 우울증(30~50%)으로 인한 자살 가능성도 높음.
- 그 외에도 강박증, 자기조절력결핍 등의 증상이 나타날 수 있음.

무도증(chorea)

- 무도증은 불규칙하게 움찔거리는 불수의(자기 마음대로 되지 않는) 운동이 신체의 여러부분에서 불규칙한 방향으로 나타나거나 한 부분에서 다른 부분으로 물 흐르듯이 이동하면서 나타나는 비정상적인 운동으로, 춤추는 듯한 동작으로 붙여진 병명을 말함.

경련 : 간질(Epilepsy)

- 간질이란 단일한 간질 발작을 유발할 수 있는 원인이나 신체적

이상이 없음에 도 불구하고, 간질 발작이 반복적으로(24시간 이상의 간격을 두고 2회 이상) 발생하여 만성화된 질환군을 의미함.

• 간질 발작이 1회만 발생하였다고 하더라도 뇌 영상검사(뇌 MRI 등)에서 간질을 일으킨 수 있는 병리적 변화가 존재하면 간질로 분류함.

• 한 번의 신경 세포 과흥분을 의미하는 간질 발작seizure과 발작이 반복적으로 발생하는 간질을 구분하는 이유는 간질은 약물 혹은 수술적 치료가 필요한 질병이기 때문

• 미국인구의 0.5-2%, 1,000명중 4-9명이 간질

○ 간질의 증상

• 간질 발작은 크게 부분 발작과 전신 발작으로 나뉜다. 의식 상실은 몇 초만 일어남.

• 부분 발작은 대뇌겉질피질의 일부분에서 시작되는 신경세포의 과흥분성 발작을 의미

• 전신발작은 대뇌양쪽반구의 광범위한 부분에서 시작되는 발작을 의미함.

• Aura : 경련 직전의 경고처럼 환자가 느낌

• 귀에서 윙하는 듯한 소리, 눈앞의 점, 손가락 끝의 아리한 감각 등 다양

5. 뇌손상

뇌손상 : 뇌성마비(Cerebral palsy)

- 미성숙한 뇌의 비진행성 손상으로 야기된 운동과 자세의 장애로 특징지어지는 다양한 증후군들을 통칭하여 뇌성마비라고 함.
- 근 긴장도와 자세의 변화가 특징적이며 이는 휴식 시와 자발 운동 시 모두에서 존재함.
- 뇌의 손상의 병리현상은 진행적이지 않으며 뇌의 발생초기에 나타남.
- 미국인구 1000명당 2-4명, 조산아 혹은 저 체중아에서 위험 10배 증가
- 대부분 생후 1~2년에 발견되며 7세까지 발병이 보고되어 있다.

○뇌성마비의 원인

- 발생원인은 30%는 출산 전원인

○출산 전 원인

- 감염, X-ray 노출, 임신 처음 3개월간의 출혈, 약물 중독, 다중임신, 태내에서 뇌의 발육부족, 조산아, 미숙아 혈액형의 부적응, 산모의 질병

○출산 시원인

- 호흡계의 폐색으로 인한 anoxia무산소증, 태반이상, 산모의 무산소증, 고혈압, 둔위분만, 외상, 출혈, 겸자적용태아가 잘 나오지 못하면 태아 머리를 감싸 잡을 수 있는 큰 집게로 머리를 집어서 잡아당기는 분만 방법, 유도분만, 난산, 조산, 진통이 긴 경우, 제왕절개분만 등

○출산 후 원인

- 두개골 골절, 혹은 손상으로 인한 외상, 뇌 좌상, 지주막하 혈종, 뇌막염, 뇌염, 뇌 농양 같은 감염, 납, 비소중독, 선천성 뇌동맥류나 고혈압과 같은 혈관질환, 이산화탄소 중독 교액, 또는 저혈당증으로 인한 무산소증, 종양, 낭, 뇌수종 등
- 뇌의 외상 사고 : 뇌진탕
- 구조의 이상을 초래하지 않는 뇌의 일시적인 기능부전이며 주로 의식 소실을 동반함.

  뇌좌상 : 외상 또는 다른 충격에 의하여 뇌 실질에 출혈이 발생한 경우

○두개골파열

- 두개골 파열이 뇌 손상으로 이어지면 치명적
- 뇌척수액이나 혈액의 손실, 세균의 증식이 우려

○뇌출혈

- 뇌출혈이란 두 개 내에 출혈이 있어 생기는 모든 변화를 말하는 것으로 출혈성 뇌졸중이라고도 함.
- 경막외 출혈epidural과 경막하 출혈subdural로 구분

○뇌손상 : 뇌성마비(Extradural)

- 경막dura 밖에서 출혈
- 두개골 파열이 주된 원인

  subdural space에 출혈로 응고된 혈액이 고여 있는 상태를 말하는데 출혈의 원인은 넘어지면서 뇌에 충격을 받았거나, 뇌에 타격을 받았거나 또는 사고로 인한 뇌부상으로 오게됨.

6. 두개골 신경 질환

두개골 신경질환, Cranial nerve disease, 안면마비증Bells Palsy

- 일곱 번째 두개골 신경에 염증
- 정확한 원인은 모르지만 바이러스, 자가면역 등이 원인
- 언어장애, 콧물, 침을 흘리고, 한쪽 안면이 당겨지는 증상
- 마사지나 온열공급이 효과
- 회복에는 몇 주 소모
- 미국에 10만 명당 23명 발생
- 25-50세에서 호발
- Trigeminal neuralgia : 삼차신경trigeminal nerve은 얼굴과 머리에서 오는 통각과 온도감각을 뇌에 전달하는 뇌신경이다. 삼차신경에 병적인 변화가 생겨 얼굴의 감각이상과 함께 씹기 근육의 근력 약화 등의 증상이 나타나는데 이를 삼차신경병증이라고 한다.

제13장

정신질환과 인지장애

제13장

정신질환과 인지장애

1. 정신질환의 경고 증상과 진단 방법

정신질환의 경고 증상

1.난폭

2.섭식, 수면 습관 변화

3.혼동

4.학업, 근무성적 하락

5.우울

6.우울과 도취의 반복

7.극도의 공포

8.육체적 질병에 대한 잦은 불만

9.환청

10.약물, 마약 의존

11.자살 생각

12.친구와 가족으로부터 격리

정신학문의 정의

- psychiatric disorder : 사고, 감정, 행동 장애, 미국인의 4명중 1명. 자각 없는 경우 많아
- Psychiatry : 정신의학 질환
- Psychology : 심리학. 정상, 혹은 비정상 행동에 대한 연구와 상담

정신과 진단에 필요한 5개 축

- 축 1 : 1차진단(임상적 장애 관찰)
- 축 2 : 1차 진단(개인성 장애, 지체 장애, 학습 장애 관찰)
- 축 3 : 일반 의료 정보
- 축 4 : 사회심리적, 환경적 문제
- 축 5 : 기능에 대한 전반적 고찰

2. 정신질환의 원인과 신경전달물질들

정신장애의 원인

- 생물학적 원인 : 해부학적 원인, 유전자, 신경전달물질
- 해부학적 원인 : 뇌용량의 크기, 신경세포 연결 변형, (뇌손상, 퇴행성 질환에 의한)
- 유전적 원인 : 뇌를 구성하는 단백질, 신경전달물질 발현 장애
- 신경전달물질 : 뉴런에서 생산되어 자발적 비자발적 신경신호를 전달(심박수, 혈압, 행동, 감정, 기분, 수면, 성적 흥분 등). 부적절한 신경전달 물질 조절 혹은 과도한 분비가 원인
- 환경적 원인 : 가족관계, 나이, 성별, 인종문화, 사회 경제적 상황 등이 생물학적 원인에 영향.

- 성적 원인 : 기분장애(우울, 걱정 불안 장애, 섭식장애는 여자가 우세; 반사회적 외향적장애, 약물 탐닉은 남자가 우세)
- 연령 원인 : ADHD는 7세 이전에 주로 발병. 퇴행성 질환치매, 알츠하이머, 헌팅턴씨병은 노년에 발생

신경전달물질의 종류 : 세로토닌 멜라토닌

3. 소아, 청소년기의 정신장애

소아청소년 정신질환(Disruptive behavior disorders)

- 행동장애 포함.
- 단일 원인으로 발병하지 않음.
- 많은 아동들이 가정 폭력, 가난, 결손가정과 연관
- 학습 부진, 자기 존중 결여, 가족과 친구와 멀리함.
- 미국 소아 청소년 인구의 20%가 장신적 장애
- 진단방법 : 병력, 신체검사, 사회성 이력, 정신 감정, 가족력

행동장애(disruptive behaviour disorders)

- 의도된 반항, 불복종.
- 한가지만의 원인이 아님.
- 가정불화, 가정 폭력, 가난, 가정 결손
- 부모의 알코올/약물 남용
- 가혹한 가정 규율 및 체벌
- 유전적 소인, 등등
- 전조증상 : 권위에 대한 도전, 부정, 방화, 절도, 혼음, 범죄

• 상담과 약물 치료가 필요.

주의력결핍 및 과잉행동장애(ADHD)

• 남아에게서 더 빈발
• 어른이 되어서도 발병
• 원인은 잘 모르지만, 유전적 소인이 있는 것으로 알려짐.
• 이 질환의 정확한 원인은 현재까지 알려진 바가 없음
• 또한 환자의 대부분에서 중추신경계의 뚜렷한 구조적 결함의 증거도 가지고 있지 않음.
• 현재 연구되고 있는 영역은 유전적 요인과 발달학적 측면이 있고, 더불어 약물 작용과 관련된 신경화학적 요인, 즉 도파민 및 아드레날린 시스템에 관한 연구가 이루어지고 있음.
• 또한 뇌파나 뇌 영상 장비 등을 이용한 비교 연구도 진행되고 있음.
• 한편 정서 박탈 같은 심리 사회적인 요인도 영향을 미치는 것으로 알려져 있음.
• 현재 연구되고 있는 영역은 유전적 요인과 발달학적 측면이 있고, 더불어 약물 작용과 관련된 신경화학적 요인, 즉 도파민 및 아드레날린 시스템에 관한 연구가 이루어지고 있음.
• 또한 뇌파나 뇌 영상 장비 등을 이용한 비교 연구도 진행되고 있음.
• 한편 정서 박탈 같은 심리 사회적인 요인도 영향을 미치는 것으로 알려져 있음.
• 행동이 부산스러우며, 감정의 변화가 심하고 소근육 운동이 떨어짐.
• 집중력이 떨어지고 충동적

- 또한 물건을 잘 잃어버리고, 기억력이 저하된 상태에 있음.
- 읽기, 쓰기, 셈하기 등 학습능력이 떨어지며, 언어능력도 떨어짐.
- 증세는 태중에서 시작되는 경우도 많음.
- 이 장애를 가진 아동은 예민하고 쉽게 자극을 받으며 많이 울고 잠도 잘 안 자는 등 유아기 때부터 다르며, 학교에서는 정상아보다 활동의 절제가 부족하면서 참견도 잘함.
- 또한 쉽게 화를 내고, 충동적이고 감정도 불안정하면서 기분 변화가 심하며, 행동을 예측하기 어려움.
- 이 장애 아동의 75% 정도는 지속적으로 공격성, 분노, 적대감, 반항 등 행동문제를 일으킴.
- 만약 학교 적응 장애가 교사에 의해 부정적으로 문제 아동에게 전해지는 경우에는 교우와의 관계에서 좌절을 겪으면서 반사회적 행동, 자기비하 행동 등을 보임.
- 치료방법으로는 항우울제 투여 등 약물치료, 놀이치료, 정신치료, 행동치료, 미술치료, 부모상담, 학습치료 등이 있음.

ADHD 치료 약물 :

메칠페니데이트Methylpenidate와 암페타민Amphetamine이 가장 흔하게 사용되는데, 진정작용을 갖는다. 그러나 이들은 마약성분(중추신경흥분제)으로 중독가능성이 높다. 최근에는 강남엄마들이 공부 잘하는 약으로 메칠페니데이트를 자녀들에게 먹인다는 기사를 보았는데 매우 우려스럽다.

발달 장애 : 정신지체

- 낮은 지능, 사회적, 언어적 적응 능력 부족, fragile X syndrome. (미국 인구의 남자 1/4,000, 여자 1/60,000)

자폐증

- 자폐적인 환자는 원하는 모든 것이 모두 충족된 것 같이 받아들여지고, 자기가 빠져 있는 '자폐적 세계'가 더 현실적인 세계로 느껴지며, 현실의 세계는 꿈의 세계와 같이 보이고, 믿을 것이 못 되는 것처럼 느껴져서 전도된 세계를 만들어내기도 함.
- 자폐증은 3세 이전부터 언어 표현-이해, 어머니와의 애착 행동, 사람들과의 놀이에 대한 관심이 저조해지는 양상으로 나타남.
- 이는 3세 이후에는 또래에 대한 관심의 현저한 부족, 상동증반복행동, 놀이행동의 심한 위축, 인지 발달의 저하 등이 함께 나타나는 발달 상의 장애이며, 전반적 발달장애라는 이름으로도 알려져 있음.
- 전반적 발달장애의 치료는 한마디로 "통합적 치료integrative treatment"임.
- 영유아기에는 사회적 상호 작용의 첫 단추이자 첫 출발점인 부모나 일차 양육자와의 애착을 발달시키는 치료를 받는 것이 좋고, 걸음마기에는 사회적 상호 작용 촉진에 기초를 둔 행동 치료와 놀이 치료 및 언어적훈련을 받아야 하고, 학령전기인 4~6세 사이의 시기에는 그룹 놀이치료와 사회기술 훈련이 포함된 다양한 프로그램이 필요하고 동시에 과잉행동, 상동행동, 자해적 행동 등에 대한 행동 치료와 약물 치료가 필요하기도 함.

Tic 장애

- 미국 인구 천명당 1-10명
- 근육이 빠른 속도로 리듬감 없이 반복해서 움직이거나 소리를 내는 장애
- 주로 얼굴, 목, 어깨에서 나타남.

- 자신이 그런 행동을 하고 있다는 것을 인식하기도 하며 잠시 동안은 참을 수 있지만 한계를 넘으면 강력한 충동 때문에 어쩔 수 없이 계속하게 되고, 의지만으로는 억제하기가 힘듦.
- 잠을 자면 없어지거나, 심리적으로 불안하거나 스트레스를 받으면 심해지기도 함.
- 종류는 일시적인 틱, 만성 운동 및 음성틱, 뚜렛장애의 3가지 형태가 있음.
- 일시적인 틱은 눈을 깜박거리거나 입을 실룩이고 코를 킁킁거리는 등의 틱 증세가 1년 미만 지속하는 경우
- 대개 몇 주에서 몇 달간 지속하며 큰 문제를 동반하지는 않지만 흥분하거나 피로한 상태에서는 증세가 심해짐.
- 만성 운동 및 음성틱은 1년 이상 지속되고 비교적 증세가 변하지 않는 특징이 있음.
- 뚜렛장애tourette disorder는 증상이 가장 심한 경우로 여러 형태의 운동틱과 음성틱을 동시에 보이면서 여러 가지 행동상의 문제를 야기함.
- 대부분의 틱은 일시적인 것으로 1~2주 정도가 지나면 자연적으로 사라지는 경우가 많기때문에 특별히 치료할 필요는 없음.
- 그러나 1년 이상 틱이 지속되어 만성이 되었거나 증세가 심한 경우에는 상담을 통하여 치료를 하거나 약물을 투여함.

치매

- 알츠하이머와 혈관성 치매로 구분

알츠하이머

- 1906년 알츠하이머 의사가 치매로 죽은 여자 환자의 뇌에서 이상을 발견하여 기록

• 생활 행동 기분에 심각한 장애(교재 408페이지)

쉬어가기

사실일까? 아닐까?

• 정신질환은 인성이 약하기 때문이다?

– 아니다.

– 다른 모든 질병과 같이, 정신질환은 육체적, 심리적 원인에 의해 발생한다. 100명의 출산아 중에 1명은 정신분열증, 1명은 조울증, 20명은 우울증을 경험할 수 있다.

– 유전적 소인이 이들 질병의 80%를 차지한다.

4. 알콜중독

약물/알콜 남용(중독), 탐닉, 중독

• 알코올, 코카인, 암페타민, LSD, PCP, 진통제, 수면제barbiturate 마리 화나, 대마초, 등

알코올 중독의 정의와 증상

• 알코올 남용은 과도한 음주로 인한 정신적, 신체적, 사회적 기능에 장애가 오는 경우
• 한 개인이 정상적인 기능을 유지하기 위해서 상당한 양의 음주를 매일 해야만 하는 경우
• 주말 등 특정 시간에 집중하여 과음을 하는 패턴을 규칙적으로 보이는 경우
• 수주에서 수개월 폭음을 한 후 일정기간 금주를 하는 패턴을 반복하는 경우 등은 알코올남용이나 의존을 의심

• 미국 정신의학회American Psychiatric Association의 정신장애 진단 통계편람DSM-Ⅳ-TR의 진단 기준

알코올 남용의 진단 기준

1) 임상적으로 상당한 장애 또는 곤란을 가져오면서, 같은 12개월 기간 중에 다음 중 한가지 이상이 발생하는 알코올 사용의 부적응 양상이 있음.

① 거듭되는 알코올 사용으로 직장, 학교 혹은 집에서의 주요 역할 임무를 수행할 수 없게되는 경우

② 신체적으로 해가 되는 상황에서도 거듭된 알코올의 사용

③ 알코올과 관련된 거듭된 법적 문제

④ 알코올의 영향들이 원인이 되거나 이로 인해 사회적 혹은 대인관계 문제가 계속적/반복적으로 악화됨에도 불구하고 알코올의 계속된 사용

2) 1)의 증상들이 알코올 의존의 진단 기준에 만족되지 않을 때 아래 중 3가지 이상이 지난 12개월 사이에 있었던 경우

(1) 내성이 있다.

(2) 금단 증상이 나타난다.(손 떨림, 불면, 식은 땀, 환시, 환청 등)

(3) 원하는 양보다 술을 오랜 기간 많이 마신다.

(4) 금주하거나 절제하려고 노력하였으나 실패했다.

(5) 술을 구하거나, 술을 마시거나, 술에서 깨기 위해 많은 시간을 소비한다.

(6) 사회적, 직업적 혹은 휴식 활동들이 술로 인해 단념되거나 감소한다.

(7) 음주에 의해 신체적 혹은 심리적 문제(위궤양, 대인관계 등)가 악화되는 줄 알면서도 음주를 계속한다.

알코올 중독 금단 증상

1) 알코올 급성중독

▶ 신경학적 징후

- 말이 또렷하지 못함.
- 운동기능의 장애로 섬세한 일을 하지 못함.
- 보행시 비틀거리는 증상.
- 주의력과 기억력의 장애가 옴.

▶ 심리학적 징후

- 기분이 불안정하고 변덕스러움.
- 성적인 행동이나 공격적인 행동을 억제하기 어려움.
- 말이 많아짐.

▶ 행동의 장애

- 싸움을 하거나 판단력의 손상.
- 사회적 직업적 기능의 장애 및 책임을 완수하지 못함

3) 알코올 금단 증상

▶ 술을 많이 마시던 사람이 음주를 중단하거나 음주량을 줄일 때 생기는 증상

- 손, 혀 눈꺼풀 등에 경련
- 구토, 구역질, 전신쇠약, 자율신경흥분증상

→ 심계항진, 발한, 혈압상승, 불안, 우울, 초조, 불면, 간질대발작 등

- 위장염, 심한 구갈, 두통, 부종, 악몽을 동반하는 불면, 심한 불안 발작증세

4) 알코올 금단 섬망

▶ 알코올 중독자(5-15년)가 갑자기 음주를 중단하거나 또는 감량했을 때 나타나는 증상

▶ 심한 경우 치료를 받지 않으면 사망함.

- 불안, 초조, 식욕부진, 진전(떨림), 공포감에 의한 수면장애 등의 증상
- 섬망 상태와 함께 자율신경기능 항진 증상
- 진전, 망상, 환각, 안절부절못하는 행동, 지남력 장애

알코올 중독의 치료

- 치료는 크게 중재Intervention, 해독detoxification, 그리고 재활reh abilitation의 세 단계로 이루어짐.

○중재

- 직면confrontation을 통해 회피하려는 마음을 해결하고, 질병을 치료하지 않을 시 발생되는 부정 적인 결과에 대해 인지하게 하는 과정

○해독

- 알코올 의존을 가진 많은 사람들이 금주하면 상대적으로 약한 금단증상을 보임.
- 환자가 건강하고 사회적 지원 시스템이 좋은 경우 금단 증상은 마치 약한 감기처럼 지나가게 됨.
- 해독의 첫 단계는 신체 검진을 포함한 내과적 상태의 파악으로, 내과적 질환이 없고 동반한 다른 약물 중독이 없는 경우라면 보통 심각한 금단 증상은 나타나지 않음.
- 해독 중에는 휴식과 적절한 음식 및 비타민 섭취가 함께 이루어져야 함.

○재활

- 재활은 금주에 대한 동기를 증가시키고 금주를 유지하며, 알코올

이 없는 생활에 적응할 수 있도록 돕고 재발을 방지하는데 그 목적을 둠.

5. 정신분열증

정신분열증(Shizoprenia)

- 미국인구의 1%.(약 250-300만명)
- 10대 이후, 성인이 된 초기에 발병시작
- Hallucination환각, 망상, 무감정무미건조한 정서, 사회로부터의 격리, 인지 장애
- 정신분열 환자의 자살율이 10%
- 예상 수명이 평균보다 낮음.
- 정신분열증의 진단은 자세한 가족력과 인터뷰에서 출발
- 암이나 내분비 질환은 원인에서 제외
- 대표적 증상: 점점 사람들로부터 멀어지고, 걱정이 많아지고, 괴벽스러워짐.
- 질병의 진행이 수년간 증상의 경중을 반복, 우울, 걱정, 의심, 주의력 결핍, 휴식 결핍이 반복

정신분열증역사

- 정신분열증이라는 병명이 등장하여 치료자나 학자들인 연구를 시작한 것은 불과 약 100년전.
- 1897년에 독일의 정신과 의사인 크레펠린Kraepelin이 편집증과 정신분열증을 구분해서 분류하면서 등장
- 정신분열증이라는 말을 사용한 것이 아니고 "조발성 치매"dementia

precox라고 크레펠린이 명명

- 노인들이 치매에 걸리는 것인데 젊은 사람들이 치매에 걸린 증세와 비슷한 증세를 보인다고 해서 붙여진 이름이었음.
- 정신분열증이 주로 사춘기에 많이 발생한다는 것 때문에 붙여진 이름
- 그러나 조발성 치매라는 이름은 부적당하다는 것을 1911년에 오스트리아의 정신과 의사인 유진 블루러Eugen Bleuer에 의해서 이 병명을 정신분열증 즉 schizophrenia라는 이름을 붙인 것
- 즉 schizo라는 말은 그리스어로 "쪼개다", "분열되다"이고 "phren"는 그리스어로 마음, 정신이라는 말에서, 마음의 분열되는 병 즉 정신분열병, 정신분열증으로 이름이 붙여진 것
- 최근에는 정신분열증이라는 병명이 어감이 부정적이고 잘못된 인식이 많아 2011년 병명이 조현병調絃病으로 바뀌었다. '현악기의 줄을 고르게 한다'는 의미인데, 생각, 감정, 행동의 모든 영역에 걸친 다양하고 복잡한 정신 증상을 보여준다. 겉으로 드러나는 양성증상과 안으로만 숨어있는 음성 증상이 있다. 양성 증상으로는 망상, 환각, 환청과 언어와 행동의 장애가 있다. 특히 잠자다가 방이 조여온다든가, 방이 흔들린다든가 등의 착각과 숨쉬기 곤란한 느낌과 입에서 냄새가 난다고 하루 종일 양치질을 한다든가, 옷을 갈아입지 않는다든가 등의 이상 행동을 보이는데 한두 차례의 일시적인 현상이 아니라 6개월 이상의 지속적인 현상을 보일 때 진단한다.

정신분열증의 원인

- 정신분열증의 원인은 명확하지 않지만 몇 가지 요인이 고려
- 우선 정신 분열병 환자의 가족에서 정신 분열병 환자가 많다는

것을 통해 유전적인 소인이 있음.

- 다음으로는 임신 중의 문제, 양육 환경, 스트레스 같은 환경적인 소인
- 병에 취약한 소인이 있는 사람에게 이러한 스트레스가 가해질 때, 발병의 가능성이 커짐.
- 또한 뇌의 신경 전달 물질인 도파민과 세로토닌이라는 물질의 불균형이 직접적인 증상 발현에 관여 한다는 점에서 이들 물질의 이상이 원인으로 고려되고 있음.

정신분열증의 증상

○인지 장애

- 잘못된 믿음, 환청, 환시, Persecutory 피해망상
- 피해망상은 정신분열병에서 가장 흔하게 볼 수 있는데 누군가가 자신이나 가족을 해치려고 하거나 감시하고 있다고 믿는 것
- 정신역동적으로 피해망상은 자신이 가지고 있는 적개심이나 결함 등을 상대방에게 투사 오히려 남이 자신을 해칠 것이라고 믿게 되는 것
- 과대망상Grandiose : 없는 일을 있었다고 착각하거나, 일어나지 못할 일을 가능할 것으로 착각하여 피해가 될 것으로 착각.
- Somatic : 자신의 신체 일부가 썩고 있다고 믿음.
- Affect : 감정의 외부 표현. 매우 불안정하여 슬픔에서 기쁨이 매우 빨리 변함. 조울
- Catatonic : 긴장형 정신분열, 환자가 몇 시간이고 이상한 자세 등을 계속 유지하는 특이한 동작 패턴
- 완전한 부동자세 혹은 Zombie like state, 난폭, 공격적, 혼란스럽기도 함.

○재발 예방 및 전조 증상

재발을 경고하는 증상들

- 다음의 증상들은 정신분열증의 재발을 경고하는 증상들
- 약물을 조정 받거나 위기 관리에 대한 조정을 받도록 하는 것이 좋음.
  - 잠자는 것이 평소와 달라질 때
  - 활동 양상이 달라질 때, 즉 긴장하고 신경질적이 되고, 걸음걸이가 빨라지고, 안절부절해 할 때
  - 식욕이 변할 때, 예를 들어 잘 안 먹을 때
  - 성욕의 변화, 예를 들어 자위행위에만 몰두해 있을 때
  - 사회적 활동의 변화, 예를 들어 위축되거나, 친구 만나기를 거부할 때
  - 들리는 소리의 정도가 변할 때, 예를 들어 음악(레코드)을 훨씬 더 크거나 작게틀려고 함.
  - 감정표현의 변화, 예를 들어 적대감이나 행복감의 증가
  - 신체적 감각의 변화, 예를 들어 고통이나 통증
  - 개인 위생의 변화, 예를 들어 목욕을 하지 않거나, 옷을 갈아입지 않으려 할 때
  - 라디오를 듣거나, 텔레비젼을 보거나, 책을 읽을 때 잘 집중하지 못한다.
  - 하루의 많은 시간을 한 가지나 두 가지 생각에 몰두하며 보내게 됨.
  - 개인의 특징적인, 예를 들어 어떤 환자는 아프기 전에 항상 안 먹는 모습을 보임.

○치료

- 정신 분열병의 치료는 1차적으로 약물 치료를 선택함.
- 급성기에는 현실감을 잃고 약물에 대한 순응도가 낮고, 부작용에 대한 즉각적인 조치를 위해 입원 치료가 필요하기도 함.
- 꾸준한 약물 치료로 좋은 결과를 기대할 수 있음.
- 또한 약물 치료 이외에 지속적인 정신 치료와 재활 치료가 동반되어야 사회적 기능을 유지할 수 있음.
- 약물치료 : risperidone, olanzapine

정신질환과 인지장애

흔히들 정신질환은 마음의 문제이고 성격이 약해서 생긴다는 속설이 있다. 그러나 실제로는 모든 질병들과 마찬가지로 정신질환은 육체적, 생물적, 유전적 원인에 의해 일어난다. 100명의 신생아 중 1명은 조현병정신분열증을, 1명은 조울증을, 약 20명은 우울증을 경험할 정도로 유전적인 소인이 발병 원인의 80%를 차지한다.

정신질환의 경고 증상은 의외로 생활속에서 나타나서 알기 쉬운데, 난폭해지고, 식생활과 수면 습관의 변화, 혼동, 학업이나 근무 성적이 하락하거나, 우울해지다가 도취감이오는 반복과 극도의 공포심, 환청, 자살에 대한 생각, 약물, 마약 의존, 육체적 질병에 대한 불만과 친구 혹은 가족으로부터 격리되는 것이다.

정신질환을 크게 심리적 이상 장애psychiatric disorder로 분류하고, 다루는 학문으로 정신의학psychiatry이 있다. 가수 "싸이"라는 이름도 정신세계를 의미하는 PSYCOLOGY에서 왔다고 한다.

6. 기분장애, 섭식장애, 행동장애

기분 장애

○ Major depression 우울증

- 슬픔과 희망 없음이 복합적. 여자가 남자보다 두 배 더 위험
- 의욕 저하와 우울감을 주요 증상으로 하여 다양한 인지 및 정신 신체적 증상을 일으켜 일상 기능의 저하를 가져오는 질환

○ Bipolar disorder 조울증

- 기분이 비정상적으로 고양되는 것과 관련된 다양한 증상을 일으키는, 우울에서 조증mania으로 갑자기 전환

○ 조증

- 기분이 들떠서 쉽게 흥분하는 상태가 1주일 이상 계속되는 증세

우울증과 조증의 증상

- 걱정 장애

○ Panic disorder

- 공황장애는 특별한 이유 없이 예상치 못하게 나타나는 극단적인 불안 증상 , 즉 공황발작panic attack이 주요한 특징인 질환

○ Generalized anxiety disorder

- 일반 불안 장애. 일반적인 생활사에 대한 불안감이 지속적으로 존재

• 직장, 금전, 건강, 안전에 대한 걱정이 늘 심하여 심리 장애

○ Phobic disorder

• 공포장애. 무엇인가 특정대상에 대한 과도한 공포.
• 어둠, 낯선 사람, 큰 동물 등 대부분 어릴 적에 있다가 성인이 되어 없어짐.

○ Social phobia

• 사회 공포증
• 다른 사람들 앞에서 당황하거나 바보스러워 보일 것 같은 사회 불안을 경험한 후 다양한 사회적 상황을 회피하게 되고 이로 인해 사회적 기능이 저하되는 정신과적 질환
• 많은 사람 앞에서 이야기할 때, 대중 화장실에서 소변을 볼 때, 그리고 이성에게 만남을 신청할 때 심한 불안감을 경험함.

○ Obsessive–compulsive disorder

• 강박장애
• 불안장애의 하나로서, 반복적이고 원하지 않는 강박적 사고obsession와 강박적 행동compulsion을 특징으로 하는 정신질환
• 잦은 손 씻기, 숫자 세기counting, 확인하기checking, 청소하기cleaning 등과 같은 행동을 반복적으로 함으로써 강박적 사고를 막거나 그 생각을 머리에서 지우려고 하는 경우가 흔함.

○ Post traumatic stress disorder

• 외상 후 스트레스 장애는 사람이 전쟁, 고문, 자연재해, 사고 등의 심각한 사건을 경험한 후 그 사건에 공포감을 느끼고 사건 후에

도 계속적인 재경험을 통해 고통을 느끼며 거기서 벗어나기 위해 에너지를 소비하게 되는 질환

- 정상적인 사회 생활에 부정적인 영향을 끼치게 됨.

섭식장애

- 거식증 : anorexia nervosa
- 폭식증 : bulimia nervosa

7. 인성장애

인성장애인 원인

가족 친구들과 지속적이고, 유연한 관계 유지에 실패

성격장애란?

- 개인이 그가 속한 문화의 기대로부터 심하게 벗어난 내적 경험과 행동양식을 지속적으로 보이는 것
- 개인 생활과 사회 생활 전반에 걸쳐 광범위하고 경직되고 융통성 없는 행동양식을 보임.
- 청소년기 또는 성인기 초기에 시작되며, 시간이 지나도 변하지 않고, 이로 인해 사회적, 직업적, 다른 중요한 영역에서 고통과 장해가 초래.

Cluster A

- paranoid와 schizoid

- 이상하며 기묘한 증상들이 특징이며, 사회적으로 고립되어 있는 양상을 보임odd, eccentric, socially withdrawn
- 편집성 성격장애Paranoid Personality Disorder
- 분열성 성격장애Schizoid Personality Disorder

Cluster B

- 감정적, 극적, 변덕스러운 증상들이 특징적임emotional, dramatic
- 반사회성 성격장애Antisocial Personality Disorder
- 연극성 성격장애Histrionic Personality Disorder
- 경계선 성격장애Borderline Personality Disorder : 어릴 적에 사랑을 충분히 받지 못한 여성에게서 자주 관찰, 약물 복용, 섭식장애 동반
- 자기애성 성격장애Narcissistic Personality Disorder

Cluster C

- 불안, 두려움, 근심 등이 주요 특징임anxious, fearful
- 회피성 성격장애Avoidant Personality Disorder
- 의존성 성격장애Dependent Personality Disorder
- 강박성 성격장애Obsessive-Compulsive Personality Disorder
- 수동-공격성 성격장애Passive-Aggressive Personality Disorder

Cluster A

○ Paranoid, 편집증 : DSM-IV 진단기준(1994)

①충분한 근거 없이 타인이 자신을 착취하고 해를 주거나 속인다고 의심한다.

②친구나 동료의 성실성이나 신용에 대한 부당한 의심을 한다.

③정보가 자신에게 악의적으로 사용될 것이라는 부당한 공포 때문에 터놓고 이야기하기를 꺼린다.

④타인의 말이나 사건 속에서 자신을 비하하거나 위협하는 숨겨진 의미를 찾으려 한다.

⑤원한(적개심)을 오랫동안 풀지 않는다. 예컨대, 자신에 대한 모욕, 손상, 경멸을 용서하지 않는다.

⑥타인은 그렇게 생각하지 않지만, 자신의 인격이나 명성이 공격당했다고 인식하고 즉시 화를 내거나 반격한다.

⑦배우자의 정절에 대해 아무런 근거 없이 자꾸 의심한다.

○분열성 성격장애Schizoid Personality Disorder

- 사회적 관계로부터의 고립 양상과 대인관계 상황에서의 제한된 감정 표현으로 나타나며 성인기 초기부터 시작된다.
- 친해지고자 하는 욕구가 없으며 친밀한 관계를 이룰 수 있는 기회에 무관심하다.
- 다른 사람과 같이 있기보다는 혼자 시간 보내기를 더 좋아한다.
- 타인과의 성 경험에 흥미가 거의 없으며, 만약 있다고 하더라도 소수의 제한된 활동에서만 즐거움을 얻는다.
- 직계 가족을 제외하고는 친밀한 친구나 마음을 털어놓는 사람이 없다.
- 타인의 칭찬이나 비난에 대해 무관심해 보이고 남들이 자기를 어떻게 생각하는가에 대해 별로 신경 쓰지 않는다.
- 웃음이나 고개를 끄덕임 같은 얼굴의 표정이나 제스처를 거의 쓰지 않는다.
- 직접 도전을 받아도 분노를 표현하기가 어렵기 때문에 감정이 메말라 있다는 인상을 준다.

- 불리한 형편에 처했을 때 수동적으로 대처하며 인생의 중요한 사건을 적절히 해결해 나가지 못한다.

○ 진단기준(4개 이상 충족)

1. 가족의 일원이 되는 것을 포함하여, 친밀한 관계를 바라지도 즐기지도 않는다.
2. 거의 항상 혼자서 하는 활동을 선택한다.
3. 다른 사람과 성 경험을 갖는 일에 거의 흥미가 없다.
4. 만약 있다고 하더라도, 소수의 활동에서만 즐거움을 얻는다.
5. 직계 가족 이외에는 가까운 친구나 마음을 털어놓는 친구가 없다.
6. 타인의 칭찬이나 비평에 무관심해 보인다.
7. 냉담, 고립, 혹은 단조로운 정동을 보인다.

Cluster B

○ 반사회성 인격장애

1. 타인의 기분에 대해 냉정한 무관심.
2. 책임감이 없고 사회적 규범, 규칙, 의무를 무시하는 태도가 매우 심하고 지속적임.
3. 비록 대인관계를 맺는데는 어려움이 없더라도, 대인관계를 지속하고 유지하는 능력은 결여.
4. 좌절을 인내하는 힘이 매우 약하고, 폭력을 포함하여 공격성을 참는 수준이 낮음.
5. 죄책감을 경험하는 능력과 특히 징벌과 같은 경험을 통해 무엇을 얻는 능력이 없음.

6. 사회와 갈등을 불러 일으키게 된 행태에 대해 남을 비난하거나 그럴 듯하게 합리화시키는 경향이 두드러짐.

○히스테리성 인격장애

1. 자기 - 극화self-dramatization, 연극조 행동, 정서의 과장된 표현
2. 피암시성, 다른 사람 또는 주위 환경에 의해 쉽게 영향을 받음.
3. 얕고 변하기 쉬운 정감성affectivity.
4. 흥분할 만한 일, 다른 사람의 칭찬, 자신에게 관심이 집중될 만한 활동을 끊임없이 추구함.
5. 외모나 행태가 상황에 어울리지 않게 유혹적임.
6. 육체적인 매력에 관한 과도한 관심

○경계성 인격장애

1. 자신이 버림받는 것(실제적이거나 상상적이거나)을 회피하기 위하여 지나칠 정도로 신경을 씀(5.에서 언급한 자살행위나 자해 행위는 제외됨.).
2. 상대를 지나치게 이상화하거나 평가절하하는 극단적인 행동 사이를 왕래하는 특징을 보이는 불안정하고 격렬한 대인관계 양상.
3. 주체성 장애 : 지속적으로 불안정한 자기 이미지 혹은 자기에 대한 느낌.
4. 적어도 두 가지 영역에서 잠재적으로 자기 파괴적인 충동성(즉 낭비, 성, 물질남용, 무모한 운전, 폭식) 5. 에서 언급한 자살행위나 자해행위는 포함되지 않음.
5. 반복적인 자살행동, 자살시늉, 혹은 자살위협 혹은 자해적인 행동.

6. 기분의 현저한 변동(즉 보통 수시간 지속하나 수일간 지속되는 일은 거의 없는 강렬한 삽화적 불쾌감, 초조 혹은 불안).
7. 만성적인 공허감.
8. 부적절하고 격렬한 분노 혹은 분노의 억제곤란(즉 잦은 분노발작, 지속적인 분노, 반복적인 몸싸움).
9. 일과성의 스트레스와 관련된 망상적 사고, 혹은 심각한 정도의 해리증상.

자기애성 인격장애

1. 자신의 중요성에 대한 과장된 지각을 갖고 있다.(예; 자신의 성취나 재능을 뒷받침할 만한 성취도 없으면서 최고로 인정되기를 기대함).
2. 끝이 없는 성공에 대한 공상과 권력, 탁월함, 아름다움, 또는 이상적인 사랑에 대한 공상에 자주 빠진다.
3. 자신이 특별하고 독특하다고 믿고, 특별한 사람이나 상류층의 사람들만이 자신을 이해할 수 있고, 또한 그런 사람들(혹은 기관) 하고만 어울려야 한다고 믿는다.
4. 과도한 찬사를 요구한다.
5. 특권의식을 가진다. 예를 들면 특별 대우를 받을만한 이유가 없는 데도 특별 대우나 복종을 바라는 불합리한 기대감을 가지고 있다.
6. 대인관계가 착취적이다. 예를 들면 자기 자신의 목적을 달성하기 위하여 타인을 이용한다.
7. 공감능력이 결여되어 있다. 타인의 감정이나 요구를 인정하거나 확인하려 하지 않는다.
8. 자주 타인들을 질투하거나 타인들이 자기에 대해서 질투하고 있

다고 믿는다.

9. 거만하고 방자한 행동이나 태도를 보인다.

회피성 성격장애(Avoidant Personality Disorder)

- 사회적 위축, 부적절함, 자신에 대한 부정적 평가에 대한 과민성으로서, 성인기 초기에 시작된다.
- 비난, 꾸중, 거절의 두려움 때문에 대인 접촉이 많은 직업이나 학교생활을 피한다.
- 상대가 자신을 비판하지 않고 인정해 준다는 확신이 서면 친밀한 관계를 맺을 수 있지만, 대개는 타인과 친밀한 관계를 맺기가 어렵다.
- 행동이 억압되고, 자신에 대해 말하기가 어려우며, 자신이 드러나는 것을 두려워하고, 비웃음을 사거나 창피당할 것이 두려워서 친밀감을 감춘다.
- 항상 사회적 상황에서 비난이나 버림받는 것을 생각하고 있기 때문에 타인이 이런 눈치를 보이면 매우 민감하게 알아챈다. 어떤 사람이 조금이라도 반대하거나 비판하면, 극도로 상처 받는다.
- 수줍음이 많고, 소리를 내지 않으며, 억제하고, 되도록 눈에 뜨이지 않으려 한다.
- 스스로를 사회적으로 무능하고 개인적인 매력이 없고, 열등하다고 생각한다.
- 쩔쩔매는 모습을 들킬까봐 두려워서 새로운 일이나 활동을 시작하기를 꺼린다.

진단기준(4개 이상 충족)

1. 비난, 꾸중, 또는 거절이 두려워서 대인관계가 요구되는 직업 활동을 회피한다.
2. 호감을 주고 있다는 확신이 서지 않으면 상대방과의 만남을 피한다.
3. 창피와 조롱을 당할까 두려워서 친밀한 관계를 제한한다.
4. 사회 상황에서 비난이나 버림 받을 것이라는 생각에 사로잡혀 있다.
5. 자신이 부적절하다고 느끼기 때문에 새로운 사람과 만날 때는 위축된다.
6. 스스로를 사회적으로 무능하고, 개인적인 매력이 없으며 열등하다고 생각한다.
7. 쩔쩔매는 모습을 들킬까봐 두려워서 새로운 일이나 활동을 시작하기를 꺼린다.

자살

○ 전조증상

- 격리
- 외로움
- 친구나 가족에게 안녕, 작별인사
- 간접적인 자살의사 표현
- 우울
- 소유물을 버리거나 남에게 줌.
- 명백한 자살 메시지를 표현

○ 연령에 따른 장애

- ADHD
- 어릴적 발병 후 평생 지속 : 정신지체, 자폐
- 성인이 되어서 발병 : 폭식, 거식
- 중년이후에 발병 : 치매, 알츠 하이머
- 청년기에 발병 : 우울, 걱정, 분열, 약물 중독

쉬어가기

당신은 나르시스트인가?

본인이 나르시스트인지 알 수 있는 자가진단표

	A	B
1	나는 다른사람에게 영향을 줄 수 있는 천부적인 소질이 있다. ( )	나는 사람들에게 영향을 주는것을 잘 하지 못한다(능숙하지 않다). ( )
2	사람들이 나를 칭찬할 때(혹은 치켜세울때) 나는 몹시 당황스럽다. ( )	나는 사람들이 나에대해 좋은 평가에 대한 이야기를 계속 하기 때문에 내가 잘 한다는 것을 알고있다. ( )
3	나는 대부분의 사람들 보다 더 우수하지도 않고 더 열등하지도 않다. ( )	나는 내가 특별한 사람이라고 생각한다. ( )
4	나는 성공하게 될 것이다. ( )	나는 나의 성공에 대해 걱정하지 않는다. ( )
5	세상을 지배하겠다는 생각이 나를 놀라게 하고 겁먹게 된다. ( )	내가 만약 세상을 지배하면 세상은 더 좋아질 것이다. ( )
6	나는 드러내 자랑하려고 하지 않는다. ( )	나는 대게 기회가 있을 때 마다 나 자신을 자랑한다. ( )
7	가끔 난 아주 좋은 이야기를 해준다. ( )	많은 사람들이 나의 이야기를 듣는 것을 좋아한다. ( )
8	나는 다른사람들에게서 아주 좋은 거래를 기대한다.	나는 다른사람을 위해 무언가 하는 것을 좋아한다.
9	나는 내가 받아야할 것이라고 생각되는 만족을 얻기 전까진 절대 만족하지 않는다. ( )	나는 주어진 만큼 (만족이 오는 만큼) 만족한다. ( )
10	나는 언젠가 누군가가 나의 전기를 쓸 것이라고 기대한다. ( )	나는 다른사람이 나의 인생에 대해 엿보는 것을 좋아하지 않는다. ( )
총점		

점수 매기는 방법

1, 4, 8, 9, 10번에서 당신이 A를 택할 때 마다 1점씩 부여

2, 3, 5, 6, 7번에서 당신이 B를 택할 때 마다 1점씩 부여

결과의 해석

평균점수는 4점인데 이보다 높을수록 당신은 나르시스트일 가능성이 높습니다.

제14장

근골격계 질병

제14장

근골격계 질병

사실일까?

관절염에는 쉬는 것이 최고 상책이다?

답 : 고통이 너무 심하지 않다면 매일 낮은 강도로 움직이고 운동하는 것이 더 도움된다.

관절염은 인간을 오랫동안 괴롭혀온 질병이다. 잘못된 처방과 의학적 지식의 부족으로 질병을 키우고 민간요법에 의지해와 상태를 악화시켰다.

1. 뼈와 관절과 근육의 상호작용

이들은 서로 같이 움직인다. 척추의 뼈는 몸을 바로 세우는 지지틀이며, 많은 관절로 연결되어 미세하게 움직일 수 있다. 척추와 근육이 인대와 힘줄로 연결되어 있어서 근육수축으로 뼈를 움직이게 할 수 있다. 근육의 분류는 관절의 움직이는 방향에 따라 서로 반대방향이거나 혹은 역방향일 수도 있다. 예를 들면 한 그룹의 근육이 무릎을 펼친(잡아 당겨진) 다고 하면 다른 근육은 무릎을 굽히는(느슨해진) 작용을 한다. 많은 근육들이 관절을 안전하게 하고 원하지 않는 움직임을 방지하도록 작용한다.

2. 근육과 관절과 뼈의 구조 및 기능

뼈는 상대적으로 "정적인 조직"인 것 같지만 끊임없이 변화한다. 뼈는 생기고, 성장하고, 항상성을 유지하며 구성 성분인 미네랄, 단백질, 세포들과 상호작용한다. 칼슘과 인산이 뼈의 주된 미네랄이며 뼈의 주된 단백질인 콜라겐이 끼어들어가 있다. 미네랄은 뼈에게 단단함을 제공하고 콜라겐은 부드러움과 신축성을 제공한다. 성숙한 뼈세포를 osteocytes라고 불리며 뼈형성세포(조골세포, osteoblast)와 뼈재흡수세포(피골세포, osteodast)에 둘러싸여 있다. 뼈의 세포들은 혈관을 통해 전달되는 영양성분들을 아주 체계적으로 받아들이는 시스템을 가지고 있다. 형태적으로 뼈는 길고 평평하며 비정형정인 모양으로 다양하나 공통점이 있는데 치밀골compact bone으로 뼈의 표면이 덮여져 있다. 치밀골은 뼈의 세포와 미네랄과 단백질과 혈관이 아주 일정한 배열로 구성되어 있다. 또 다른 뼈의 형태인 해면골spongy bone은 많은 골수공간으로 채워져 있으며 양쪽 끝이 붉은 색을 띄는데 혈구가 여기에서 만들어진다. 팔과 다리의 긴 뼈장골에는 움푹패인 구멍이 있는데, 골강Medullary cavity라고 부른다. 여기에 노란색의 골수(지방 리피드가 대부분)가 있다. 긴 뼈의 성장은 성장판을 따라 이루어진다. 골막periosteum은 섬유상 조직들이 혈관층처럼 뼈의 표면을 덮고 있는 조직인데 새로운 뼈를 형성 할 수 있는 세포들로 가득차 있고 인대와 근육과 연결되어 있다. 관절(뼈마디)은 뼈와 뼈를 연결해 주는 조직으로 많은 다양한 형태의 관절 덕분에 다양한 각도의 움직임, 소위 range of motion이 가능하다. 움직임의 강도와 형태는 관절과 뼈의 형태와 크기에 달려있다. 어깨 윗 팔(상완골)과 어깨뼈(견갑골)의 조합관절이며 가장 자유롭게 움직일 수 있는 관절이지만 쉽게 탈골될 수 있는 관절이기도 하다. 관절연결뼈는 인대로 서로 연결되어 있고 고밀도의 콜라겐이 인대의 신축력을 위해 집적되어 쌓여있다.

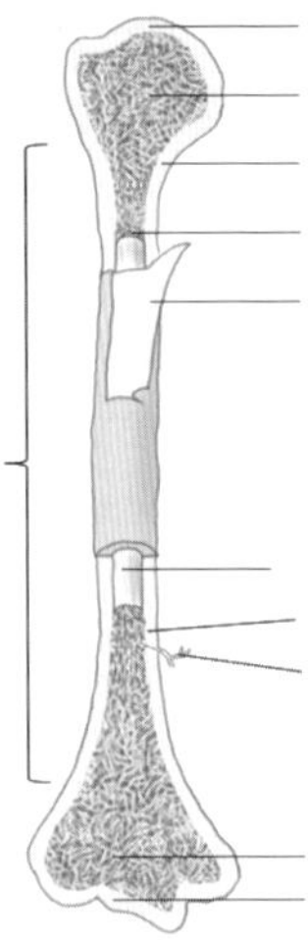

관절 낭액은 관절의 윤활유로서 작용하며 연골과 연골의 부딪침을 최소화 하고 충격을 완화하는 기능을 하는데 조직액과 프로테오글리칸으로 구성되어 있다. 프로테오글리칸은 분비성 활막세포B형세포에서 생산된다. 또한 윤활액에는 백혈구나 대식세포 등이 존재하여 항균능력이 있다. 히알루론산이 윤활액에점성을 부여하여, 그 점성에 의해 관절의 충격 완화 및 마찰 경감에 작용한다. 또한 윤활액은 관절연골의 영양, 대사에 관여하고 있다. 염증이 있으면 윤활액이 침출액에 의해 희석되는동시에 히알루론산이 분해되기 때문에 점도 정도는 저하된다. 윤활액에는 피브리노겐이 포함되어 있지 않기 때문에 관절역 내에 출혈하더라도 응고되지 않는다.

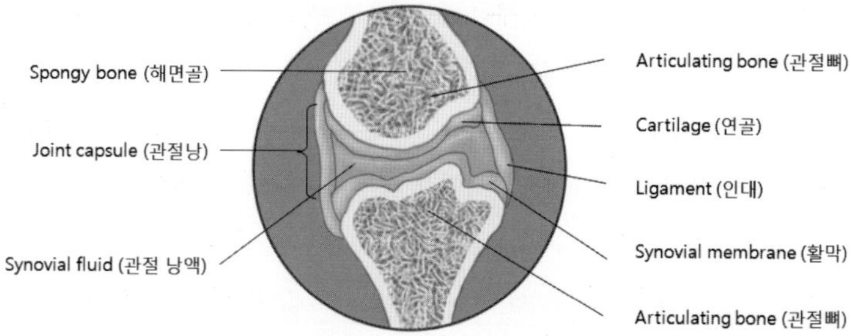

관절낭과 관절낭액에 왁스 성분이 존재하여 외부의 관절낭 내부로 물이 침입하지 못하도록 막아 주는 것이 관절염 예방에 매우 중요하다. 그중에서도 벌집의 구성 성분에서 추출된 왁스알코올bees wax alcohol이 관절 보호 효과가 있음이 잘 알려져 있다. 이는 왁스알코올들이 방수효과를 가져 관절을 보호하기 때문이다.

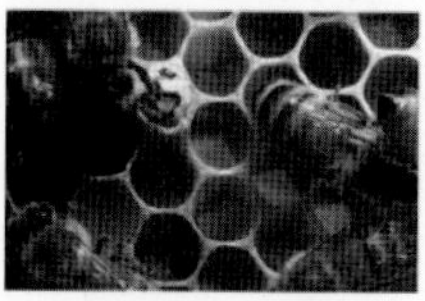

벌집 왁스 알코올

3. 근골격계 질병의 진단

- X-ray는 골절이나 탈골, 뼈의 기형, 뼈의 석회화, 골밀도를 측정할 수 있다.

- MRImagnetic resonance imaging는 강력한 자기장을 이용하여 관절의 해부학적관찰, 사고 외상, 관절 손상 등을 관찰할 수 있다.
- CTcomputed tomography는 연조직들인대, 힘줄과 근육의 상태를 촬영할 수 있다.
- Athroscopy관절경 : 주로 무릎관절 내부 관찰에 사용된다. 사진촬영과 관절액 등 표본 채취가 가능하다.
- Myelography척수조영술 : 척추의 기형진단과 방사선 혹은 조영체를 치주막 아래에 인젝션 투여하여 암과 디스크를 진단한다. 최근에는 MRI의 발달로 사용이 줄고 있다.
- Electromyography근전도검사 : 근육의 전기적 활성을 측정하여 근육 기능의 비정상을 알아낸다. 근육 신경전도 검사, 손발 저림, 사지 근력약화, 안면신경마비 등
- Biopsy생검 : 생체검사. 생체조직의 일부를 메스나 바늘로 채취하여 근육 이상을 관찰한다.

4. 뼈의 질병

뼈에도 다양한 질병이 올 수 있는데, 골절 부위를 통해 세균이나 바이러스가 감염될 수 있고 혈액을 타고 다른 장기로 이동될 수도 있다. 미네랄이나 비타민의 결핍이 뼈의 유지와 형성에 장애를 일으킬 수 있다. 뼈의 위축증(골절, 부적절한 사용, 타 질병에 의한)의 원인은 다양하며 암이 발생할 수도 있다.

1) 뼈의 감염 질병

① 골수염Osteomyelitis

뼈에 염증이 생긴 것인데, 어린이와 청소년에서 호발하며 남아가 대부분이다. 성장이 활발한 뼈조직에 세균이 감염되어 시작되며, 혈액을 타고 다른 뼈로 전이될 수 있다.

② 결핵Tuberculosis

드물게 발생하기는 하지만 폐결핵을 적절히 치료하지 못하면 뼈에 결핵균이 염증을 일으킨다. 주로 감염되는 부위는 무릎과 긴 뼈이다.

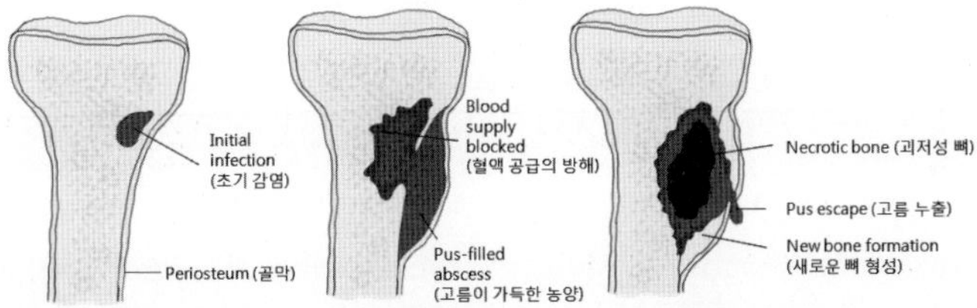

A. Initial infection (초기 감염) B. Acute phase (급성기) C. Chronic phase (만성기)

2) 뼈의 질병과 비타민, 미네랄의 부족

① 구루병Rickets

② 골연화증Osteomalacia

③ 골다공증Osteoporosis : 골다공증은 매우 조용하게 진행하여 상당한 뼈 손실로 골절이 일어나기 전까지는 증상이 거의 없다. 특히 무게를 감당하는 척추뼈와 골반뼈가 골다공증에 취약하다. 이러한 뼈의 손실은 키를 작게하고 척추를 휘게 만든다.

아래 그림과 같이 40세를 전후 하여 경추가 전방으로 굽기 시작하여, 척추와 요추가 휘는 정도가 심해지는 현상이 시작된다. 60세 이후에는 머리가 땅쪽으로 향하게 된다.

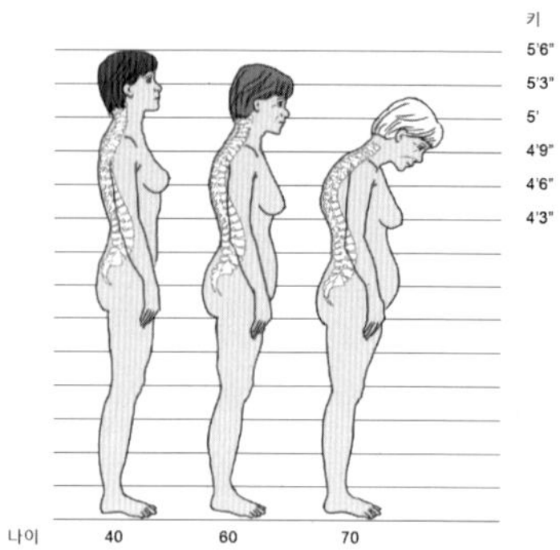

골다공증에 의한 척추의 변화

골다공증의 위험인자
낮은 골밀도
낮은 칼슘섭취
여자
비타민D 부족
작은 체형
앉아서 생활하는 습관
가족력
흡연
폐경
과도한 알코올 섭취
코카시안 인종 혹은 아시안 인종
거식증
Hysterectomy

척추가 눌려 휘게 되면 척추신경에 손상이가 엄청난 고통이 따르며 골절은 주로 엉덩이나 허리에서 일어난다. 골다공증은 환자의 의료기록과 골밀도 테스트를 통하여 진단하는데 치료방법은 없다. 그래서 예방이 매우 중요하다. 칼슘과 비타민D 섭취 그리고 근력운동을 병행하는 것이 뼈의 골밀도를 유지하는 좋은 방법이다. 반드시 금연해

야하며 알코올과 카페인의 섭취는 최소화해야 하고 칼슘 보조제만 섭취하는 것은 큰 효과를 발휘하지 못하므로 마그네슘 보조제와 병행하여 섭취하는 것이 좋다.

3) 기타 뼈 기형 질병

① 파게트병Paget's disease : 뼈의 과다한 생성. 특히 두개골, 척추, 골반 등에서 발생한다. 전 세계적으로 희귀한 질환이지만 미국에만 250만명의 환자가 있다. 특히 40대 이상 남자에게서 호발한다. 원인은 아직 모르지만 20 ~ 30% 정도 유전적인 원인으로 생각한다. 국소적으로골흡수가 항진됨과 동시에 골의 새로운 생성이 모자이크상으로 일어나서 섬유화와 혈관신생을 동반하는 골질환. 골격질환, 골통 및 골의 변형을 일으킨다. 혈관신생, 동정맥루의 형성으로 고심박출량성 심부전을 일으키기도 한다. 두개골, 추골, 늑골, 골반, 장관골에 많다. 이 상태는 골흡수를 담당하는 파골세포의 국소적인 증가이다. 병인으로는 바이러스 감염에 의해 전前파골세포의 융합이 항진하여 파골세포가 증가한다는 메카니즘이 제시되고 있으나 유전적 소인도 관여하는 것으로 보여 진다. 질병의 시작은 뼈가 말랑해지는 것으로 시작되며 뼈의 과다한 성장이 뒤따른다. 새로 만들어진 뼈는 쉽게 부러지는 경향이 있다. 두개골이 커지고 경막신경에 영향을 준다. 그래서 시각과 청각에 장애를 받을 수 있다.

② 골육종Osteogenic sarcoma : 파게트병의 합병증중의 하나로서 골육종이 주로 발생하며, 골육종은 뼈에 발생하는 원발성 악성 종양암 중에서 가장 흔하다. 왕성한 10대 성장기에 가장 많이 발생하며 남자에게 조금 더 많이 발생한다. 발생 빈도는 미국의 경우 연간 500~1,000명 정도 발생하는 것으로 알려져 있고 우리나라에서도 연간 약 100명

정도 발생하는 것으로 추정되고 있다. 팔, 다리, 골반 등 인체 뼈의 어느 곳에서나 발생할 수 있으나 흔히 발생하는 부위는 무릎 주변의 뼈이다. 암이 있는 부위가 아프거나 붓는 것이 흔한 증상이다. 골육종의 발병 원인으로 알려져 있는 것은 과거에 어떤 질환으로 인해 방사선 치료를 받은 경우나 암이 잘 발생하는 특정 질환 증후군이 있는 경우이다. 하지만 거의 대부분의 골육종 환자는 이런 발병 원인을 갖고 있지 않고 발병 원인을 찾을 수 없다. 따라서 골육종을 예방하는 것도 어렵다.

③ 척추측만증Scoliosis : 정상적인 척추는 정면에서 보았을 때 일직선이며 옆에서 보았을 때에는 경추와 요추는 앞으로 휘고전만곡 흉추와 천추부는 뒤로 휘어후만곡 있다. 척추 측만증은 척추가 정면에서 보았을 때 옆으로 휜 것을 지칭하나, 실제로는 단순한 2차원적인 기형이 아니라 추체 자체의 회전 변형과 동반되어 옆에서 보았을 때에도 정상적인 만곡 상태가 아닌 3차원적인 기형 상태이다.

척추 측만증을 일으킬 수 있는 원인은 여러 가지가 있으나, 대부분(85~90%)의 척추 측만증은 그 원인을 알 수 없으며, 이러한 경우를 특발성 척추 측만증이라고 한다. 태아 때 척추 생성 과정에서 이상이 생겨 발생한 척추 측만증은 선천성 척추 측만증이라 하며, 이 외에 중추 신경계나 신경학적 이상으로 발생하는 신경 근육성 척추측만증, 신경 섬유종에 의한 척추측만증과 마르팡Marfan 증후군 등 여러 증후군에 동반된 척추측만증이 있다.

④ 척추후만증Kyphosis : 정상적인 척주는 옆에서 바라보았을 때에 경추부목쪽와 요추부허리쪽는 앞으로 볼록 나온 모양전만곡을, 흉추부가슴쪽와 천추부엉덩이쪽는 뒤로 휜 모양후만곡을 나타낸다. 그러나, 추체, 추간

판 및 주위 근육의 이상으로 인해 이러한 척추의 정상 모양이 아니고 흉부의 후만곡이 증가되어 있거나, 경부와 요부에서 후만 변형이 보일 때를 후만증이라 부른다. 옆에서 보았을 때 척추가 뒤로 휘어져 있는 경우

정상적인 척추는 옆에서 바라보았을 때에 경추부목쪽와 요추부허리쪽는 앞으로 볼록 나온 모양전만곡을, 흉추부가슴쪽와 천추부엉덩이쪽는 뒤로 휜 모양후만곡을 나타낸다. 그러나, 추체, 추간판 및 주위 근육의 이상으로 인해 이러한 척추의 정상 모양이 아니고 흉부의 후만곡이 증가되어 있거나, 경부와 요부에서 후만 변형이 보일 때를 후만증이라 부른다.

정상 척추를 옆에서 볼 때, 원인후만증의 가장 큰 원인은 자세가 나쁜 경우이며 이를 자세성 후만증이라고 한다. 그 외의 원인으로는 청소년기 후만증, 선천성 척추 후만증, 원발성 혹은 전이성 종양, 노인성 척추 후만증, 결핵성 척추 후만증, 강직성 척추염, 요부 변성 후만증, 외상이나 광범위한 추궁판 절제술 등이 있다.

자세성 후만증은 청소년 급성장 시기의 불량자세가 그 원인이다. 청소년기 후만증은 아직 원인이 확실하게 밝혀지지 않았으나, 호르몬 이상, 유전적 성향, 영양 부족, 골다공증, 물리적 요인 등이 원인으로 제시되고 있다.

⑤ 척추전만증Lordosis : 정상적으로 존재하는 허리뼈의 전만앞으로 볼록하게 굽은 척추 배열 양상이 병적으로 증가된 상태를 말한다. 허리뼈가 아닌 등뼈흉추의 전만증은 극히 드물지만, 요추전만에 영향을 주는 요인은

몸의 무게중심의 위치, 사무직 근로자의 부적절한 자세나 생활습관 환경들이 있다고 알려졌다. 복부비만이 심하거나 임신을 하여 복부의 하중이 커지면 엉덩관절고관절에 과도한 힘이 가해지기 때문에 이러한 힘을 줄이기 위해 상체를 뒤로 젖히는 자세를 취하게 되는데 이 자세가 바로 과도한 허리뼈의 전만곡을 만들어 낸다. 또한, 장시간 의자에 앉아 사무를 보는 사무직 근로자가 잘못된 자세로 오랜 기간 일하면 요추 전만이 증가한다고 알려져 있다.

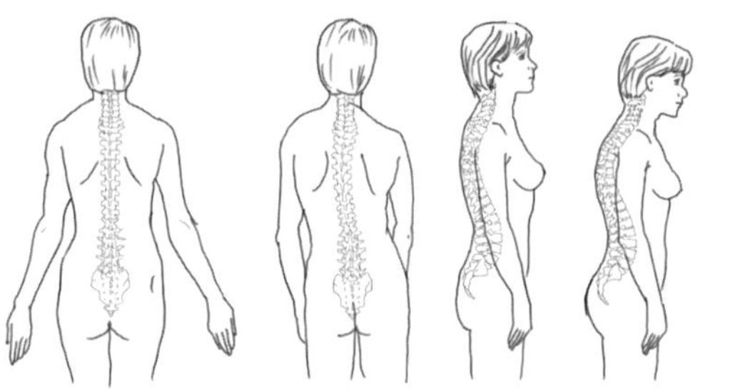

두 가지의 가장 흔한 척추기형 : scoliosis와 kyphosis

4) 뼈암(골암):

악성 뼈암: 뼈암은 매우 희귀하나 1%정도 악성으로 발전한다. 대부분 다른 암의 전이 때문에 뼈암이 2차적으로 발생하는 경우가 많다. 주로 남자에게서 어린이나 청소년에게서 발생한다. 뼈암의 한 형태인 골육종은 주로 긴뼈 특히 무릎 아래의 정경이뼈에서 발생하며 원인은 아직 모른다.

골육종 - 10대 청소년기에 많이 발생, 치료 후에도 40% 재발하여 사망, 골간단부위에서 발생하며 정확한 원인은 밝혀지지 않음. 뼈암은 치료후에도 10년간 관찰이 필요. 뼈에서 만드는 콜라겐, 파이브로넥틴이 암세포수용체인테그린가 잘 붙게 됨-〉 이 암세포가 파골세포정상적으로 뼈를 녹임와 잘 붙어서 암세포를 위해 뼈를 녹여줌 --〉 뼈 안에서 암세포가 잘 자라게 됨.

뼈암세포는 폐로 전이가 잘되는데 그 이유는 폐는 온몸에 산소를 전달해야 하므로 혈액과의 접촉이 많기 때문이다.

5) 뼈의 상처골절 : 골절을 일으킬 수 있는 뼈의 손실과 손상은 다양한 원인에 의해서 일어나지만 과도한 힘과 뒤틀림, 눌림 등에 의해 일어날 수 있고, 주된 증상은 다음과 같다.

- 팔 혹은 관절의 기형적인 탈골
- 부어오름, 타박상, 출혈, 과도한 통증
- 감각없음 혹은 얼얼함
- 뼈의 돌출로 인해 피부의 찢어짐
- 움직이기 어려우며 제한된 팔놀림

위의 증상들이 나타나면 정밀진단이 필요하며 다양한 골절이 일어날 수 있다. 골절이 일어나면 지지대나 부목을 사용하여 고정해야 하며 수술과 핀 혹은 플레이트를 사용할 수 있다.

5. 관절의 질병

- 관절염 : 영어로 관절염을 Arthrtis 라고 부르는데 그 의미는 관절

의 염증을 의미한다. 주된 증상은 늘 지속적인 통증과 뻣뻣함 이다. 관절이 부어오를 수도 있으며 움직임이 상실되고 기능이 상실된다. 가장 흔히 나타나는 부위는 척추의 아래쪽, 엉덩이, 손가락 그리고 무릎이다.

- 류마티스 관절염 : 만성적이고 회복할 수 없는 자가 면역 질환으로서 류마티스성 관절염은 염증이 전신에 거쳐 나타나기 때문에 다양한 관절에서 그리고 둘러싸고 있는 근육과 힘줄과 인대에서 나타난다. 류마티스성 관절염은 미국에만 1300만 명의 환자가 있고 여자가 남자보다 3배이상 환자가 많으며 30대와 60대에서 주로 발병을 시작한다. 위험인자가 왜 류마티스성 관절염이 시작되는지는 아직 잘 모르나, 자가 면역 질환과 관련이 있는 것으로만 알려져 있다.

  Rhematoid factors : antiglobulin antibodies 항 글로블린 항체 관절 낭액에서 항체복합체를 형성한다.

우리 연구실에서는 관절염환자의 지단백질특성을 분석하기 위해 서울대병원 류마티스내과에 내원한 관절염 환자를 대상으로 혈액을 채취하여 지단백질을 분리하고 산화된 정도를 알아보기 위하여 구리 이온을 처리한 후 아가로스겔에 전기영동 하였다. 그 결과 남자 관절염 환자RAM는 대조군YM에 비하여 VLDL의 이동성이 매우 빨랐고 LDL은 밴드가 매우 확산되어 검출, 염색되지 않았다. 이 결과는 관절염 환자의 VLDL이 산화 스트레스에 많이 변형되어 있음을 의미한다. 여자 관절염 환자RAF와 여자 루푸스환자SLEF도 남자 관절염환자와 유사하게 구리 이온의 처리에 따른 빠른 이동성을 보여주었다. 반면 여자 대조군은 느린 이동성을 보여 산화의 저항성이 있음을 보여주었다.

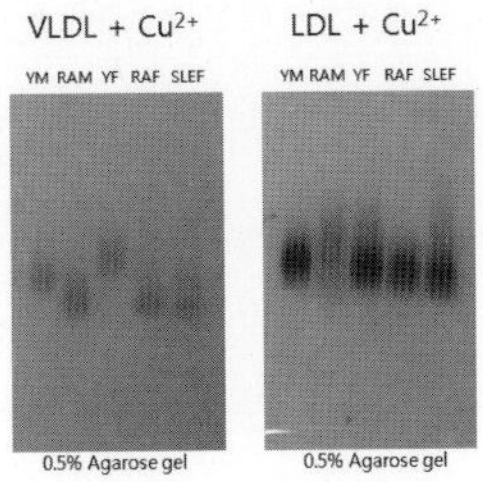

YM, young male
RAM, Rhematoid Arthrtis male
YF, Young female
RAF, Rhematoid Arthrtis female
SLEF, systemic lupus erythematosis female

각 지단백질들을 SDS-PAGE 상에서 비교한 결과, VLDL의 경우, 남자 관절염 환자는 대조군과 큰 차이를 보이지 않았으나 여자 관절염 환자는 대조군에 비하여 apo-B의 부러짐 현상을 보여주었다. 특히 LDL에서는 남자 환자와 여자 환자 모두 apo-B의 심각한 부러짐 현상을 보여주었는데 특히 여자 관절염 환자의 경우 가장 심한 apo-B의 분해 현상을 보여주었다. 이 결과는 이들 관절염 환자의 VLDL과 LDL에서 산화가 증가하여 이동성도 빨라지며 apo-B의 분해도 가속화됨을 의미한다.

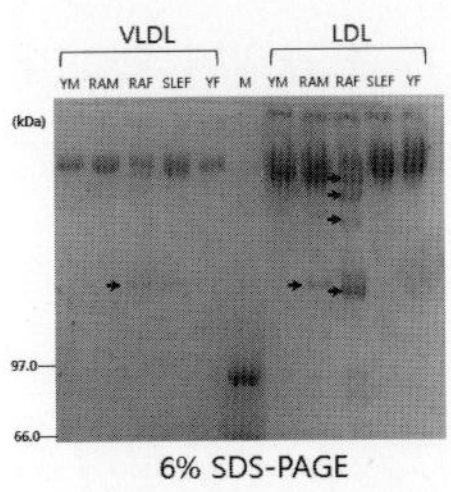

YM, young male
RAM, Rhematoid Arthrtis male
YF, Young female
RAF, Rhematoid Arthrtis female
SLEF, systemic lupus erythematosis female

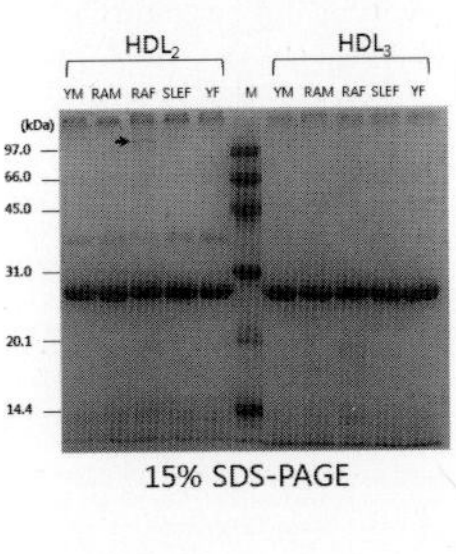

YM, young male
RAM, Rhematoid Arthrtis male
YF, Young female
RAF, Rhematoid Arthrtis female
SLEF, systemic lupus erythematosis female

HDL_2와 HDL_3의 전기영동 이동성을 SDS-PAGE 상에서 비교해 본 결과, 특히 HDL 2에서, 여자 관절염 환자에서 특이적으로 분자량 100 kDa의 큰 밴드가 발견되었고(화살표) apoA-I 밴드가 약간 위로 Shift up되는 현상을 보여주었다. HDL3에서도 여자 관절염 환자가 apoA-I 밴드가 Shift up되는 현상을 보여주며 좀 더 많은 아포지단백질들의 fragment들이 발견되었다.

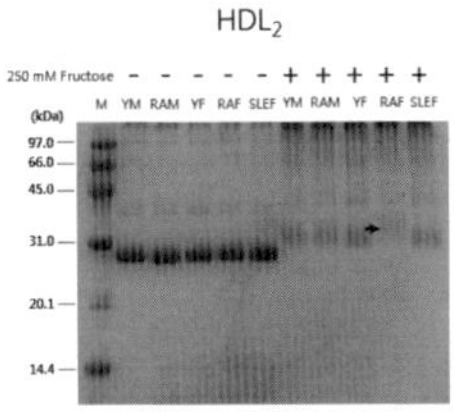

15% SDS-PAGE (4 μg loading)

YM, young male
RAM, Rhematoid Arthrtis male
YF, Young female
RAF, Rhematoid Arthrtis female
SLEF, systemic lupus erythematosis female

이들의 HDL2에게 과당을 처리하여 당뇨당화스트레스의 위험민감도를 비교해본 결과 여자 관절염 환자에서 과당 처리에 의해 HDL2 밴드가 모두 사라지는 현상을 발견하였다. 이는 여자 관절염 환자가 매우 높은 과당에 대한 분해민감도를 보여 주는 것으로 HDL2 밴드가 부러져 있었던 현상과 잘 일치한다.

각환자들의 HDL3에게 과당을 처리했을 경우에도 여자 관절염 환자가 과당에 대한 가장 높은 당화민감도를 보여주었는데 과당을 처리하기 전에도 이미 다량체가 많이 형성되어 있었고 apoA-I 밴드가 Shift up되어 있었다.

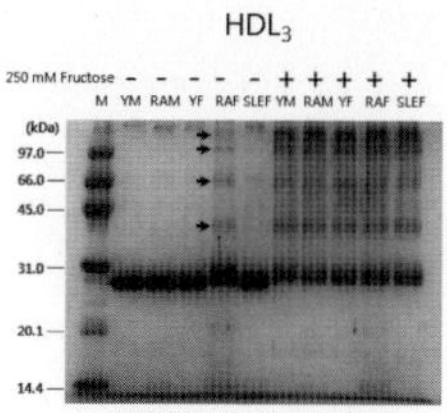

15% SDS-PAGE (4 μg loading)

YM, young male
RAM, Rhematoid Arthrtis male
YF, Young female
RAF, Rhematoid Arthrtis female
SLEF, systemic lupus erythematosis female

남자의 경우 관절염 환자와 루푸스 환자는 LDL에서 각 1.2배 혹은 1.4배의 당화물 증가를 보여주었고 HDL2의 경우에는 관절염 환자가 1.5배 루푸스 환자가 1.6배의 당화물 증가를 보여주었다. 여자 환자의 경우에는 더욱 당화물이 증가하여 LDL에서 관절염 환자의 경우 대조군에 비해 1.4배, 루푸스 환자의 경우 1.3배 증가하였다. HDL2의 경우에는 관절염 환자가 1.7배, 루푸스 환자가 1.3배 더 증가하였다. 이는 모든 관절염 환자와 루푸스 환자에서 당화산물이 지단백질에 증가하며 특히 여자 관절염 환자의 경우 가장 높은 당화 산물의 증가를 보여주며, 아포지단백질들의 분해와 잘 일치하는 결과를 보여주는 것이다.

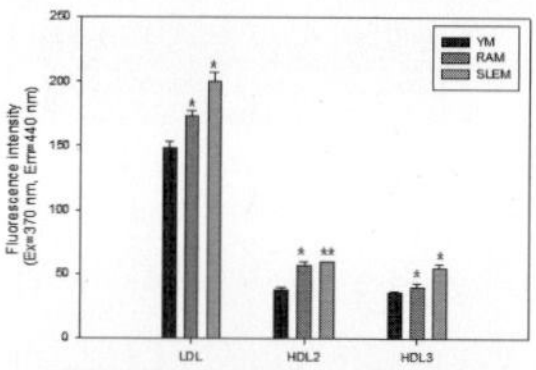

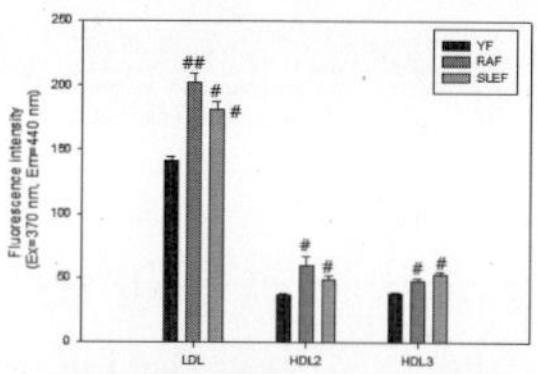

	YM	RAM	SLEM
LDL	100%	117% 증가	135% 증가
HDL2	100%	149% 증가	157% 증가
HDL3	100%	113% 증가	154% 증가

	YF	RAF	SLEF
LDL	100%	144% 증가	128% 증가
HDL2	100%	166% 증가	134% 증가
HDL3	100%	126% 증가	139% 증가

지단백질내에 함유된 산화물의 양을 MDAMalondialdehyde정량 방법으로 비교해 본 결과 관절염 환자와 루푸스 환자 모두에서 대조군에 비해 현저한 산화물의 증가를 보여주었다. 그중에서도 특히 루푸스 환

자가 LDL에서 가장 많은 MDA의 양을 보여주었다.

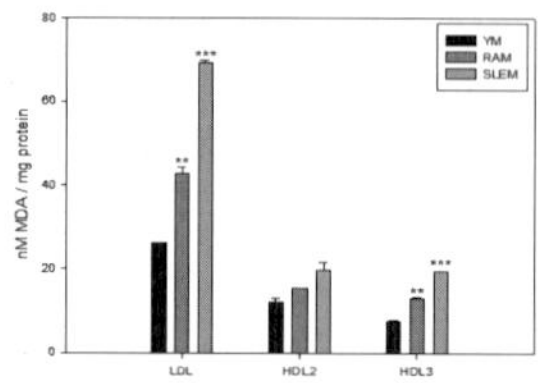
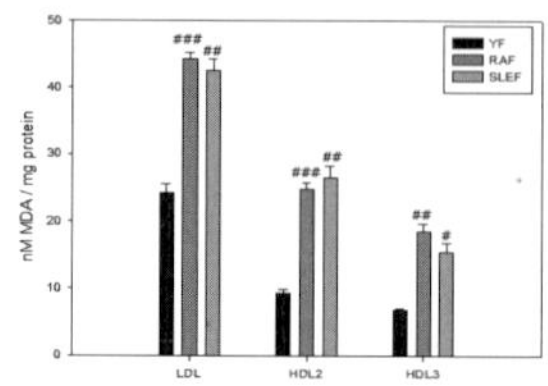

	YM	RAM	SLEM
LDL	100%	64% 증가	166% 증가
HDL2	100%	28% 증가	65% 증가
HDL3	100%	74% 증가	160% 증가

	YF	RAF	SLEF
LDL	100%	82% 증가	75% 증가
HDL2	100%	167% 증가	184% 증가
HDL3	100%	168% 증가	123% 증가

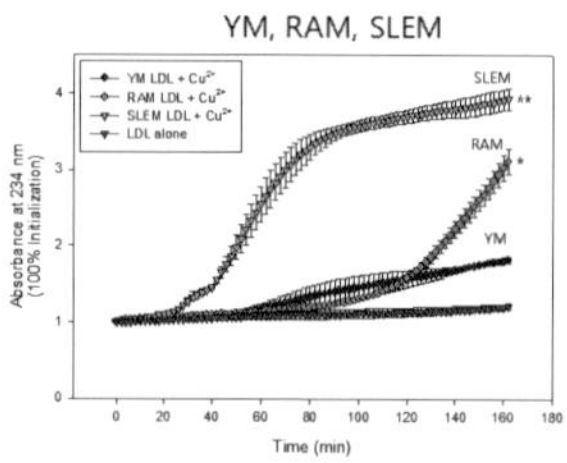

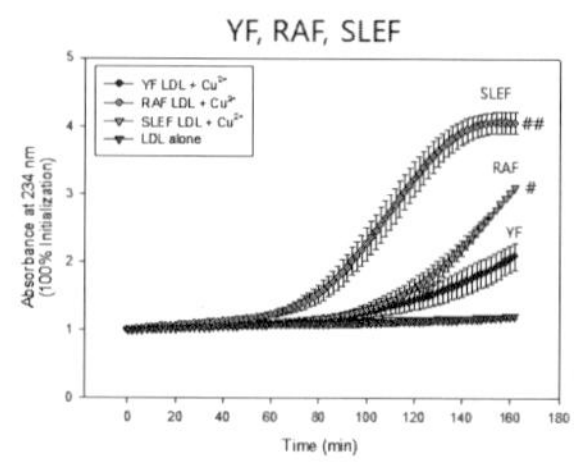

YM	RAM	SLEM
100%	172% 증가	217% 증가

YF	RAF	SLEF
100%	194% 증가	149% 증가

각 환자로부터 분리한 LDL들의 산화민감도를 비교하기 위해 구리 이온을 처리하고 일정시간 산화물의 증가를 흡광도 234nm에서 측정해본 결과 남자와 여자 모두에서 루푸스 환자가 가장 빠른 산화 정도를 보여주었다. 이 결과는 MDA 정량 결과와 잘 일치하고 있다.

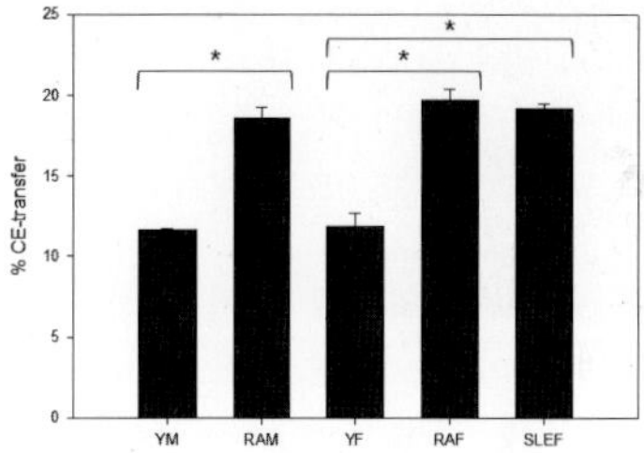

YM, young male
RAM, Rhematoid Arthrtis male
YF, Young female
RAF, Rhematoid Arthrtis female
SLEF, systemic lupus erythematosis female

HDL3에 붙어있는 CETP활성을 측정해 본 결과, 남자 대조군에 비하여 관절염 환자는 1.6배 활성이 증가하였고 여자의 경우 대조군에 비해 관절염 환자는 1.7배 루푸스 환자는 1.6배 증가하였다 이 결과는 관절염이 진행될수록 HDL내의 CETP활성이 증가함을 의미한다.

CETP는 동맥경화를 촉진하는 단백질이고 CETP가 없는 사람이 100세 이상 장수하였다.(141-142페이지)

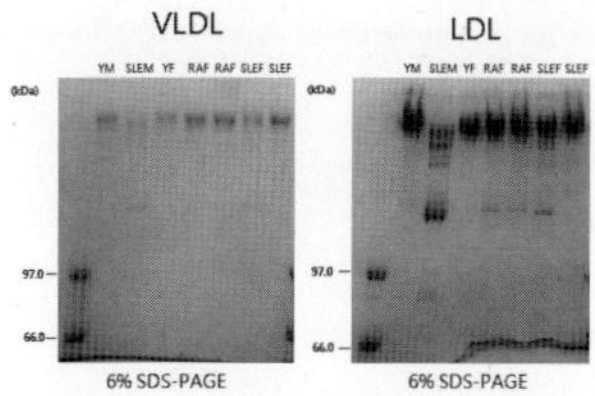

YM, young male
RAM, Rhematoid Arthrtis male
YF, Young female
RAF, Rhematoid Arthrtis female
SLEF, systemic lupus erythematosis female

위의 결과와 같이 남자 루푸스 환자의 경우 VLDL과 LDL의 단백질인 apo-B의 부러짐 현상이 매우 심하였다. 이는 루푸스의 자가면역증가와 apo-B의 부러짐현상이 연관있음을 시사한다.

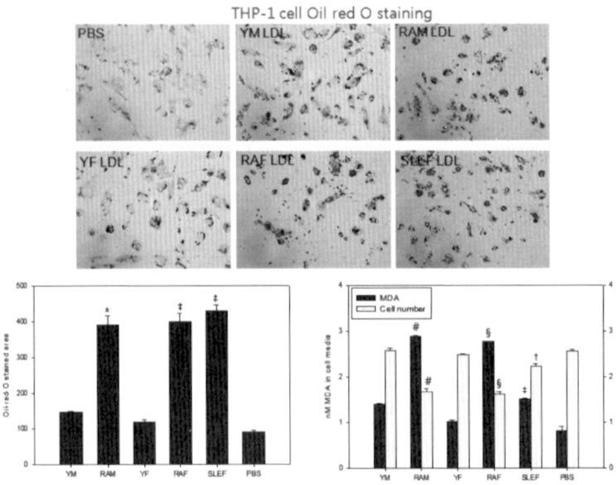

각 환자들의 LDL을 혈관대식세포에 처리해 본 결과 각 대조군들에 비하여 관절염 환자의 LDL은 더욱 빨리 혹은 더욱 강하게 대식세포에 탐식됨을 보여주었고 산화물의 증가도 현저히 증가하였다. Oil red O로 염색하여 탐식 정도를 비교해 본 결과 남자 관절염 환자는 대조군에 비해 2.6배 증가하였고 여자 관절염 환자는 대조군에 비해 3.4배 증가하였다. 여자 루푸스 환자도 대조군에 비해 3.6배 증가하였다.

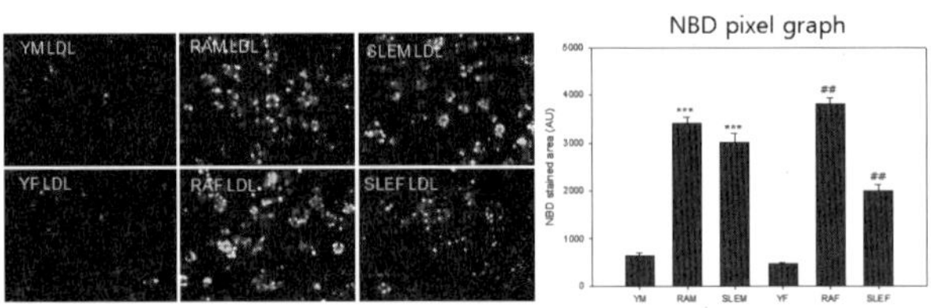

LDL의 탐식정도를 형광표지를 통해 비교해 본 결과 남자 관절염 환자의 LDL은 5.3배, 남자 루푸스 환자는 4.6배 더 많이 대식세포로 탐식되었고 여자의 경우 관절염 환자는 7.9배, 루푸스 환자는 4.2배 더 대조군보다 증가하였다. 이 결과들은 관절염 환자 혹은 루푸스 환

자의 LDL이 산화 혹은 당화, 변형되어 더 빨리 탐식될 수 있음을 보여 준다.

관절염, 루푸스 환자들의 LDL들이 제브라피쉬 embryo에게 배아 사멸 유발

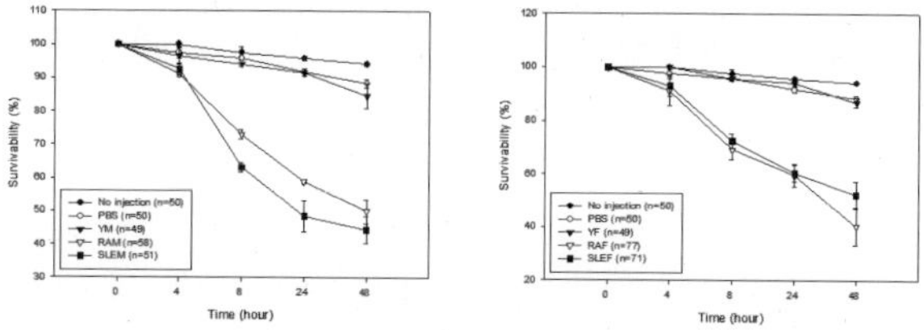

남자 루푸스 환자의 경우 apo-B의 부러짐 현상이 발견되었는데 제브라피쉬 배아에 미세주입했을 경우에도 가장 낮은 생존률을 보여주었다. 대조군인 등장액 버퍼의 경우 88%의 생존률과 건강한 대조군 남자는 85%의 생존률을 보이는데 비해, 남자관절염 환자는 50%, 남자 루푸스 환자는 44%의 생존률만을 보여주었다. 여자의 경우에도 관절염 환자가 40%의 생존률을 보이고 루푸스 환자가 52%의 생존률을 보여 대조군에 비해 현저히 낮은 생존률을 보여주었다. 이들은 증가된 면역염증유발반응과 연관있는 것으로 해석된다.

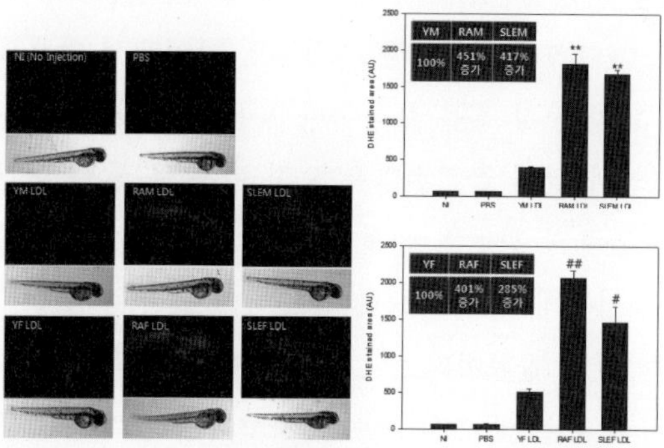

위의 그림과 같이 관절염 환자와 루푸스 환자의 LDL을 미세주입하였을 경우 사멸률의 증가와 더불어 배아내 산화물의 증가도 동시에 일어남을 관찰하였다. 증가 된 산화물은 DHE형광염색을 통해 빨강색으로 선명하게 나타난다. 대조군에 비해 관절염과 루푸스 환자들의 LDL은 남자의 경우 5배 여자의 경우 3배 가량 증가하였다.

1. 류마티스성 관절염

관절이 염증 반응으로 파괴되고 면역 작용의 이상으로 발생. 자신이 가지고 있는 물질에 대하여 항체를 만들기 때문에 생기는 자가면역반응이 자신의 조직을 손상시키는 질환으로 주로 관절에 무균성 염증이 발생. 만성 질병이므로 20-60살에 잘 생기며 여성이 남성보다 2-3배 많이 발생한다.

2. 골관절염 osteoarthris

골관절염은 가장 흔한 형태의 관절염이며 미국인구의 2,700만 명의 환자가 있고, 25세 이상의 환자가 14%, 65세 이상의 환자가 34% 차지한다. 남녀간의 차별없이 고루 발병하며 주로 40세 이후에 나타난다. 1차와 2차 골관절염으로 구분하는데 질병은 같으나 발생의 원인이 조금 다르다. 1차 골관절염은 정상적인 나이에서 발생하며 2차 골관절염은 무릎의 부상 혹은 트라우마 혹은 비만에서 발생한다. 류마티스성 관절염과 달리 골관절염은 오직 한쪽 무릎에만 영향을 준다. 주된 증상은 통증과 관절의 뻣뻣함이다. 근육이 쉽게 피곤해지며 긴장되어 있다. 척추의 아래쪽 등에 통증이 발생할 수 있다. 퇴행성 관절염, 퇴행성 관절 질환이라고도 불려지며, 국소적인 관절에 점진적인 관절 연골의 소실 및 그와 관련된 이차적인 변화와 증상을 동반한다. 관절을 보호하고 있는 연골의 점진적인 손상이나 퇴행성 변화로 인해 관절을 이루는 뼈와 인대 등에 손상이 일어나서 염증과 통증이 생기는 질환으로, 노화와 함께 증가하며 관절의 염증성 질환 중 가장 높은 빈도를 보인다.

3. 통풍

통풍은 우리 몸의 요산이 축적되서 요산의 농도가 높은 상태로 신체의 관절 주위 및 연부조직에 들러붙어 심한 통증을 일으키는 대사성 질환이다. 통풍이라는 병명도 영어로는 gout이다.

원래는 뚱뚱하고 풍채 좋은 사람에게 많이 발병하여 과거에는 부자병이라고 생각하는 경향이 있었으나, 최근 서구식 식생활 패턴과 음주, 비만 등으로 요산 수치가 증가해 통풍으로 병원을 찾는 20~30대가 늘었나고 있다.

혈중 요산이 높을수록 요산 결정체가 더 쉽게 형성돼 여러 조직에 침착하지만 이런 상태가 수년 이상 장기간 지속될 때 통풍이 생긴다 통풍은 요산대사에 이상이 생길 때 발생하는 대사 질환이지만 대부분 직접적인 원인을 찾기 어렵다.

그러나 요산이 높다고 해서 통풍이 발생되는 것은 아니다. 통풍은 각 단계별로 구분되기 때문이다.

혈청요산의 적정농도는 요산 농도의 기준치는 남자는 7.0mg/dL, 여자는 6.0mg/dL 이다

1단계는 무증상 고요산혈증으로 요산농도가 증가했지만 아직 통풍의 증상이 없는 단계로 고지혈증, 고혈압, 동맥경화 등이 발병할 수 있다.

2단계는 급성 통풍성 관절염으로 발가락, 발등, 발목, 뒷꿈치, 무릎, 손목, 손가락, 팔꿈치 등에서 발병한다. 증상으로는 발작을 하게 되며 병변 부위가 붉게 변하면서 부어 오르며 매우 심한 통증이 동반된다.

발작은 짧은 경우 몇 시간, 긴 경우 몇 주 동안 지속된다.

3단계는 간기 통풍으로 급성 통풍성 관절염 발작 이후의 기간을 말하며 두 번째 발작은 6개월에서 2년 사이에 발생한다.

4단계는 마지막 단계인데 만성결정성 통풍으로 이 단계에 접어들면 다른 관절염들과 유사한 증상들을 보인다. 환부는 손가락, 손, 발가락, 발목, 무릎 등에 증세가 나타나고 결절이 형성돼 비정상적으로 울퉁불퉁하며 지속적인 통증을 동반한다. 또 결절로 인해 약해진 피부에는 궤양이 생길 수 있으며 감염을 일으키기도 한다.

· 통풍치료의 어려움

많은 사람들이 이렇게 진행되는 통풍에 대해 초기단계에서 약제의 복용으로 통증이 사라지면 병원진료를 자의적으로 멈추는 경우가 많아 통풍을 진행되도록 만드는 상황을 자초하고 있다. 특히 통풍은 각종 생활습관병과 동반해 발생하는 경우가 많다. 이 때문에 통풍환자는 비만, 고지혈증, 고혈압 당뇨 등 심혈관질환의 위험도가 높으며, 통풍은 신장의 기능과도 깊은 관련이 있다.

· 통풍과 신장 기능

신장이 안좋으면 요산을 잘 배출하지 못해 통풍의 위험률이 올라가고, 반대로 요산 수치가 높을 경우 요산의 주요 배출 통로인 콩팥에 요산이 쌓이면서 콩팥 기능이 나빠지는 악순환이 올 수 있다. 통풍의 관리를 위한 식이조절을 위해서는 먼저 요산의 수치를 증가시키는 육류나 생선류, 술 등의 섭취를 줄여야 한다.

· 통풍과 요산과다증

통풍은 염증성 관절염과 요산의 증가가 동시에 수반되는 질병이다.

통풍의 발생은 유럽과 미국에서 인구의 0.2%정도 환자가 발생하며, 5%정도의 인구가 요산 과다증을 가지고 있다. 통풍은 선진국에서 주로 발생하며 남자와 여자의 발생비율은 10:1정도 이므로 남자에게서 더 많이 발생하고 청년기와 폐경기 이전 여자에게서는 잘 발생하지 않는다. 요산과다증이 통풍환자에게서 가장 흔한 증상이다. 요산은 사춘기 이후에 혈청농도가 늘어나기 시작하는데 남자에게서 증가속도가 빠르다.

요산과다증은 대부분 무증상이며, 나이와 비만과 고단백질 식사 알코올섭취의 증가, 허혈성 심근경색의 증가, 고혈압의 증가와 함께 비례하여 증가한다. 통풍은 가족력이 있는 경우가 흔하다.

병리학적 원인	1. 요산배출의 장애	만성적인 신장기능의 손상 약물치료(이뇨제 섭취, 아스피린 섭취) 고혈압 납중독 갑상선 저하증
	2. 요산생산의 증가	퓨린생산의 증가 퓨린의 생산전환(turn over) 증가
임상적 특징	급격한 요산증가에 따른 염증	
요산 배출의 장애 원인	선천적인 신장질환(흔하지 않은 임상의 통풍) 알코올, 운동, 굶주림으로 인해 젖산 생산량 증가 포도당-6-인산효소 부족(신장 배설을 방해) 약물 치료 ex) thiazide 이뇨제, 저용량의 아스피린 고혈압, 납 중독, 최초의 부갑상선 기능 항진증 갑상선 기능 저하증	

요산과다증은 네가지의 임상증상을 보인다.

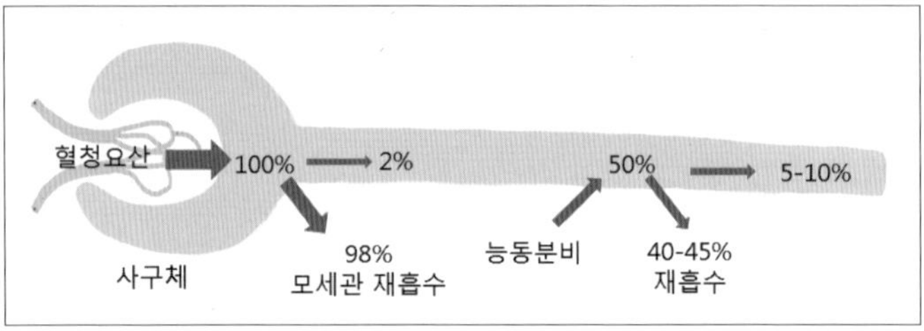

신장의 요산 수송 : 정상적인 상황에서 사구체 무게의 5-10%가 소변으로 배출된다.

고요산혈증이 일어나는 객관적인 네가지의 증후군

- 급성 요산 활막염 - 통풍
- 만성 관절 통풍- 통풍의 첫 증상. 중년 이후에 호발
- 만성 결절성tophaceous 통풍
- 요산으로 인한 신장의 결석형성

요산 배출의 장애 원인

- 선천적인 신장질환(흔하지 않은 임상의 통풍)
- 약물 치료 ex) thiazide 이뇨제, 저용량의 아스피린
- 고혈압
- 납 중독
- 최초의 부갑상선 기능 항진증
- 갑상선 기능 저하증
- 알코올, 운동, 굶주림으로 인해 젖산 생산량 증가
- 포도당-6-인산효소 부족(신장 배설을 방해)

화농성 관절염(패혈증성 관절염)

의학적으로 응급상황인데 관절의 세균관염에 의해 일어난다. 연골과 뼈가 부서져 덩어리지는Septicemia 현상으로 패혈증을 유발하며 목숨

이 위태로울 수 있는 세균성 혈전이 발생한다. 고노레아균이 감염부위에서 혈관을 따라 관절에 도착하여 증식하면 발생할 수 있다. 스트렙토세균, 스타필로구균이 관절염부위에 감염되어도 트라우마나 수술이 필요한 심각한 상황이 유발될 수 있다.

윤활낭염[Bursitis, 潤滑囊炎], 점액낭염

관절 사이의 윤활액을 싸고 있는 윤활낭에 염증이 생기는 질병. 점액낭염이라고도 한다. 주로 어깨 · 팔 · 무릎 · 골반 · 엉덩이 · 아킬레스힘줄에 존재하는 윤활낭에 많이 생긴다. 뼈가 많이 돌출된, 불거져 나온 혹이 대부분 윤활낭염이다.

탈골(Dislocation)

뼈가 정상적인 관절부위에서 어긋난 현상. 삠. 주로 어깨나 손가락 관절에서 일어나지만 어디서나 일어날 수 있다. 통증을 유발하며 움직임에 불편이 따른다. 뼈를 다시 맞추어야 하며 나을 때 까지 움직이지 못하게 고정하여야 한다.

염좌(Sprains)

관절의 비틀림 현상으로 인대가 손상되는 고통이 따른다. 주위의 신경과 혈관도 손상될 수 있다. 부어오르고 내출혈이 생길 수 있다. 염좌부위는 나을 때 까지 사용하지 않는 것이 좋으며 차가운 찜질 등을 통해 부어오른 부분을 진정시키고 후에 온열치료를 통해 통증을 완화하며 더 빠른 회복을 가능하게 한다. 자주 자동차사고에서 발생하는 목뻼이나 혹은 경추부상이 편타성경추손상whiplash이며 주변 조직이 손상될 수 있다.

변형(Strain)

과도한 운동이나 스트레칭으로 근육의 당김. 근육이나 혹은 힘줄의 찢어짐, 파열 등을 말한다. 운동전에 워밍업 혹은 준비체조가 예방방법이다. 치료방법은 휴식과 얼음찜질로 염증을 가라앉히며, 후에 온열을 가하여 혈액순환을 도와 자연적으로 낫게 하는 것이다. 심한 경우에는 완전한 회복에 몇 달이 소요될 수 있다.

수근관 증후군(carpal tumer syndrome)

팔에서 손으로 이행되는 손목부위에 수근관이 있고, 이 공간으로 손가락을 움직이는 힘줄들과 신경이 지나가게 되는데, 다양한 원인에 의해 이 공간이 좁아지거나 조직압이 증가하면, 신경이 압박된다. 이때 신경이 분포하는 영역의 저림, 혹은 감각소실이 있을 수 있다. 손과 팔목에서 가장 흔한 신경 증후군이며 주로 활동이 적은 중년여성에서 많은 것으로 알려져 있다. 감염이나 외상으로 생길 수 있으나 자가면역질환처럼 대부분 정확한 유발인자를 모르는 경우가 많다.

뼈와 성장 그리고 골격노화

성장판 Growth plate

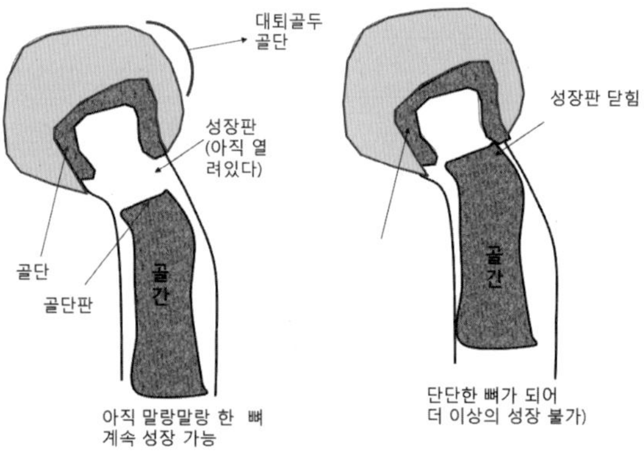

성장판은 위의 그림과 같이 어린이나 청소년의 성장 조직에서 팔다리의 긴 뼈의 양쪽 끝 부분에 해당하는 부분으로 두 군데가 있다. 성장판이 아직 닫히지 않아야 계속 성장할 수 있는 여지가 있는 것이고, 성장이 끝나면 성장판이 닫힌다고 하는데, 골단과 골간이 연결되어 단단한 뼈가 되는 것이다. 따라서 성장판이 닫히기 전에 좋은 영양과 충분한 수면을 취하는 것이 중요하다.

청소년기에 활발한 성장이 끝나고 일정한 키가 유지되는 것은 40세 정도까지이며 그 이후에는 척추의 수축과 굽음 현상으로 인하여 노년기에는 오히려 키가 감소하게 된다. 특히 60세 이후에는 경추와 척추사이의 뼈들이 지면쪽으로 급굽게되어 등이 휘는 척추노화가 유발되는데 골다공증에 의하여 더욱 악화된다. 불행하게도 골다공증은 무증상으로 진행하기 때문에 거의 골절이 다 되어서야 발견되는 경우가 많다. 특히 무게를 지탱해야 하는 척추와 골반뼈가 골다공증에 인한 골절에 취약하다. 이러한 골절이 키를 작게하고 척추의 굽음을 유발하여 척추신경을 자극해 매우 큰 고통을 유발하며 엉덩이와 허리에 골절을 일으킨다. 골다공증은 환자의 개인적인 생활사와 골밀도검사로 진행하며, 아직 치료방법은 없다. 따라서 예방이 매우 중요한데 칼슘과 비타민D가 많은 음식을 섭취해야 한다. 그러나 최근 연구결과들에 의하면 칼슘만을 많이 섭취하는 것은 오히려 파골세포의 활성을 증가시켜 골다공증을 악화시키며 비타민D의 보충제의 섭취가 골다공증의 치료에 큰 도움이 되지 않았다는 보고들이 있으므로 칼슘은 반드시 마그네슘과 같이 섭취하고 비타민D 보충제보다 햇빛노출을 통한 비타민D합성이 더욱 효과적이다. 이때에도 과도한 햇빛노출은 일광화상과 홍반을 유발하므로 하루 15분에서 20분정도만 얼굴에 노출하는 것으로도 충분하다고 한다. 많은 비타민연구에서 대부분의 비타민들이 보조제를 통한 섭취가 도움이 된다는 보고가 많은데 비해,

비타민D만은 그렇지 않다는 보고가 많아서 관심을 끌고 있다.

6. 근육의 질병

1) 근육위축증, 근이영양증Muscular Dystrophy : 유전적인 원인에서도 생길 수도 있고 다른 근육으로 전이될 수 있으며. 다양한 형태의 근육의 쇠퇴 및 상실현상이 일어날 수 있다. 가장 흔한 형태는 Duchenine 현상인데 성염색체에 연관된 질병이고 10,000명당 2명 정도 발생한다. 모든 나이에서 발병할 수 있지만 3세에서 5세에 호발한다. 척추단백질인 Dystrophin이 상실되어 발생하는데 근육섬유가 죽고 그 자리에 지방과 연결조직이 생겨 버려 근육수축을 할 수 없고 척추근육이 약해진다. 가장 심해지면 빨리 진행하여 심장근육에 까지 침범하여 사망에 이르게 된다. 그러나 대부분은 느리게 진행하는 경우가 많다. 어깨 근육이 약해지고 그래서 팔을 제대로 지탱할 수 없게 된다. 이러한 어린이들은 매우 약하고 마르며 어른으로 성장하기 어렵다. 진단은 근전도검사와 생검으로 진행한다. 다양한 크기와 비정상적인 근육섬유, 지방의 침착도 등으로 진단한다. 아직 치료방법은 없으며 유일하게 운동과 척추 및 안마요법으로 증상을 완화시키는 것 뿐이다.

2) 중증 근무력증Myasthenia Gravis : 근육 자체나 신경에는 이상이 없으면서 근육의 힘이 약해지는 병. 유전적으로 전달되는 경우는 별로 없어서 대부분 가족력과는 무관. 매우 드문 병이지만 20-30대 여성에게 많기 때문에 임신과 동반되는 환자가 가끔 있지만 확실한 원인은 모른다. 그러나 이 병이 선천성으로 신생아 때부터 생길 때는 유전적일 가능성도 있으며 한 번 생기면 병이 없어지지는 않는다. 자가면역 질

환의 하나로 추정된다. 근육을 움직이려면 뇌에서 분비된 전달물질이 말초 신경의 끝에서 신경 전달 물질이 나와 근육 세포에 작용을 하여 이루어지는데 수용체 부분에 항체가 생겨서 근육 수축 작용이 어렵고 힘이 줄어들어 근육이 쉽게 피로해지는 증상

3) 근육암Turmor of Muscle : 근육암이란 말 그대로 우리 신체의 근육에 악성 종양이 생기는 것. 하지만 근육암이라고 하기보다는 '육종암'이라고 부르는 것이 일반적. 근육암의 증상은 근육에서 혹같이 만져지는 것은 있지만 특별한 통증은 없고, 혹으로 인해 근육이 붓게 되는 정도. 또한 근육의 힘이 감소하게 된다. 이러한 근육암의 원인은 과거 방사선 치료를 받았거나 암이 호발하는 경우에 동반 발생하는 경우도 있으나 아직 정확한 원인은 모른다.

7. 노화질병

1) 뼈 : 나이가 증가하면서 조골세포의 활성이 감소하게 된다. 조골세포는 스트레스에 반응하여 뼈의 수리와 리모델링 등, 뼈를 만드는 일을 하는데 조골세포의 활성이 감소하면 뼈의 밀도가 낮아진다. 게다가 나이든 뼈는 미네랄은 더 많고 단백질은 부족하게 되는데 이것이 뼈를 더 쉽게 부러지게 만든다. 전반적으로 나이가 들면서 뼈의 전체양이 감소하며, 폐경 이후에는 뼈의 상실이 더욱 가속화되어 골다공증이 쉽게 발생한다. 그래서 골다공증 환자 80%가 여자이며 60세 이상이다.

2) 관절 : 관절의 움직임은 나이 증가에 따라 감소하는데 관절 내부

의 연골이 뻣뻣해지기 때문이다. 인대가 신축성과 탄력성을 잃어버리고 관절낭액 막이 섬유화가 일어나 뻣뻣해지고 관절낭액의 양이 줄어든다. 이러한 증상은 20대 이후로부터 일어날 수 있으며, 특히 운동과 스트레칭을 정기적으로 자주하지 않는다면 30대 이후에는 더 본격적으로 일어난다. 관절염의 발생은 나이에 따라 증가하며 젊은 환자는 20%정도이지만 60세 이후의 환자는 60%를 차지하는데 대부분 골관절염환자이다.

3) 근육 : 근육은 나이가 들수록 자극에 대한 반응성이 줄어든다. 즉, 자극받았을 때의 수축, 이완 하는 능력이 더 오래걸린다는 뜻이다. 수축이후에 회복되는 데에도 더 느리며 반복수축과 인장력을 견디는 능력이 감소한다. 왜냐하면 나이가 들면서 근육섬유가 감소하게 되며 짧아지고 얇아지기 때문이다. 운동은 이러한 감소속도를 낮추며 근육의 양과 힘과 신축성을 유지하게 해준다.

뼈와 근육과 관련된 노화질병

질병	원인	증상	진단	치료	예방	발생시기
Osteomyelitis	스타필로코커스 감염	통증, 빨갛게 붓고 열이남	뼈 스캔, CT, MRI, 백혈구 숫자	항생물질, 수술	감염된 환부에 항생물질 처방	언제라도 어떤나이라도
Rickets	어릴때 비타민 D부족	뼈의 기형적 발생, 관절의 부어오름 등	X-ray, 운동능력측정	비타민D 강화 우유, 햇빛, 대구간유	비타민D 강화 우유, 칼슘과 인의 보충제	어릴적에
Osteomalacia	성인일때 비타민D 부족	근육의 약해짐, 체중감소, 뼈의 통증	X-ray, 운동능력측정	비타민D 강화 우유	비타민D 강화 우유, 칼슘과 인의 보충제	어른일때

질병	원인	증상	진단	치료	예방	발생시기
Osteoporosis	칼슘부족, 골밀도감소	키의 감소, 잦은 골절, 척추의 휨	X-ray, 뼈 스캔	통증완화, 골절치료, 에스트로겐, 칼시토닌 등 처방	칼슘보충, 무거운 역기 등 근력운동	폐경이후 여자
Paget's disease	원인을 알 수 없다. 유전적인 원인	두개골의 비대, 신경의 수축, 척추의 휨, 다리의 기형	운동능력측정	수술 이외에는 별다른 치료가 없다.	불가능	노인남자
Bone tumors	원인 미상, 흔히 다른암의 전이	뼈 조직에 통증없는 덩어리, 트라우마 없는 골절	X-ray, 생검	수술	불가능	어린이와 청소년
Rheumatoid arthritis	자가면역질환	통증과 관절의 뻣뻣함, 관절이 부어오름, 빨갛게 됨, 관절의 기형	운동능력측정, 혈액중 관절염인자 측정	마일드한 운동, 항염증제, 스테로이드	불가능	성인
Osteoarthritis	미상, 관절부상 이후발생, 만성적인 자극	통증, 관절의 뻣뻣함, 움직이기 어려움, 근육의 약해짐, 관절의 비대, 한쪽관절만 영향	X-ray, 과거병력	통증완화, 약한운동, 휴식, 온열치료, 스테로이드, 수술	불가능	성인
Gout	유전적인 원인에 의해 요산대사 장애, 요산이 관절에 축적	과도한 통증, 열, 부어오름, 빨갛게 됨, 급작스러운 발생	혈중요산측정, X-ray	진통제, 해열제	식사조절로 재발방지	40세 이후 남자
Septic arthritis	무릎의 세균감염	통증, 빨갛게 부어오름, 뼈와 관절의 약해짐	과거병력, 윤활액 배양, 세균조사	항생물질	상처부위 치료,항생물질	언제라도
Bursitais	관절의 과도한 사용	관절사용중 통증	과거병력, 유관관찰	진통제, 습열치료, 스테로이드, 휴식	과도한 자극 활동 삼가	성인

질병	원인	증상	진단	치료	예방	발생시기
Carpal tunnel syndrome	과도한 반복적인 손목의 사용	무감각해지고 얼얼해짐, 어깨까지 통증이 메아리침, 밤에 통증이 심해짐	유관관찰, 근점도검사	손과 손목운동, 수술	자극 활동 삼가	어른과 청소년
Muscular Dystrophy	X염색체 연관 유전자의 결손으로 근육 단백질 생산 장애	근육의 약해짐, 근육내의 지방축적으로 비대, 근육의 분해	유관관찰, 혈청내 효소측정, 근육생검	운동요법, 마사지요법	없다. 사전 선별검사로 알아내는 것이 최선	젊을때 발생 .
Myasthenia gravis	자가면역질환, 신경과 근육의 신호전달 장애	피로와 근육의 마비	항체수치, 근점도검사, 항콜린분해효소 약물에대한 반응성	Thymectomy, 항콜린분해효소 약물, 스테로이드 면역억제제	없다.	젊은 성인 여자에게서 발생

뼈와 골격에 관한 단어 정리

calcium (칼슘)
phosphate (인산염)
osteocyte (골세포)
osteoblast (조골세포)
compact bone (치밀골)
spongy bone (해면골)
ossification (골화, 골형성)
periosteum (골막)
ligament (인대)
synovial membrane (활막)
synovial fluid (활액)
bersae (활액낭)
skeletal muscle (골격근)
voluntary muscle (수의근)
tendon (건, 힘줄)
atrophy (위축)
osteomyelitis (골수염)
strains (변형)
electromyogram (근전도)
muscular dystrophy (MD, 근육위축증, 근이영양증)
dystrophin (디스트로핀)
myasthenia gravis (MG, 중증 근무력증)
rhabdomyosarcoma (횡문근육종)
diaphysis (골간)
proximal epiphysis (몸쪽뼈끝)
spongy bone (해면골)
compact bone (치밀골)
medullary cavity (수강)
periosteum (골막)
endosteum (골내막)
nutrient foramen (영양공)
nutrient vessel
epiphyseal plate ,growth plate (성장판)
distal epiphysis (말단, 먼쪽뼈끝)

tuberculosis (결핵)
rickets (구루병)
osteomalacia (골연화증)
osteoporosis (골다공증)
paget's disease (파제트병)
osteitis deformans (변형성 골염)
osteogenic sarcoma (골육종)
scoliosis (척추측만증)
kyphosis (척추후만증)
lordosis (척추전만증)
arthritis (관절염)
rheumatoid arthritis (류마티스 관절염)
rheumatoid factor (류마티스 인자)
ankylosis (관절강직증)
osteoarthritis (골관절염)
spur(돌출)
gout (통풍)
septic arthritis (화농성 관절염)
bursitis (윤활낭염, 점액낭염)
dislocation (탈구)
sprain (염좌)

spongy bone (해면골)
joint capsule (관절낭)
synovial fluid (관절 낭액)
articulating bone (관절뼈)
cartilage (연골)
ligament (인대)
synovial membrane (활막)
Initial infection (초기 감염)
initial infection (초기 감염)
periosteum (골막)
Acute phase (급성기)
blood supply blocked (혈액 공급의 방해)
pus-filled abscess (고름이 가득한 농양)
Chronic phase (만성기)
necrotic bone (괴저성 뼈)
pus escape (고름 누출)
new bone formation (새로운 뼈 형성)
normal vertebral column (정상적인 척추)
scoliosis (척추측만증)
kyphosis (척추후만증)

제15장

외피시스템(피부) 질병

제15장

외피시스템(피부) 질병

모든 사람들이 선탠을 할 수 있다.
그러나 민감한 피부타입을 가진 사람은 선탠을 통해 화상을 입을 수 있으므로 절대 해서는 안된다. 그리고 모든 사람은 피부암으로 발달될 수 있으므로 자외선으로부터 노출을 최소화하여 피부를 지켜야 한다.

1. 피부의 기능

피부는 사람에게서 가장 큰 장기이다. 피부의 목적은 외부의 자극과 스트레스로부터 신체를 지키는 것이다. 따라서 피부는 방어기관이다. 피부는 건조한 육상에서 생명체가 수분을 잃지 않도록 보호해 주는 중요한 생존기능을 가지고 있는데 바로 보습기능이다. 이를 위하여 피부에서는 피지선을 분비하여 수분을 상실하지 않도록 한다. 피지선을 여러 가지 리피드와 저분자물질 피롤리돈카르복실산과 같은 유기산으로 구성되어 있다. 이들은 피부의 pH를 약산성으로 유지하게 하여 세균의 감염으로부터 피부를 보호한다. 따라서 분비된 피지를 과도하게 제거하거나, 공업용비누와 화학살균제를 사용하여 피부의 pH를 알칼리성으로 만들면 피부는 방어와 보호기능을 잃어버려 많은 피부트러블을 유발하고 면역염증이 악화되어 아토피피부염과 같은 만성질환에 시달리게 된다.

2. 피부의 구조

피부의 구조는 표피와 케라틴, 케라티노사이트, 멜라토사이트, 멜라닌, 내피등으로 구성되어 있다. 각질층은 피부의 최외곽에서 피부를 보호하는 장벽역할을 한다. 피부의 구조는 수분을 유지하고 피지를 배설하기 용이하도록 설계 되어있으며 수분의 증발을 막는것이 목적이다. 따라서 건강하고 젊은 피부를 유지하기 위해서는 수분이 상실되지 않도록 노력해야 하며 수분의 상실을 막아주는 피지와 같은 천연보습인자를 과도하게 제거해서는 아니된다.

피부의 구조와 수분이 피부에 미치는 영향

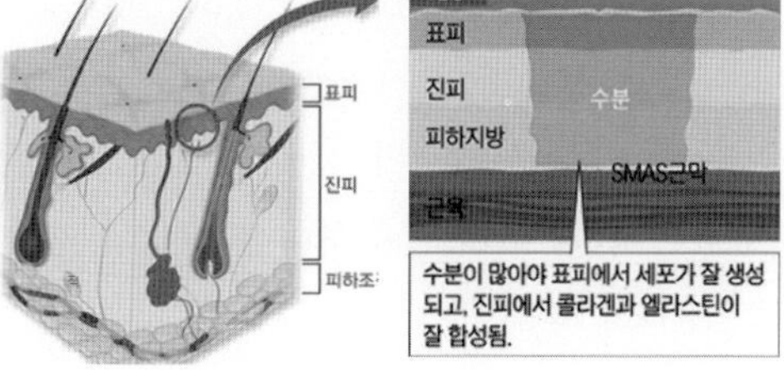

3. 피부 질병의 진단 과정

피부질병은 대부분 시각적인 관찰로 이루어지며 동반질환을 알아내기 위하여 혈액이나 소변검사를 해야 할 때도 있다. 진단과정에서 현미경적 관찰을 위해 피부조직을 긁어낸 샘플이 필요할 때도 있다. 세포배양과 DNA검사 혈액항체검사 등이 피부질병의 원인을 밝히는데 사용될 수 있다. 과민성피부트러블 혹은 개인의 질병력 혹은 질병 발생지역 등이 피부질환의 발생과 진행에 영향을 줄 수 있다. 양성종양과 비멜라노마성 피부암을 진단하기 위하여 생검을 할때도 있다. 생검의 종류에는 천공punch, 절개incisional, 복강경 수술total excisional이 있다.

4. 피부의 lesions의 종류들

① 반점 : 피부 표면에 원형이나 타원형으로 색깔 변화만 있는 것을 가리킨다. 융기나 함몰은 없으며 경계는 명확하나 주변으로 갈수록 색이 차차 흐려지기도 한다. 주근깨freckle

② 농포 : 피부에 생기는, 농이 차있는 작은 융기를 말한다. 농은 고름이라고도 하며 염증 세포와 액체 물질의 혼합물로 구성된다. 농포의 모양은 잔 물집과 비슷하나 내부에 투명한 액체가 아닌 농이 차있고 대개 주위에 염증성 홍반을 동반하며, 하나씩 생기거나 여러 개의 군집으로 발생한다. 수두 varicellachickenpox

③ 발진 : 피부나 점막에 돋아난 작은 종기를 지칭한다. 보통 일시적으로 피부가 붉어지면서 염증과 부종을 동반한다. 많은 질환에서 발진을 동반하며 대표적으로 홍역, 수두, 농가진 등의 감염과

약물에 대한 거부반응. 두드러기, 심마진 urticaria

④ 궤양Ulcer : 궤양은 진피의 일부분까지도 손상되어 피하 지방이 드러난 것. 욕창 decubitus ulcer

⑤ 구진papule, 플라그plaque : 경계가 뚜렷하고 삼출물 없이 고형으로 융기된 병변. 크기는 가장 큰 직경이나 높이가 보통 5-10mm 이내이다. 뾰루지 pimple

⑥ 가피 : 창면, 미란면, 궤양면 상의 침출액이나 혈액또는 농즙이 건조, 응고된 것. 특히 혈액이 응고된 것은 혈가血痂라고 한다. 가피 밑에서는 상피 및 결합조직이 새로 생겨나므로 결국 가피가 탈락됨과 동시에 치유된다. 창상 또는 궤양부분의 표층에 형성되는 섬유소, 백혈구, 응고한 삼출액 및, 괴사조직이 서로 합쳐서 굳어진 것. 부스럼 딱지. 습진 eczema

⑦ 결절nodule : 결절nodule 구진papule과 비슷한 형태이나 더 크거나 깊고, 지속되는 경향이 있다. 여드름acne vulgalis

⑧ 인편Scale : 얇고 건조한 가루와 같은 상피세포의 부스러기. 건선 psoriasis

⑨ 소수포Vesicle : 1cm 미만의 물집을 말한다. 구진papule과 마찬가지로 융기된 병변이나, 소포는 유체fluid를 함유하고 있다. Bulla, Bullae 대수포 수포는 소포와 같은 형태이다. 직경이 10mm 이상이고 보통 장액농성seropurulent의 유체를 함유하고 있다.

⑩ Fissure열구, 열창, 균열 : 좁지만 깊은 피부의 균열. 참호족athlete's foot

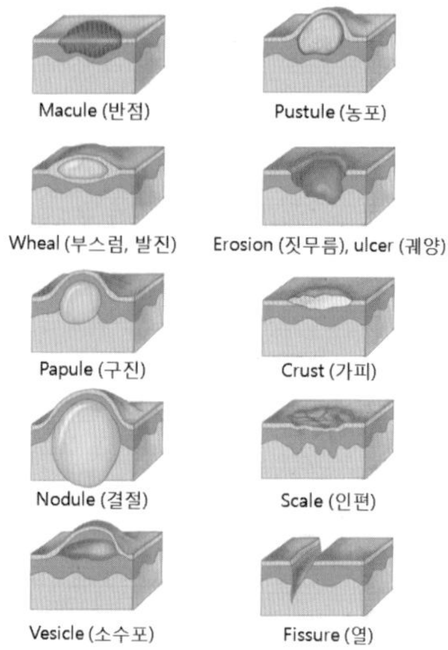

피부 트라우마

· Lacerations : 열상. 잡아 찢음. 갈기갈기 찢음 날카로운 것에 의해 베이는 것

· Abrasions : 찰과상. 긁힘, 마모, 마찰에 의해 피부의 상층부가 벗겨지는 것. 빨갛게 되고 출혈이 생기며 통증이 크다.

· Punctures : 파열. 뾰족한 것이 피부를 뚫고 들어와 찔려서 생긴 구멍, 합병증으로 주로 파상풍의 우려가 크다. 세균의 감염이 잘 되는 혐기성 환경이 만들어 진다.

· Contusions : 타박상. 좌상, 피부에 충격이 가해져 내부의 혈관이 터지거나 손상된 상태. 손상된 혈관에서 피가 흘러나와 주변조직으로 스며들게 된다.

· Ecchymosis : 반상 출혈. 피부나 점막粘膜에 혈관에서 스며나온 혈액의 흔적으로 지름이 3mm 이상인 것. 3mm 이하는 점상출혈點狀出血이라고 한다.

· Avulsion : (무리하게) 떼어냄, 피부의 일부가 뜯겨져 나갔거나 겨우 붙어있는 상태

5. 약물의 피부 부작용 (돌출, 돌기 Eruptions)

약물에 대한 부작용으로 가장 민감하게 반응하는 곳이 피부이다. 피부약을 바른 뒤 약 2%에서 5%의 환자가 부작용을 호소한다. 모든 약물이 부작용을 일으킬 수 있지만 가장 부작용이 심각한것들은 항생물질페니실린, 설파계열 혹은 항염증계열ibuprofen naproxen, 진통제codeine, morphine, 항경련제phenytoin, carbamazepine, 화학 항암제, 정신과 치료약물, 이뇨제, 요오드 들이 있다. 피부부작용은 다양한 형태로 나타나는데 발진이나pink-to-red papules, 붉은반점 혹은 햇빛에 대한 과민증에 대하여 나타날 수 있다. 전신에 걸쳐서 나타날 수도 있고 국소 지역에서만 나타날 수 있는데 소양증(가려움, pruritus)가 가장 흔한 형태이다. 이러한 피부부작용은 기절이나 쇼크, 심하면 사망에도 이를 수 있다. 환자의 의료기록과 약물복용경력을 면밀히 검토하여 피부 부작용이 발견되면 처방을 변경하여야 한다.

※ 화학 살균제와 피부

가습기 살균제 사태 이후 다양한 화학살균제에 의한 피해가 크게 우려되고 있다.

가습기 살균제 사태 이후에 PGH와 PHMG 는 시장에서 퇴출되었지만 MITMethylisothiazolinone / C-MITMethylchloroisothiazolinone가 대체용품으로 많이 사용되고 있다.

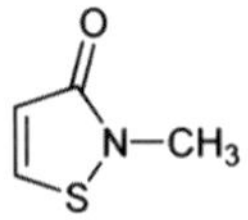

◆ Molecular formula : C_4H_5NOS, ◆ Molar mass : 115.15 g/L
◆ 알러지 (피부손상),
◆ **스프레이, 물티슈, 화장품, 삼푸, 살충제, 섬유 유연제, 페인트 등**
◆ **용도 : 향균, 방부제 기능**

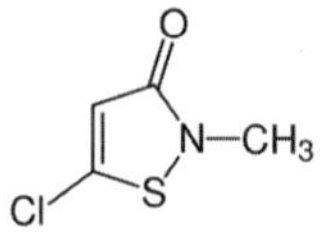

사용목적	화장품에 널리 쓰이는 살균 보존제
상품명	Kathon CG
분자식	C_4H_4ClNOS
분자량	149.60 g/L

- 화장품, 물티슈, 페인트에 주로 사용. 최근 공기 노출에 의해서도 유독성 발휘하는 것이 알려져 우려. 유럽에서 심각한 앨러지 유발, 2009년 1.4%에서 2011년 3.1%로 증가.
- 환자들 중 절반 이상이 MIT에 노출(화장품, 물티슈 등).
- 3/4 이상의 환자들이 페인트에 의한 공기노출 MIT에 의해 (새로 지은 집, 사무실에서) 앨러지성 피부염, 천식으로 고생.

손, 얼굴, 목 등 노출부위에서 주로 발생 → 습진유발

물티슈, 페인트 등에 의한 상습 노출로 앨러지성 질병악화로 입원.

현재는 15ppm 이하로 규제하고 있지만, 10-300ppm의 농도로 다양한 제품에 사용되고 있다.

MIT/CMIT 의 신경독성

세포 내 아연대사를 방해, DNA 손상, 성장하는 뇌세포에 독성, 어린이 두뇌발달장애 초래.

주의사항:

현재, 살균제 성분의 함량표시규제가 없기 때문에 얼마나 노출되는지를 사용자 본인이 알 수가 없다. 실내외에서 매우 다양한 용도로 사용되고 있다. 직접 접촉, 공기 중 전파, 오염이 가능하고, 노출량을 통

제할 수 없다.

결론

제품 별 함유량 표시를 의무화 하고, 개인 별 일일 허용 노출량을 정하는 것이 필요하다.

구아니딘 계열의 살균제들 서로 유사한 구조를 가진다

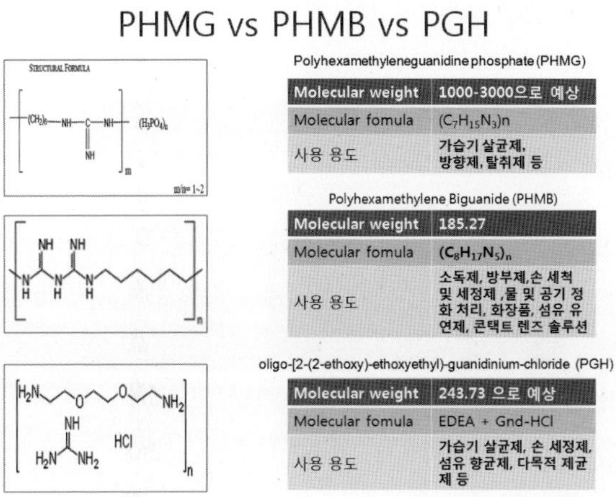

PHMBPolyhexamethylene Biguanide : 항 감염, 향균제로 다양하게 사용.

현재 EU에서 계속 사용여부를 심의 중.

PHMB의 문제점

① 생분해성이 아니다. 환경오염 우려가 매우 높다.

② 수생 독성 심각 10μg/L(0.000001%, 0.054 μM, 0.01 ppm)에서도 매우 높은 독성.

③ 흡입 독성이 있다. 스프레이로 사용 금지.

→ 규제 없이 자의적, 무차별 응용 사용은 PGH(oligo-[2-

(2-ethoxy)-ethoxyeth-yl)-guanidinium-chlorid)와 PHMG Polyhexamethyleneguanidine phosphate처럼 매우 위험할 수 있다.

2013 유럽화학국은 PHMB를 "흡입하면 사망, fatal if inhaled" 물질로 규정.

인지질 이중막을 파괴하여 살균효과 → 사람에게도 세포 인지질 파괴 가능.

피부장벽 파괴 우려.

PHMG와 PGH와의 구조적 유사성 매우 크다.

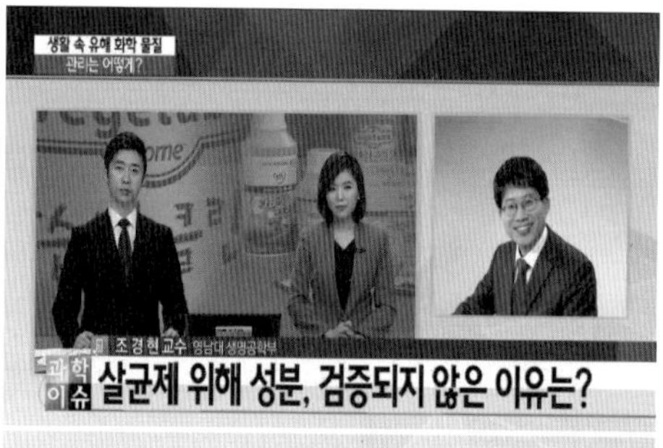

생활 속 유해 화학 물질
관리는 어떻게?
조경현 교수 영남대 생명공학부
과학 이슈
살균제 위해 성분, 검증되지 않은 이유는?

6. 감염성 피부 질병

6-1. 세균성 피부 감염

ㅇ농가진Impetigo : 급성 반복성 피부감염 주로 스타필로코커스S. aureus 혹은 S. pyogenes에 의해 감염된다. 주로 소아나 어린이들에게서 일어나며 전체 1%의 어린이가 감염되고, 소아과의 1/10정도의 환아가 피부문제로 내원한다.

ㅇ단독(丹毒, Erysipelas) : 피부의 표면에 감염이 생기는 것. 주로 다리와

얼굴에 나타난다. 감염되면 붓기 시작하고 밝은 빨강색으로 충혈되며 화끈거린다. 작은 물집이 생길 수 있고 열과 오한 혹은 림프절이 부풀어 오른다.

○봉와직염, 연조직염(봉와직염, Cellulitis) : 피부 표면 아래쪽에 감염이 생기는 것. 주로 S. aureus 혹은 S. pyogenes에 의해 가장 흔하게 감염된다.

○모낭염 Folliculitis : 머리카락 모공의 표면에 감염이 생기는데, 모낭에서 시작되는 세균 감염에 의한 염증으로, 침범한 모낭의 깊이에 따라 상부를 침범한 '얕은 고름물집 모낭염'과 하부를 침범한 '깊은 고름물집 모낭염'으로 나누어진다

○종기, 동창Furuncles : 머리카락 모공의 아래쪽에 감염이 생기는 것. folliculitis와 같이 스타필로코커스에 의한 감염에 의해 일어난다. 황색포도구균이 원인균이다

○큰 종기 Carbuncles : furuncles가 덩어리로 뭉쳐진 현상.

6-2. 바이러스성 피부 감염

○허피스Herpes : 피부에 물집을 생기게 하는 바이러스중 가장 큰 페밀리이다. 그 중에 Herpes simplex type-1HSV-1은 시큰거리는 통증과 혹은 열이나는 물집을 만든다. 인구중 85%가 HSV-1에 감염된다고 하며 주로 입이나 입술 근처에 물집이 생긴다. HSV-1은 잠복감염을 일으키며 감기와 열과 햇빛노출, 스트레스, 피부에대한 자극, 면역체계의 변화 등에 의해 반복적으로 감염될 수 있다. HSV-1은 사람과 사람사이의 감염에서 키스 혹은 환부의 접촉에 의해 일어나는데 정상적으로 보이는 피부일지라도 바이러스에 감염되어 있을 수 있다. 진단은 안면관찰이나 바이러스의 배양을 통해 확진한다.

○사마귀Warts : 사마귀는 인유두종바이러스Papillomavirus, HPV가 각질세포에 감염되면 번식이 일어나게 되고 양성신생물이 생기는데 각질세포 표면이 꺼칠해 진다. 사마귀는 HPV에 의해 접촉되면 즉시 확산된다. 나이에 따라 혹은 개인적 차이에 따라 확산되는 속도는 서로 다를 수 있는데 미국인구의 0.84%가 사마귀의 확산된다는 보고가 있다. 어린이와 혹은 젊은 사람들에게서 사마귀는 가장 흔하며 손과 발 부위에 트라우마를 받은 자리에서 쉽게 발생하는데, 이때 바이러스가 손상된 조직의 표피에 쉽게 접종될 수 있기 때문이다.

· Common warts 흔한 사마귀는 손에서 쉽게 발생하는데 인체의 어디에도 생길 수 있다. 흔한 사마귀는 rough하며 약간 거칠며 돔 모양으로 생기고 약간회색 또는 회갈색을 띄는 경우가 많다.

· Plantar warts는 사마귀발생부위의 안쪽에서 생기는데 주로 발바닥에서 발생한다. 146명의 청소년을 대상으로 한 연구에서 공동샤워시설을 사용한 communal shower 사람의 27%가 발에 생기는 사마귀를 가지고 있었고 락커룸만 사용하고 샤워를 하지않은 사람은 1.3%만 가지고 있었다. Plantar warts는 딱딱하며 두꺼운 패치 모양으로 달라붙어 보이는것처럼 보이며 어두운 색깔이 난다. 발에 난 사마귀를 누르면 매우 고통을 느끼며 제거하기가 매우 어렵다.

· Flat warts 얼굴과 팔과 다리에 생기는데 매우 작은 형태연필의 끝에 달려있는 지우개보다 작은를 가지며 핑크색이거나 연한갈색 혹은 연노랑색일 수 있다.

· Filiform warts는 주로 입과 코와 수염자리 근처에서 자라는데 피부와 같은 색깔을 가지고 있고 실처럼 보일 수 있다.

· Periungual warts는 발톱 및 손톱밑에서 자라는데 거칠게 부풀

어 오르는 것으로 보이고 표면과 평평하지 않다.

· 사마귀는 시각적 관찰에 의해 진단되는데 1000명의 어린이에서 발견된 사마귀의 2/3가 별다른 치료 없이도 2년기간 동안 사라졌다는 보고가 있다. 사마귀는 약물이나 전기적 치료 Electrocautery, 냉동수술 치료Cryosurgery, 레이저 수술Laser surgery 등에 의해 제거 될 수 있다. 사마귀를 예방하기 위해서는 HPV의 접촉을 차단해야 하는데 사마귀를 만지지 말아야 하고 맨발로 따뜻하고 습기찬 바닥을 걷지 말아야 하고 피부에 트라우마를 생기지 않도록 해야한다.

6-3. 진균성 피부 감염

ㅇfungi : 백선균 dermatophytes가 피부에 감염되어 피부의 가장 바깥쪽 표면(죽은 피부층) 에서 진균이 살아 가는 것이다. 표면에 진균이 감염되는 것은 가장 흔한 피부질병이며 수백만명의 사람들이 감염되어 있고 감염확률은 전체 인구의 10%~20% 이다. 진균의 감염과 이동은 환자 혹은 감염된 동물과의 접촉, 혹은 감염된 흙 혹은 개달물 등에 의한 접촉에 의해 일어난다. 진균들은 주로 피부층이 두껍거나 피부표면의 습기가 찬 부분에서 발생 할 수 있는데 가슴과 사타구니groin 혹은 발가락 등에도 감염된다. 따라서 뚱뚱한 사람들, 피부층이 매우 두꺼운 사람들이 쉽게 진균에 의해 감염된다.

ㅇ백선증tinea : 피부사상균ring worm에 의해 감염되며 감염부위에 따라 아래와 같이 구별할 수 있다.

ㅇ지루성 피부염 seborrheic dermatitis

6-4. 기생충 감염

○ pediculosis : 사면발이증

○ 옴scabies : 옴 진드기Scabies mite에 의하여 발생되는 전염성이 매우 강한 피부 질환이다

이러한 피부감염을 막기 위해서는 손에 노출이 많은 제품들의 청결과 손세척이 필요하다. 아래와 같이 YTN에 소개된 인터뷰 기사를 참조.

스마트폰이 화장실 변기보다 더 더러워

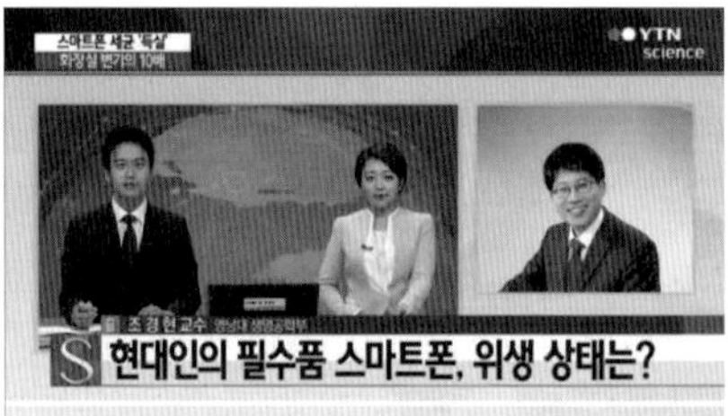
YTN
science
화장실 변기의 10배
조경현 교수
S
현대인의 필수품 스마트폰, 위생 상태는?

7. 과민성 피부 혹은 피부의 면역 이상

○ 곤충에게 물림insect bites : 곤충에게 물리거나stings을 당하면 국소적인 염증반응을 일으키고 다양한 형태로 나타난다. 급성반응으로는 물린자국이 두드러기hives가 나타날 수 있고 만성반응으로는 구진 뾰루지papules, 수포성의bullous가 나타날 수 있으며 알러지가 발생할 수 있다.

○ 두드러기ulticaria, hives : 앨러겐allergen에 대한 피부의 혈관반응에 의해 생기는데 정상적인 피부에서도 15% 와 25%의 인구가 발생할

수 있다. 두드러기의 원래의미는 라틴어에서 어떤 나무가 잎사귀nettle로 덮혀 있다는 의미이다.

○ 피부염dermatitis

a. 앨러지 접촉성 피부염 : 앨러겐과 피부가 접촉하여 염증이 일어나는 경우이다. 1000명 당 13.6명이 발생할 정도로 흔한 질병이며 IgE와 앨러겐이 반응하여 과민성 면역염증반응이 일어나기 때문이다. 대부분의 경우에는 외부의 원인보다 내부면역체계의 과민반응과 관련이 있다.

b. 아토피성 피부염 : 습진eczema라고도 알려져 있으며, 가장 흔한 어린이 피부질병인데 미국에서도 10~15%의 어린이가 아토피 피부염을 가지고 있다. 환자들의 절반은 10대가 되면 아토피 피부염이 사라지는데 아토피의 발생 원인이나 사라지는 원인에 대해서도 아직은 알려진 바가 없다. 다만 아토피 피부염을 가지고 있는 사람들은 또다른 앨러지 질병을 가지고 있는데 특히 천식이나 건초열hay fever, 음식 앨러지를 가지고 있다. 그러나 이들 앨러지 질병과 아토피의 연관성은 아직 밝혀진 바가 없다. 아토피 피부염을 악화시키는 원인에는 감정적인 스트레스, 온도의 변화, 습도의 변화, 세균의 감염, 의복의 피부자극, 음식 앨러지 등이 있다. 아기의 경우에는 아토피가 특히 얼굴과 목, 귀 등에 나타나며 발등이나 팔꿈치에도 나타날 수 있다. 사춘기나 어른의 경우에는 팔꿈치의 접히는 안쪽부분 무릎, 발목, 팔목, 쌍커풀의 위쪽 등에도 나타날 수 있다. 아토피 피부염은 발진과 붉게 변하며 건조하고 각질화된 부스러기가 피부에서 떨어지는 것이 특징이다. 심한 가려움증이 수반되는데 긁으면 더욱더 악화되고 감염의 우려가 더욱 커진다.

아토피 피부염은 시각적인 관찰로 진단하는데 코르티코스테로이드corticosteroids로 증상을 완화하는 치료는 할 수 있지만 예방하거나 근본적인 치료방법은 없다.

○ 주사rosacea

얼굴에 나타나는 면역 염증 질환, 미국에 1,400만 명 전세계 4,500만 명의 환자. 주로 코와 뺨 등 얼굴의 중간 부위에 발생하는데 붉어진 얼굴과 혈관 확장이 주 증상이며 간혹 구진1cm 미만 크기의 솟아 오른 피부 병변, 농포고름, 부종 등이 관찰되는 만성 질환.

8. 건선

만성피부질병으로 인설과 염증의 반복으로 마른버짐이라고 불린다. 전 세계 인구의 2~3%가 환자로 집계 된다. 남녀구분없이 모든 연령에서 발생 가능하지만 20대에서 호발한다. 피부세포가 정상 속도보다 10배 이상 빨리 분열, 증식한다.

9. 양성 물혹

1) 반점, 모반 nevus(mole, 진갈색 반점)

2) 혈관종hemangioma : 혈관종은 비정상적인 혈관이 뭉쳐있는 덩어리를 의미하는데, 양성이라 전위되지는 않지만 부어오르거나 스스로 성장하는 종양이며 혈관내벽을 따라 내피세포가 성장한다. 따라서 혈액으로 가득 찬 정상혈관 이외에도 비정상적 혈관이 성장 가능하다. 생후 일주째에 주로 나타나다가 6개월째 까지 최대로 성장할 수 있다. 12개월째가 되면 성장이 멈추고 혈관종이 사라지기 시작하는데 5세

이전에 가장 많이 사라진다. 심각한 경우에는 12세까지도 혈관종이 남아 다른조직에도 형향을 주며 어릴적에 생기는 가장 흔한 암이다.

10. 비멜라노마성 피부암

1) 기저세포종양: 표피의 최하층인 기저층이나 모낭 등을 구성하는 세포가 악성화한 종양으로 각질형성세포나 모낭, 에크린한선 등의 피부 부속기에서 발생. 편평상피세포암과 함께 가장 흔한 비흑색종 피부암이며, 국소적으로 침윤하고 전이가 드문 악성종양.

2) 상피세포종양

11. 피지선 기능 이상

1) 여드름acne

미국에서 청소년의 90%, 성인의 25%가 여드름 때문에 고민을 가지고 있다고 한다.

두 가지 타입의 여드름이 있는데 비염증성여드름과 염증성 여드름이 있다.

많은 인자가 여드름의 발달에 영향을 주는데 피부의 과도한 각질제거, 세균의 감염, 호르몬 분비, 유전적 요인 등이 관여한다.

여드름의 발병은 피지선의 모공에서부터 출발하는데 각 모공들은 피지선샘과 연결되어 있고 피지선에서 피지sebum를 분비 한다. 피지는 오일성분들로 이루어져 모발과 피부의 윤활유 역할을 한다. 오래된 피부세포는 각질 제거되어 새로운 피부로 대체될 준비를 한다. 그런데 오래된 세포가 떨어져나가지 않고 혹은 울퉁불퉁하게 떨어져 나간다면 그들은 덩어리를 이룰 수 있고 그래서 플러그모양의 형태를 이룰 수 있는데 그러한 덩어리가 피지의 방출을 막아 모공세포에 피지가 과도하게 축적되며 그곳에 세균이 증식하는 것이다.

비염증성여드름은 폐쇄된 코메돈white head을 포함하며 혹은 개방된 코메돈black head을 포함한다. 만약 모공세포 벽이 부서지면 파퓰을 형성하게 되고 염증이 가세하여 염증성 여드름이 시작된다. 백혈구 세포가 들어와 죽으면서 퍼스튤pustules이 형성될 수 있다. 모공세포가 완전히 붕괴되면 노듈이 형성될 수 있고 심각한 여드름이 되면서 형태가 불분명해지고 흉터가 남을 수 있다. 여드름은 그래서 시각적 관찰로도 진단된다.

2) 여드름의 치료

여드름의 치료에는 항생물질을 바르거나 항세균물질benzoyl peroxide, 레티노이드Retin-A를 피부에 바르는 방법들이 사용 된다. 이외에도 경구 항생물질 혹은 경구용 피임약 등이 사용될 수 있다. 경우에 따라 증세가 심하면 두 가지 이상의 약물을 혼용할 수 있다. IsotretinoninAccutane은 심각한 여드름을 치료하거나 다른 약물로 치료가 되지 않은 여드름에 사용한다. 그러나 IsotretinoninAccutane은 심각한 기형 유발과 연관되어 있으므로 처방받고 사용한지 수주일 이내에 임신했다면 조심해야한다. 임신가능한상황이라면 수주일 이전에 IsotretinoninAccutane을 사용했는지에 대해 염려할 필요가 있다. IsotretinoninAccutane은 혈중 중성지방과 콜레스테롤 농도를 올리고 간염증 수치를 증가시킨다.

여드름을 예방하는 것은 피부를 깨끗하게 과도한 세척, 가혹한 문지르기 혹은 때밀기를 한다고 되는 것이 아니다. 과도한 알코올의 섭취, 고농도의 알코올을 피하고, 세균 오염의 방지를 위해 손을 가급적 얼굴에 대지 않는 것이 중요하다.

⊙ 아젤라산-단백질 여드름 치료 화장품

아젤라익산은 여드름균 억제 및 여드름 피부개선과 염증 억제, 멜라닌 생성억제, 미백 촉진효과가 있는 것으로 알려져 있으나 물에 녹지 않아 유기용매에 녹여 화장품을 만들어야하므로 알코올과 유기용매에 의한 앨러지 부작용 등의 애로가 있어 왔다.

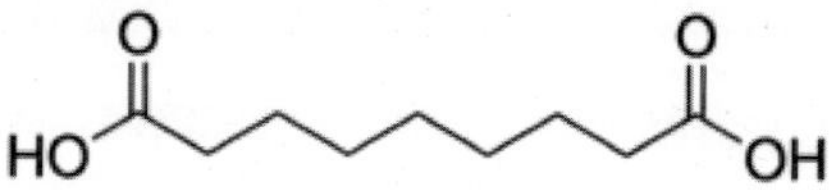

본 연구진은 여드름 억제기능과 항노화 기능을 가지지만 난용성 이라 그동안 개발에 애로가 있어 왔던 아젤라익산을 V156K-프로테오리포솜으로 포집 하여 수용액에서의 용해도를 개선하고, 전달능 개선을 통해 여드름 억제효과를 최대화 할 수 있는 기능성 화장품을 개발하였다.

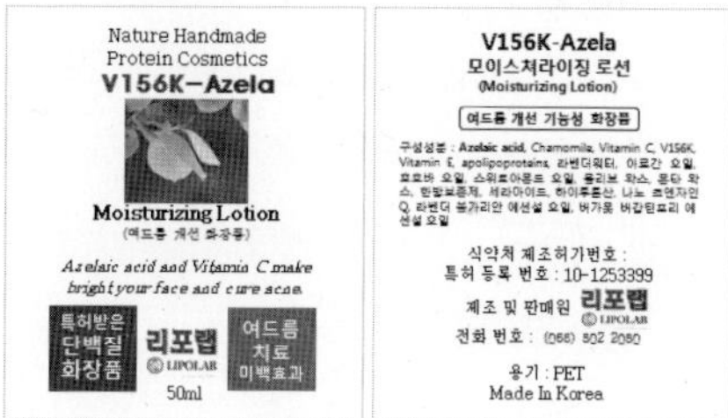

이 화장품을 여드름이 심한 남녀 대학생 4명을 선발하여 매일 2회(1회당 1티스푼) 아침 저녁으로 세안 후 얼굴에 바르게 하였다. 8주간 사용 하면서 매주 간격으로 얼굴의 여드름 정도 관찰 및 멜라닌, 홍반, 수분량, 유분량을 측정하였다.

그 결과 아래와 같이 8주 사용 후 모든 참여자들에게서 현저히 여드름이 감소되었음을 알수 있었고, 멜라닌의 양이 유의적으로 감소하였다. 특히 수분의 양도 증가하면서 얼굴 전체의 활기가 증가함을 참가들이 느꼈다고 한다.

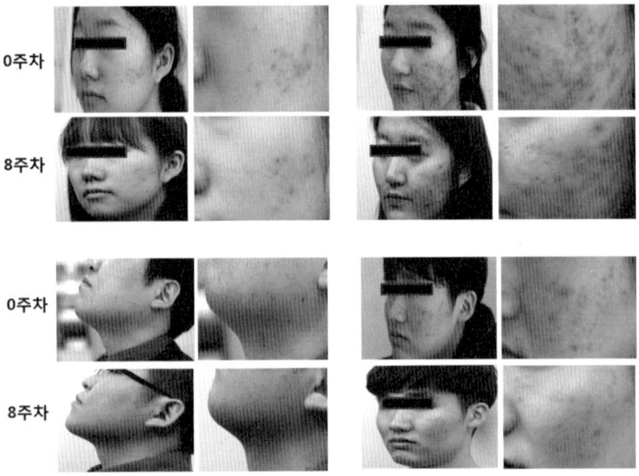

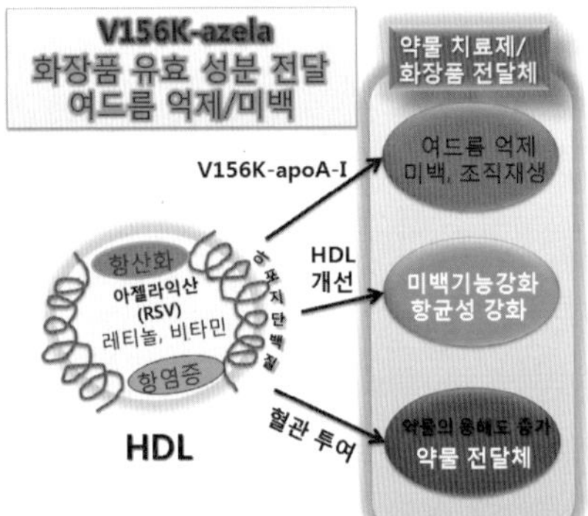

피부 표면 현미경으로 관찰해본 결과, 0주에서 보다 8주에서 피부의 결이 좋아지고 특히 피부의 모공이 감소하였는데 여자의 경우보다

남자의 경우 모공 감소 효과가 더욱 증가하였다.

이 결과들은 단백질 치료제인 V156K-고밀도 지단백질을 이용하여 여드름 억제 약물인 아젤라익산을 포집하여 기능성 화장품을 제조할 수 있음을 잘 보여준다.

이러한 기술로 여드름 억제 뿐만 아니라 주름억제 화장품과 항산화 능력 증가를 위한 다양한 약품, 화장품의 개발이 가능하다.

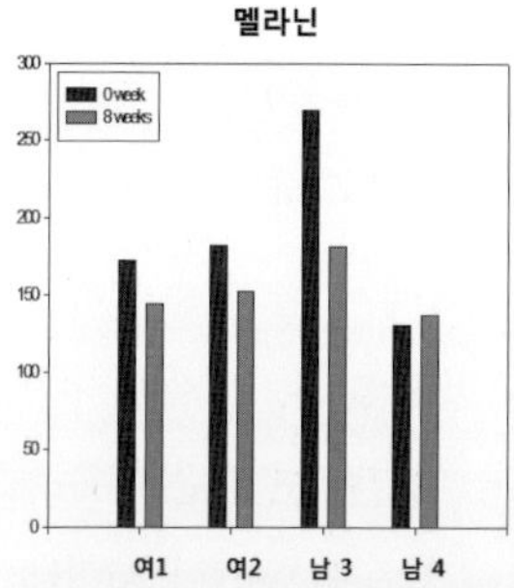

참여자	0주	8주
여1	173	145
여2	182	152
남3	270	182
남4	131	137

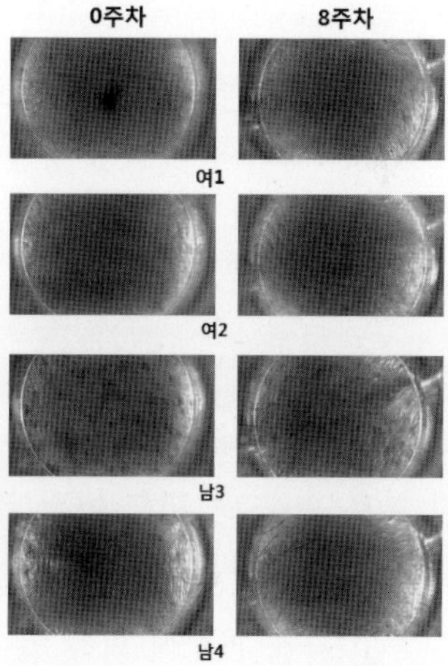

12. 색소 이상 질병

1) 알비니즘백색증

알비니즘은 유전적인 질병으로 색소가 합성되지 않는 것이다. 모든 인종에서 나타날 수 있지만 종족에 따라 17,000명 중에 한 명 꼴로 나타나거나 혹은 70명 중에 한명 꼴로 나타날 수 있다. 알비니즘이 있는 환자는 시각장애도 같이 발생하는데 급격한 안구의 움직임 혹은 안구가 이동 사물을 따라가지 못하는 장애 혹은 광공포밝은 빛을 싫어함, 혹은 기능적 실명 등이 수반될 수 있다.

안구 알비니즘은 오직 눈에만 알비니즘이 나타나는 것인데 피부의 색깔은 정상이거나 조금 더 밝은 피부색을 가질 뿐이다. 그러나 눈을 관찰해 보면 레티나에 색소가 없다. 안구 알비니즘은 X염색체 열성 유전 질병이다. 따라서 모체를 통해 남자아이에게 전달된다.

2) 백반증vitiligo

멜라닌의 상실로 피부에 흰색 패치같은 것이 생기는 현상. 미국 인구의 1~200만 명이 환자로 추정된다. 모든 신체 부위과 vitiligo를 가질 수 있지만 대부분 햇빛에 노출된 부위에서 먼저 증상이 시작된다. vitiligo는 남녀 혹은 인종에 관계없이 발병할 수 있지만 어두운 피부를 가진 종족에게서 더 많이 발견된다. 초기에는 작은 부분에서 색소 손실이 나타나다가 점점 커지면서 전신으로 확장된다. vitiligo의 원인은 아직 모르고 치료방법도 아직 없다. 다만 가능한 위험인자는 면역체계의 이상, 유전적 원인, 태양광화상sunburn, 감정적인 우울 등이 있다. 진단은 시각적 관찰에 의해 일어나며 피부의 작은 영역이 화장한 것처럼 빛나보이는 것이 있을 때 주의해야 한다. 예방은 sunscreen을 사용하여 sunburn을 막는 것이 좋으며 치료 방법으로 쓸 수 있는 것은 corticosteroid 처방이다. 그러나 아직 근본적 예방 방법은 없다.

3) 주근깨ephelide : 피부 반점Macule 혹은 주근깨Freckles라고 알려져 있는데, 평평한 반점이 붉은색 혹은 연갈색으로 나타나며 주로 햇빛이 강한 계절에 발생하고 겨울에는 감소한다. 약간의 합병증과 같이 동반할 수 있으며, 유전적인 원인도 작용한다. 햇빛에 오래동안 노출되었

을 경우에 쉽게 발생하며 얼굴에서 가장 흔하게 발생한다. 일광차단제썬스크린를 정기적으로 바르는 것이 가장 큰 도움이 된다.

4) 검버섯lentigines : 주근깨Freckles에 의한 형태이며 늙은 사람들에게서 주로 나타나며 간반점liver spot 혹은 노인반점age spot이라고도 불린다. 작고 갈색의 반점들이 얼굴에 혹은 목에,손등에도 나타난다. 꼭 그렇다고 반드시 노화때문은 아니며 햇빛에 오래 노출되었을 경우에도 나타난다. 이들 반점들은 어떤 의학적인 위험을 불러 일으키진 않는다. 진단은 시각적인 관찰에 의해 하며 치료는 표백크림, 비타민ARetinoids, 냉동수술 혹은 레이저치료 등으로 가능하다. 햇빛으로부터 피부를 노출시키지 않는 것이 가장 좋은 예방 방법이다.

5) 기미melasma : 갈색반Chloasma 혹은 임신마스크라고도 불린다. 얼굴과 특히 광대뼈에 표면이 어둡게 변색되은 것을 말한다. 미국여자인구의 5~6백만명에서 발생할 정도로 흔하다.

13. 스킨 트라우마

Lacerations 열상
Abrasions 찰과상
Punctures 파열
Contusions 타박상
Ecchymosis 반상 출혈
Avulsi(무리하게) 떼어냄

1) 욕창pressure sore 혹은 욕창decubitus ulcers : 주로 피부가 뼈를 덮고 있는 부위 엉덩이, 발 뒷꿈치, 팔꿈치, 발목 등에나타나는 시큰거리는 통증이다. 계속해서 압력이 가해져서 피부속의 혈류량이 줄어들어 피부조직이 죽기 때문이다. 압력이 가해지고 2~3시간 까지 시큰거리는 통증이 나타날 수 있다. 미국 내에서 180만명 정도의 환자가 있는데 70% 이상이 70세 이상의 노인이다. 가장 통증을 많이 느끼는 부위는 엉덩이 부위이며 전체 환자의 67%를 차지한다. 주된 위험원인으로는 움직일 수 없는 장애, 당뇨와 심혈관계 질병의 오랜 지속으로 혈류량의 감소, 영양부족, 감각상실, 노화 등이 있다.

2) 티눈corn 혹은 굳은살calluses : 둘다 피부가 두꺼워지는 부위인데 계속되는 압력 혹은 마찰에 의해서 피부가 보호를 하기위해 거칠게 되고 두꺼워지는 현상이다. 색깔은 흰색부터 회색, 노랑, 갈색 등으로 다양하가 나타날 수 있고 통증은 거의 없을 수 있거나 약간 당기는 정도이다. 죽은세포가 뭉쳐져서 칼루스를 만드는데 한 중간부분중심의 윤택한 부분이 corn으로 발전한다. corn은 분명한 경계를 가지며 주로 발에 발생되는데 딱딱할 수도 있고 말랑할 수도 있으며 통증을 수반한다. 칼루스와 corn의 원인은 잘 맞지 않는 신발 혹은 양말을 무리하게 신었을 경우, 양말이나 신발을 신지 않고 맨발로 다닐 경우, 손작업을 많이 할 경우에 주로 많이 발생한다. 예방방법은 자신에게 딱 맞는 신발을 신고 장갑을 끼고 작업을 하며 양말을 신어서 발바닥이 문질러지지 않도록 한다.

3) 화상burn

○1도화상

표피가 붉게 되고 부풀어오르고 통증을 느낀다. 1도 화상은 약 일주일 정도면 치료가 되고 흉터를 남기지 않는다. 주로 태양에 노출되어 생기는 자극이 대표적이다.

○2도화상

피부가 부분적으로 두꺼워지며 표피와 진피의 손상을 입힌다. 표피는 매우 빨갛게 되고 물집이 생기며 매우 강한 통증을 느낀다. 치료에는 수주일이 걸리며 가끔 흉터가 남고 색소 탈색도 일어난다. 치료는 항생물질크림과 진통제를 사용한다.

○3도화상

피부가 완전히 두꺼워지며 표피, 진피, 내피에까지 손상을 일으킨다. 피부는 하얗게 되거나 검게 되면서 가죽모양처럼 변한다. 신경세포는 완전히 파괴되어 통증을 잘 느끼지 못할 수도 있다. 환자들은 전해질의 손실로 쇼크에 빠질 수도 있다. 치료에는 항생물질과 전해질 공급, 진통제, 수술 등이 있을 수 있다. 심각한 3도 화상은 아주 심각한 흉터를 남긴다. 화상의 심각성을 진단하기 위하여 의사들은 신체표피의 몇%가 화상을 입었는지를 계산, 측정한다. 의사들은 어른의 경우에 숫자 9의 법칙을 사용한다. 이 방법은 거의 모든 신체 부위를 9%와 18%로 나눈다.(아래 그림). 화상이 보통사람의 몸에서 만약 90% 이상의 표면에 일어났다면, 혹은 노인의 경우 60%이상이 일어났다면 사망할 수 있다. 어린이의 경우에 의사들은 이런 퍼센티지를 어린이의 나이에 따라 비례하여 적용시킨다.(아래 테이블)

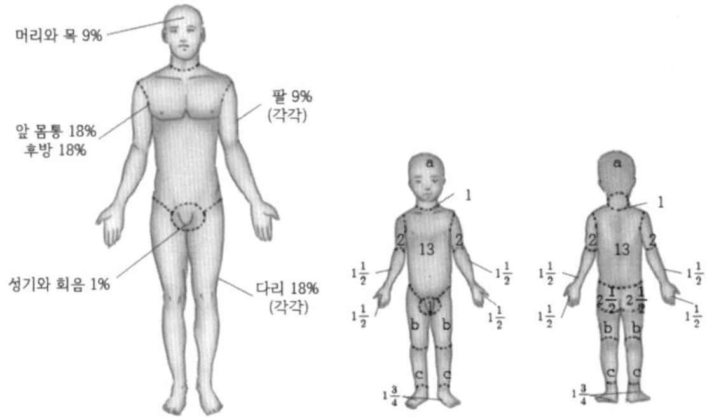

나이

몸 부분	0yr	1 yr	5 yr	10 yr	15 yr
a= 머리의 ½	9½	8½	6½	5½	4½
b= 넓적다리의 ½	2¾	3¼	4	4¼	4½
c= 하반신 다리의 ½	2½	2½	2¾	3	3¼

A

머리와 목(head and neck) 9%

몸의 전측(trunk anterior) 18%

몸의 후측(posterior) 18%

외음부와 회음부(genitalia and perineum) 1%

팔(arm) 9%

다리(leg) 18%

피부에 관한 단어 정리

sebaceous gland (피지선)
cyanosis (청색증)
pallor (백색증)
epidermis (표피)
keratin (케라틴, 각질)
keratinocyte (케라틴세포, 각질세포)
melanocyte (멜라닌세포)
melanin (멜라닌)
dermis (진피)
pruritus (가려움증)
erythema (홍반)
macule (반점)
wheal (발진, 두드러기)
papule (구진)
nodule (결절)
vesicle (소수포, 잔물집)
bulla (수포)
pustule (농포)
ulcer (궤양)
impetigo (농가진)
erysipelas (단독)
cellulitis (봉와직염)
folliculitis (모낭염)
furuncle (종기)
carbuncles (종기)
herpes (포진)
warts (사마귀)
verucca vulgaris (일반 사마귀)
dermatophytes (피부사상균)
tinea (백선)
seborrheic dermatitis (지루성 피부염)
candidiasis (칸디다증)
pediculosis (이 기생증)
scabies (옴)
urticaria (두드러기, 심마진)

rosacea (주사)
psoriasis (건선)
nevus (모반)
hemangioma (혈관종)
basal cell carcinma (기저세포암)
squamous cell carinoma (편평상피세포암)
acne (여드름)
albinism (백색증)
vitiligo (백반증)
ephelides (작란반)
lentigines (검버섯)
melasma (기미)
laceration (열상)
abrasion (찰과상)
puncture (천자)
contusion (타박상)
ecchymosis (반상출혈)
avulsion (박리)
corns (티눈)
calluses (굳은살)
hypothermia (저체온증)
seborrheic keratosis (지루각화증)
actinic keratosis (광선각화증)
keratinized layer (각질층)
receptor (수용체)
sebaceous gland (피지선)
hair follicle (모공)
touch nerve fiber (신경섬유)
hair root (모근)
artery (동맥)
vein (정맥)
deep connective tissue (결합조직)
epidermis (표피)
free nerve endings (자유신경말단)
dermis (진피)

allergic contact dermatitis (알러지성 접촉 피부염)
atopic dermatitis (아토피성 피부염)
capillary network (모세혈관망)
smooth muscle (평활근)
subcutaneous fatty tissue (피하지방조직)

테이블 16-1 백선 혹은 버짐의 상세분류

Tinea (백선)	Ringworm 백선 or Tinea 버짐 분류와 증상
Tinea corporis (체부백선)	반상소수포성 백선Body ringworm; pink to reddish sometimes forms round patches with clear areas in the center
Tinea pedia (무좀)	Athlete's foot; scales and fissures accur on the soles of the feet and between toes; a foul odor usually accompanies lesions
Tinea cruris (샅백선)	Jock itch; red, ringlike areas with blsters
Tinea capitis (머리백선)	Scalp ringworm; mild, scaly rash or patch of hair loss without a rash
Tinea unguium (손발톱백선)	Nail fungus; white patches on neils, eventually turn the nail brown; nail thickens and cracks and may be destroyed
Tinea barbae (백선선모창)	Barber's itch; deep, inflammatory pustules and crusting aound hairs

⊙ 환경호르몬의 질병유발 메카니즘 연구

1. 프탈레이트

대표적인 환경호르몬인 프탈레이트는 플라스틱과 의료용장비, 완구, 장난감 등에 매우 많이 존재하는 환경공해물질이다. 호흡을 통하여 혹은 입을 통하여 혹은 피부접촉을 통하여 체내로 흡수될 수 있다. 한번 흡수되면 내분비대사를 교란시켜 호르몬 대사의 장애를 일으키고 당뇨와 심혈관계 질환 뿐만 아니라 불임까지도 유발할 수 있는 것으로 잘 알려져 있다. 그러나 체내에 흡수되어 혈액에 노출되었을때 혈액의 단백질에 대한 생리적 영향은 아직 밝혀진 바가 없다.

따라서 본 연구진은 혈청 지단백질에 프탈레이트를 처리하여 구조와 기능의 변화를 관찰하였다. 아래의 그림과 같이 사람 혈청 HDL에 프탈레이트를 0.05에서 50 μM 까지 처리 하였을때 50 μM이 들어간 HDL이 apoA-I 밴드가 사라지면서 다량체가 형성이 되어 단백질의 응집이 일어나는것을 알수 있었다. 이는 프탈레이트가 일정 농도이상에서 혈청단백질의 응집을 유발할 수 있음을 잘 보여주며 단백질 응집에 관련된 질병들(당뇨, 동맥경화, 치매, 암)의 유발에 직접적인 영향을 줄수 있음을 의미한다. LDL에도 같은 방법으로 처리하였을때 50 μM의 프탈레이트가 존재하면 apo-B단백질들 특히 Apo-B100가 현저히 감소함을 알 수 있었다. 이 결과 역시 일정농도 이상의 프탈레이트가 혈청속의 지단백질을 분해하는데 기여할수 있음을 보여준다.

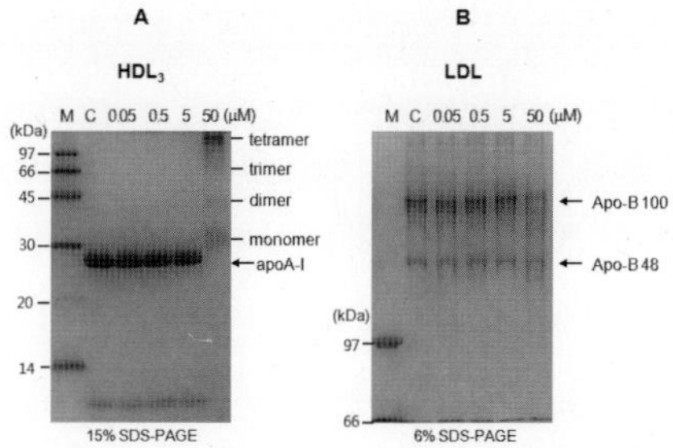

위의 결과로 프탈레이트가 지단백질의 구조와 기능에 직접 관여함을 알았으므로, 조금더 정밀한 실험을 위하여 프탈레이트를 재조합 고밀도지단백질rHDL의 내부에 존재할수 있도록 합성하였다. 이때 apoA-I과 프탈레이트의 분자비를 1:1, 1:10, 1:100으로 조정하였다. 그 결과 프탈레이트의 분자비가 증가할수록 rHDL의 입자크기가 감소함을 발견하였다. 프탈레이트가 없을때의 rHDL은 약 100Å의 크기를 보여주지만 1:100의 rHDL은 약 92Å의 크기를 보여주었고 프탈레이트가 증가할수록 rHDL 크기는 감소하였다. 또한 apoA-I의 Trp잔기의 노출을 보여주는 형광활성이 프탈레이트가 없을때는 337 nm 이지만 1:100 rHDL은 339 nm로 증가하였다. 이결과는 프탈레이트가 HDL 내로 들어오면서, apoA-I과 결합을 하게되고 그만큼 apoA-I의 소수성 부분이 apoA-I의 수용상 쪽으로 노출됨을 의미한다.

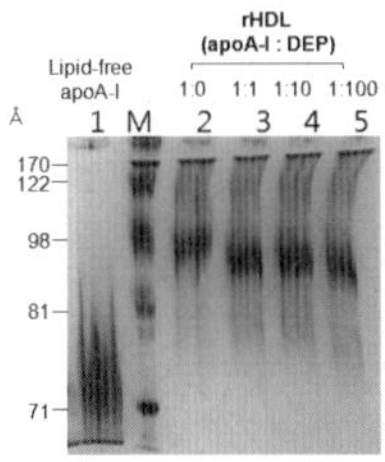

8-25% native PAGGE

	1:0 rHDL	1:1 rHDL	1:10 rHDL	1:100 rHDL
WMF	337	338	338	339
Size (Å)	100	95	94	92

아래의 그림과 같이 프탈레이트 단독으로 LDL을 반응시켰을 때에는 LDL의 이동성과 구조에 큰 차이를 보이지 않지만(A), 구리이온이 존재할 때에는 산화반응이 일어나 이동성이 빨라져서 모든 밴드가 아래쪽 바닥에 위치하게 된다. 이결과는 프탈레이트와 구리이온이 같이 존재하면 지단백질의 변형이 촉진됨을 의미한다. 이러한 조건에서 HDL을 처리하였을때 변형을 막을 수 있는지 비교한 결과 프탈레이트가 없는 HDL은(lane 2) 대조군 LDL처럼 이동성이 발생하지 않았다. 이결과는 HDL이 프탈레이트와 구리이온에 의한 변형을 막을 수 있음을 의미한다. 그러나 프탈레이트가 첨가된 HDL들은(lane 3, 4, 5) LDL의 산화반응을 막지 못해 모든 LDL들의 이동성이 빨라져 모두 전기영동 젤의 바닥에 밴드가 위치하였다. 특히 1:100의 프탈레이트

를 가진 HDL은 LDL밴드가 희미해지고 위쪽 출발선에 응집된 apoB 밴드가 보이는것을 관찰하였다.

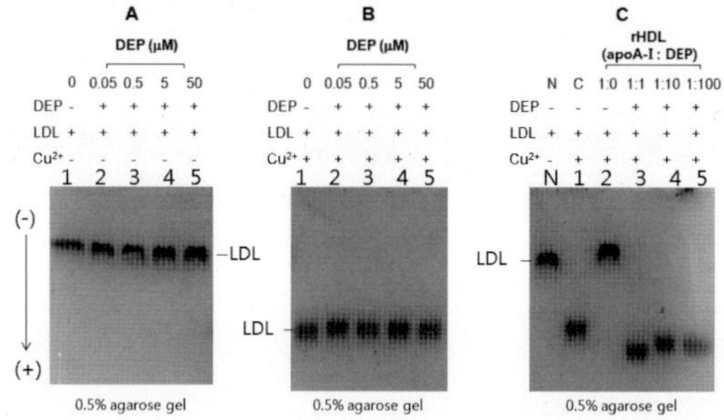

이결과를 확인하기 위해 SDS-PAGE로 분석한 결과 프탈레이트가 처리된 LDL(lane O) 은 분해되어 밴드가 응집되고 사라지는 것을 관찰하였다. 그러나 정상적인 HDL은 산화를 억제하여 apo-B와 apoA-I 의 밴드가 선명하였다. 그러나 프탈레이트가 포함된 HDL들은 LDL의 산화를 억제하지 못하여 apo-B 밴드가 사라지고 응집되었다. apoA-I의 밴드 역시 사라짐을 알수 있었다. LDL을 같은 방법으로 SDS-PAGE로 분석한 결과 프탈레이트가 들어간 그룹에서는 모두 apo-B 밴드가 사라졌지만 정상적인 HDL이 처리된 경우(lane 2) 에는 apo-B밴드가 선명하게 관찰되었다.

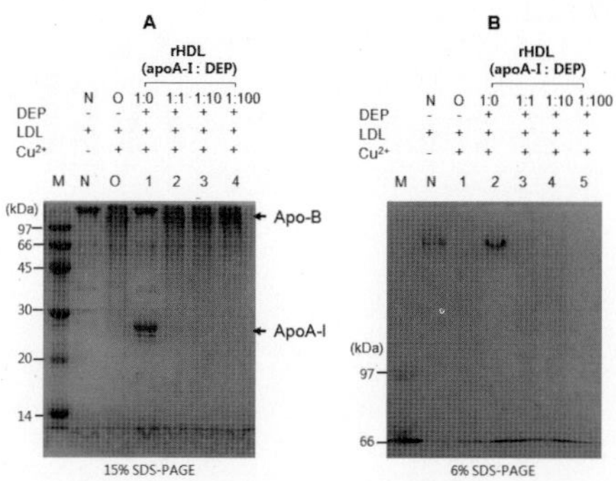

아세틸화된 LDL(AcLDL) 을 대식세포에 처리하면, 대식세포의 탐식작용으로 AcLDL이 세포내로 존재하여 대조군(A)에 비해 붉은색으로 염색이 된다(B). 이때 정상적인 HDL을 처리하면 AcLDL의 탐식이 억제됨을 알수 있다(C). 그러나 프탈레이트가 처리된 HDL들은 억제능력을 상실하여 프탈레이트 농도 의존적으로 탐식이 촉진된다. 특히 50 μM의 프탈레이트가 처리된 HDL은 가장 많은 자세포의 탐식을 유도하고 세포크기가 증가해 있었다. 이는 대식세포의 탐식으로 거품세포의 형성이 가장 강하며 따라서 세포의 고사apoptosis가 가장 활발히 일어남을 알수 있다.

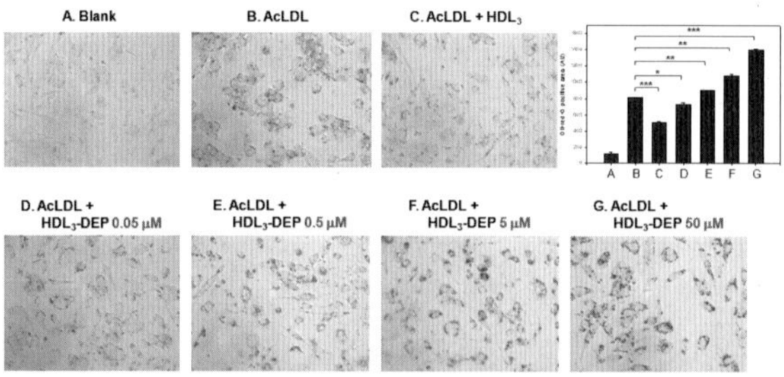

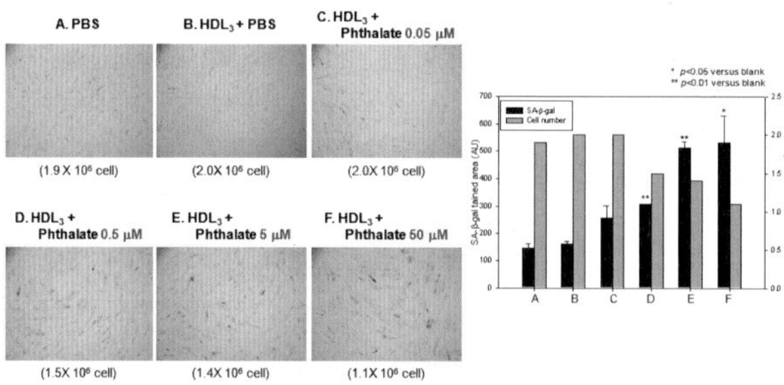

프탈레이트가 처리된 HDL을 피부섬유세포에 처리하였을 때 피부세포의 노화가 증가함을 발견하였다. 계대배양을 통해 피부세포의 노

화를 관찰한 결과 푸른색으로 염색되는 노화세포의 수도 증가하면서 생존세포의 수가 감소하고 세포의 크기가 증가하였다. 프탈레이트 50 μM을 처리하였을 경우 세포의 생존이 대조군에 비해 절반이하로 감소하였고 노화된 세포의 수는 3.3배 증가하였다. 노화된 세포 수와 생존 세포수의 감소는 프탈레이트의 처리농도에 의존적으로 유의적인 상관성을 보여주었다.

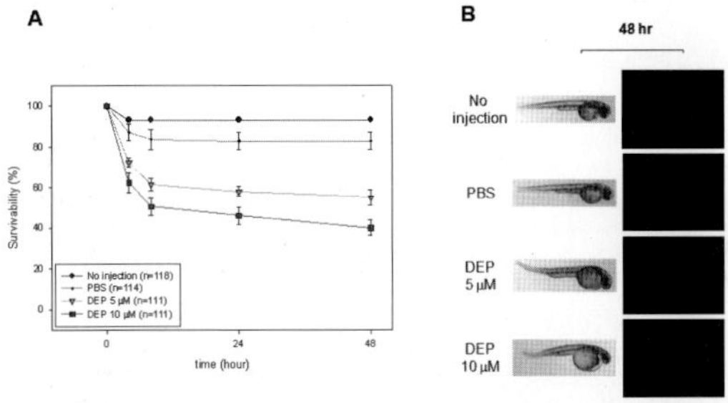

프탈레이트의 배아독성을 알아보기 위해 제브라피쉬의 배아에 Diethyl phthalate(DEP) 를 미세주입하고 48시간동안 배아의 발달을 관찰하였다. 그결과 DEP의 농도의존적으로 배아의 사멸속도가 빨라지며, DEP 10 μM(최종농도) 의 경우 생존율이 40% 미만으로 감소하며 배아의 발달속도가 느려지고, 배아내에 산화물의 증가가 유의적으로 검출되었다. 이 결과는 프탈레이트가 단독으로 배아독성을 일으킬 수 있음을 보여준다.

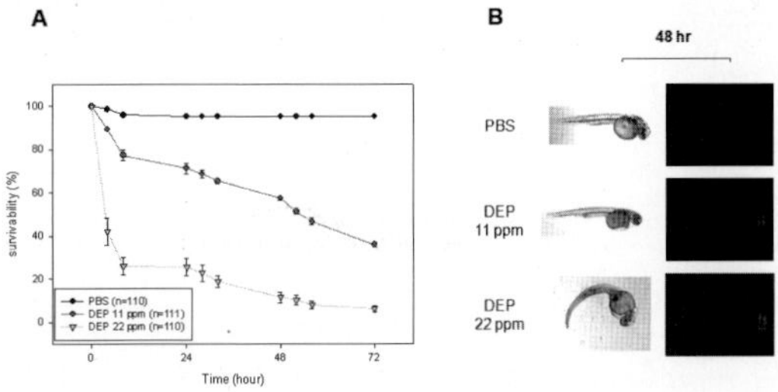

제브라피쉬 배아를 프탈레이트가 녹아있는 물에 노출시켰을 경우 DEP의 농도의존적으로 배아의 사멸률이 증가하였다. 특히 22 ppm의 DEP가 녹아있는 경우 8시간 만에 74%의 배아가 사멸하고 72시간 에는 94%의 배아가 사멸하였다. 이에 비하여 11ppm의 DEP가 녹아있는 경우에는 8시간 20%의 배아사멸률을 보이고, 72시간 에는 60%의 배아사멸률을 보여주었다. 특히 22ppm의 DEP는 배아의 발달속도가 매우 느리고 척추가 휘고 굽게 발달하며 산화물의 증가가 현저히 증가하는 등의 기형유발을 보여주었다.

성체 제브라피쉬를 프탈레이트가 녹아있는 물(11ppm, 22ppm) 에 4주간 사육하였을 때 생존율에는 큰차이를 보이지 않았으나 제브라피쉬의 몸무게가 현저히 감소함을 발견하였다. 특히 정상식이(ND)와 고지혈증식이(HCD) 모두에서 체중감소가 대조군에 비해 현저하였다. ND를 섭취한 경우 대조군은 368mg에서 4주뒤에 418 mg으로 13%의 체중증가를 보여주었지만 DEP 22ppm에 노출된 제브라피쉬는 368mg에서 353mg으로 오히려 감소하였다. HCD를 섭취한 대조군의 경우 출발시에 체중이 302mg이었는데 4주 뒤에는 350mg 으로 15% 체중이 증가하였다. 그러나 프탈레이트(DEP) 22ppm에 노출된 경우에는 출발시에 329mg에서 4주뒤 332mg으로 거의 같은 수준을 보여주었다.

ND의 경우 혈청콜레스테롤도 대조군의 경우 128mg/dL DEP 22ppm에 노출된 경우에는 53mg/dL로 감소하였다. HCD를 섭취한 경우 대조군이 233mg/dL인데 비해 DEP 22ppm에 노출된 경우는 119mg/dL로 감소하였다. 혈청중성지방도 유사한 패턴으로 ND섭취와 HCD섭취 모두 대조군에 비해 현저한 감소를 보여주었다. 혈당도 대조군에 비해 30% 이하로 감소하였다. 이결과들은 프탈레이트의 과도한 노출이 체중의 감소와 혈청리피드(콜레스테롤, 중성지방)와 혈당의 현저한 감소(대조군에 비해 약 50% 이하) 를 야기함을 시사한다. 그러나 그러나 ND와 HCD 모두에서 혈청간염증 수치인 GOT와 GPT는 대조군에 비해 현저한 증가를 보여주었다.

4주간 프탈레이트 수용액에 노출된 제브라피쉬 혈청 리피드 프로필 변화

	ND (정상식이)			HCD (고지혈증식이)		
	대조군 (n=50)	프탈레이트 11ppm (n=50)	프탈레이트 22ppm (n=50)	대조군 (n=50)	프탈레이트 11ppm (n=50)	프탈레이트 22 ppm (n=50)
키 (mm) 0 주	34 ± 0	34 ± 1	34 ± 1	33 ± 1	33 ± 1	34 ± 1
4 주	37 ± 1	37 ± 1	36 ± 1	36 ± 2	36 ± 1	35 ± 1
체중 (mg) 0 주	368 ± 29	367 ± 40	368 ± 42	302 ± 31	352 ± 51*	329 ± 26
4 주	418 ± 55	430 ± 55	353 ± 40*	350 ± 23	379 ± 37	331 ± 22
총 콜레스테롤 (mg/dL)	128 ± 8	97 ± 17	53 ± 12*	233 ± 12	239 ± 15	119 ± 12*
중성지방 (mg/dL)	156 ± 1	110 ± 1*	86 ± 1*	179 ± 1	151 ± 1*	123 ± 2*
혈당 (mg/dL)	100 ± 2	51 ± 5**	34 ± 3**	135 ± 1	60 ± 7**	66 ± 1***
간 염증 GOT (U/L)	152 ± 4	155 ± 10	210 ± 8*	198 ± 0	207 ± 10	254 ± 2*
간 염증 GPT (U/L)	24 ± 2	28 ± 3	38 ± 2*	30 ± 4	36 ± 3	42 ± 1

GOT, glutamate oxaloacetate transaminase; GPT, glutamate pyruvate transaminase;
*p<0.05; **p<0.01; ***p<0.001verseseachcontrolgroups.

실제로 간조직을 섹션하여 조직염색을 실시해본 결과 프탈레이트의 농도가 증가할수록 ND와 HCD 모두에서 염증세포의 침투와 응집이 증가함을 알수 있었고, 지방간의 형성이 증가하며 산화물도 비례적으로 증가함을 알수 있었다.

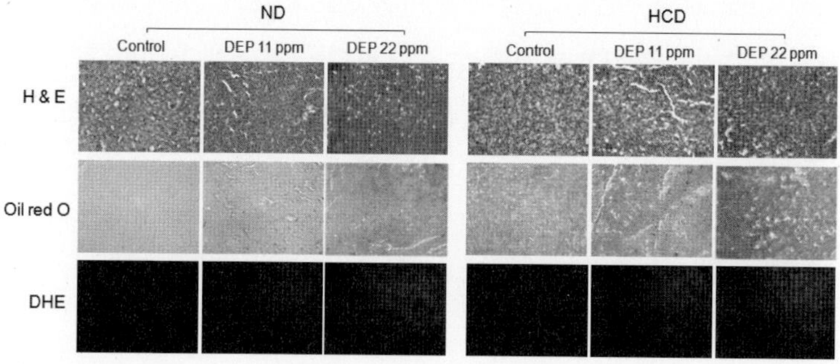

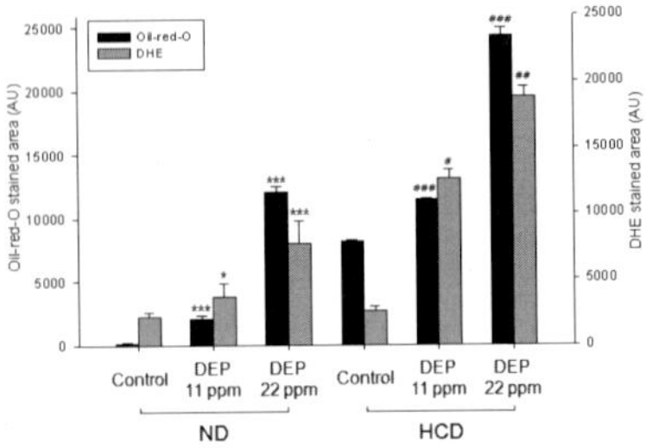

2. 비스페놀 A

비스페놀의 독성실험

비스페놀의 혈액 단백질에 대한 독성을 조사하기위하여 비스페놀 수용액을 사람혈청 저밀도지단백질(LDL) 에 처리하여 4시간동안 반응시켰다.

아래의 그림과 같이 사람의 LDL에 비스페놀을 처리하였을 때 비스페놀의 농도의존적으로 LDL의 단백질이 분해되는 것을 알수 있었다. 특히 10nM의 이러한 분해속도는 구리이온이 존재할때에 더욱 빨라지는 것을 보여주었는데 매우 흥미롭게도 비스페놀A가 들어갈수록 농도 의존적으로 LDL의 이동성은 오히려 줄어들거나 겔의 위쪽으로 역이동하는 것을 발견하였다. 흔히 대부분의 환경오염 물질의 경우 LDL의 이동성을 빠르게 증가시키는 것에 비하여 비스페놀은 이동성을 오히려 감소시키거나 역이동시키는 것으로 LDL의 전기적성질에 심각한 변화를 일으킨다는 것을 알수 있었다.

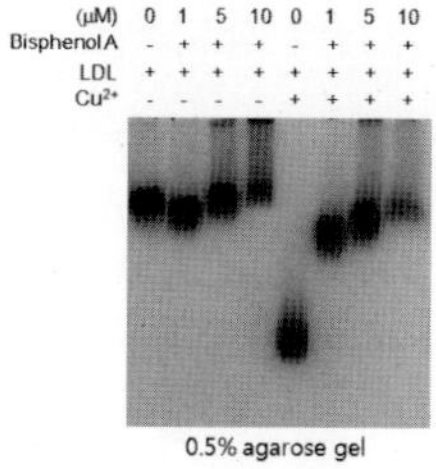

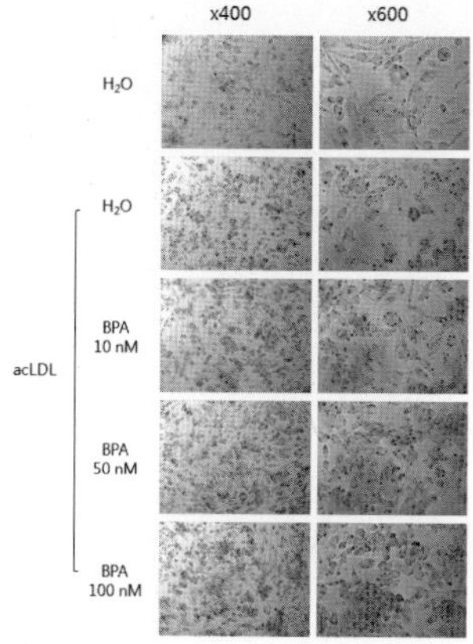

LDL이 대식세포내로 탐식되는 정도에 주는 영향을 알아보기 위하여 LDL과 비스페놀A를 동시에 처리하였을 때 비스페놀의 농도에 의존적으로 LDL의 탐식이 증가함을 발견하였다. 비스페놀을 10 nM 부터 100 nM 까지 처리하였을 때 oil-red O의 염색면적이 증가하였다.

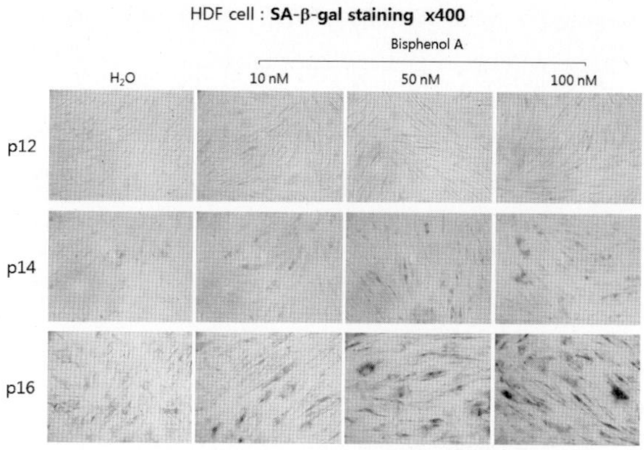

피부세포의 노화에 대한 영향을 알아보기 위하여 사람피부 섬유세포에 비스페놀을 10 nM ~ 100 nM까지 처리한 결과 비스페놀의 농

도 의존적으로 세포의 노화를 나타내는 푸른색의 강도가 증가하였다. 이 결과들은 비스페놀이 혈액세포의 동맥경화 반응을 촉진시키며 피부세포의 노화를 촉진시킨다는 것을 시사하고 있다.

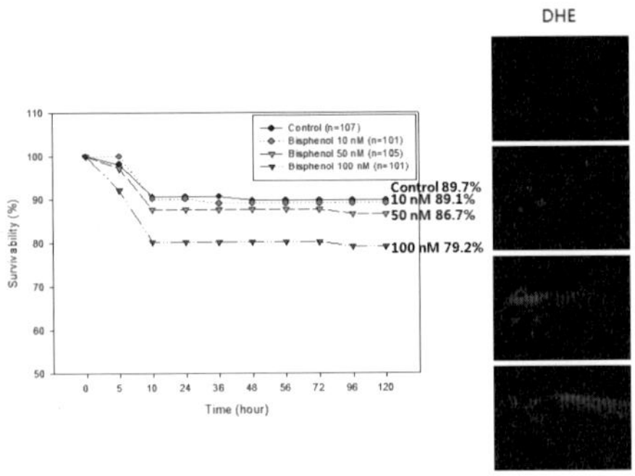

비스페놀의 배아독성을 알아보기 위하여 제브라피쉬의 배아를 비스페놀이 녹아있는 물에서 부화를 시키면서 배아사멸률과 발달 과정을 관찰하였다. 120시간동안 배아를 관찰한 결과 비스페놀 농도 의존적으로 배아의 사멸이 증가하였는데 10 nM 비스페놀이 처리된 조건에서는 10%의 사멸율로 대조군과 큰 차이를 보이지 않았으나 100 nM의 비스페놀이 처리된 조건에서 약 20%의 배아사멸률을 보여주었다. 배아의 사멸과 동시에 배아내의 활성산소종도 비례하여 증가함을 관찰하였다.

비스페놀 노출 후 시간대 별로 발달과정을 관찰한 결과 비스페놀의 농도 의존적으로 부화율을 감소하고 기형율이 증가함을 관찰하였다.

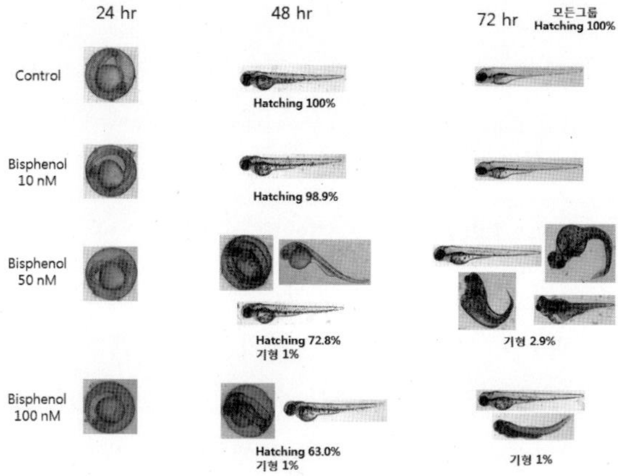

노출 후 24시간 이후에 비스페놀의 농도의존적으로 부화율이 감소하고 기형율이 증가하기 시작하여 72시간째에는 비스페놀의 최종 농도 50 nM에서 기형율이 가장 높은 3%를 보여주었다. 이 결과들은 비스페놀이 피부나 구강을 통해 체내로 흡수되면 혈액으로 노출되어 혈액의 단백질중 지단백질을 변형시킬 수 있고 동맥경화 초기 반응을 촉진하며 피부세포의 사멸과 노화를 촉진함을 보여준다. 더 나아가 물에 노출된 경우 제브라피쉬 배아의 사멸을 촉진하며 기형율의 발생을 증가시켰다. 이 결과 들은 비스페놀이 가지는 생식독성을 잘 설명해준다.

맺음말

사람의 질병은 매우 다양하고 질병을 일으키는 원인도 바이러스와 세균과 원충류와 각종 공해물질과 사스와 메르스 같은 신종 전염병까지 매우 광범위하다. 따라서 모든 질병의 원인을 완벽히 피할 수는 없으며 질병의 발생을 완벽히 통제할 수는 없다. 그래서 누구나 질병의 발생 가능성을 가지고 있지만 우리 몸에는 좋은 방어체계가 있어서 어느 정도의 질병노출에도 견딜 수 있는 능력이 있다. 그중의 대표적인 것이 바로 혈액의 항산화 시스템과 지단백질 시스템이다. 이 두가지의 시스템은 서로 연결되어 있는데 글루타치온과 코엔자임Q10, 비타민C와 E가 항산화 시스템을 조절하는 주요 물질이며 고밀도 지단백질이 항산화 기능을 극대화하는 주된 단백질이다.

누구나 늘 세균과 바이러스의 감염에 시달리지만 고밀도 지단백질의 항산화, 항감염, 항염증 기능으로 이러한 전염병에 저항성을 가질 수 있다. 따라서 혈액의 기능을 극대화하는 고밀도 지단백질의 콜레스테롤 농도를 높이고 단백질 성상을 잘 보존하는 것이 질병을 예방하고 노화를 억제하는 중요한 방법이 된다.

지단백질의 성상과 기능에도 문제가 생겨 저체중아와 같이 태아에서부터 발달 장애가 생기면 저체중으로 끝나는 것이 아니라 나중에 성인이 되어서도 심혈관계 질환에 시달리는 확률이 매우 높다. 이러한 이유로 가족과 자기의 지단백질 성상을 먼저 파악하는 것이 건강관리의 첫걸음이고, 지단백질의 기능을 향상시키는 노력을 하는 것이 중요한 지름길이다. 왜냐하면 각종 공해물질 중금속, 환경호르몬, 미세먼지 등이 혈액으로 들어오면 지단백질들이 분해되기 시작하고 고밀도 지단백질의 기능이 감소 시작하기 때문이다.

이제 이 책을 다 읽은 독자들은 우리 몸에 일어나는 다양한 질병들의 종류와 원인에 대하여 많은 지식을 쌓았을 것이고, 여러 가지 의학 용어들에 대하여도 더욱 친근해졌으라 생각한다. 과거에 비해 현대인들은 많은 환경독성물질에 노출되어 있으므로 디톡스의 노력이 필요한데 이 책에서 제시하는 방법들이 큰 도움이 될 것으로 기대하고 믿는다. 이제 주변의 환경에서 질병이 유발되는 요인을 줄이고 혈청의 항산화능력을 극대화하여 행복하고 아름답게 살아가기를 기대한다.

2015년 9월 영남대 단백질센서 연구소에서

조경현